编委会

急危重症
护理查房

李丽　虞玲丽　主编

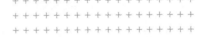

化学工业出版社

·北京·

本书突出急诊科和重症医学科临床查房实践中的重点知识和逻辑思维，并不仅是临床查房工作的简单再现。结合病例，以临床需要为内容取舍标准，对典型个案的护理原理、护理措施和技能操作充分阐述，还广泛涉及疾病诊治的最新研究进展和循证医学证据。本书图文并茂，融入基础知识，贴近临床实际。适合各级护士阅读、参考。

图书在版编目（CIP）数据

急危重症护理查房/李丽，虞玲丽主编. —北京：
化学工业出版社，2019.9（2025.6重印）
ISBN 978-7-122-35246-0

Ⅰ.①急…　Ⅱ.①李…②虞…　Ⅲ.①急性病-护理
学②险症-护理学　Ⅳ.①R472.2

中国版本图书馆 CIP 数据核字（2019）第 214118 号

责任编辑：戴小玲　　　　　　装帧设计：史利平
责任校对：边　涛

出版发行：化学工业出版社（北京市东城区青年湖南街 13 号　邮政编码 100011）
印　　装：北京云浩印刷有限责任公司
850mm×1168mm　1/32　印张 11¾　字数 301 千字
2025 年 6 月北京第 1 版第 7 次印刷

购书咨询：010-64518888　　售后服务：010-64518899
网　　址：http://www.cip.com.cn
凡购买本书，如有缺损质量问题，本社销售中心负责调换。

定　　价：45.00 元　　　　　　　　　　版权所有　违者必究

本书编写人员名单

主　　编　李　丽　虞玲丽

副 主 编　孙　红　刘颖青　曹　岚　张　琼

编　　者　曹　岚　中南大学湘雅医院

　　　　　曹晓霞　中南大学湘雅医院

　　　　　韩业琼　中南大学湘雅医院

　　　　　李　丽　中南大学湘雅医院

　　　　　刘颖青　首都医科大学朝阳医院

　　　　　石莲桂　中南大学湘雅医院

　　　　　孙　红　北京协和医院

　　　　　孙卫楠　首都医科大学朝阳医院

　　　　　向海燕　中南大学湘雅医院

　　　　　谢咏湘　中南大学湘雅医院

　　　　　虞玲丽　中南大学湘雅医院

　　　　　周建辉　中南大学湘雅医院

　　　　　邱素维　中南大学湘雅医院

　　　　　张　琼　中南大学湘雅医院

学术秘书　曹晓霞

主　　审　李小刚

前言

随着现代社会和医学的发展，急诊医学已发展成为一门独立的新兴学科，相应的急救医疗业发展为由院前急救、急诊科救治和重症病房监护治疗三部分构成的急救医疗服务体系。急危重症患者的生命支持技术水平直接反映医院的综合救治能力，体现医院整体医疗实力，是现代化医院的重要标志。由于各类急危重症患者病情复杂多变，同时存在多器官、多系统的病理生理变化，要求护理人员全面掌握跨学科、跨专业的知识与技能，熟悉各种危重症监护问题与处理方法，及早发现和解决患者的各种临床问题。

本书使用对象主要为已经具备临床医学基础知识的实习护士生和具备一定临床实践基础的护士。本书重点阐述了常见急危重症的鉴别分诊、急诊急救以及重症监护与健康教育，以期帮助学习者初步掌握急危重症护理学所涉及的基础理论、基本知识和基本技能，达到具备一定的应对常见急危重症的临床护理能力。

本书共分为6章，主要从常见急症、常见危重症、常见损伤所致危重症、常见专科危重症、常见中毒危重症、理化因素所致损伤的急诊救治与护理几个方面，以病例为引导，结合编者在临床一线工作中的经验和体会，针对该病例诊疗、护理过程中所涉及的各种临床护理问题进行提问及解答，强调内容的科学性、先进性、系统性及应用性，试图使读者通过学习，不仅具备较好的临床实践能力，而且逐步培养其临床思维能力以及开拓视野。本书所有内容均紧跟临床各专业的最新进展，力求做到精辟、扼要和实用。本书可作为护理专业本科生与研究生的选修参考书，也可作为已经从事临床护理工作的广大护理人员的临床参考书，尤其对急诊科和重症医学科的护理人员具有较好的临床实践意义。

由于时间紧、编者知识有限，书中不足之处在所难免，敬请读者予以批评指正。

本书在编写过程中得到了中南大学湘雅医院护理部和急诊科的大力支持，在此表示由衷的感谢。

编　者
2019 年 10 月

目录

问题目录

第一章　常见急症的病情评估与护理

病例 1 · 发热

【病历汇报】

病情　患者男性，65 岁，因"咳嗽、恶寒、头痛 7 天，持续高热、胸痛、咳铁锈色痰、呼吸困难、寒战 4 天"急诊入院。既往体健，否认结核、肝炎、糖尿病等病史。入院当日患者出现 3 次阵发性寒战，口唇苍白，呼吸浅快。追问病史，该患者在 7 天前出现咳嗽、恶寒、头痛未予重视。4 天前出现持续高热、胸痛、咳铁锈色痰、呼吸困难、寒战，在家自行服药（具体不详）未见好转。

护理体查　体温（T）39.4℃，脉搏（P）102 次/min，呼吸（R）28 次/min，血压（BP）86/64mmHg，血氧饱和度（SpO$_2$）90%。意识模糊，患者可咳出少量铁锈色黏痰，左下肺可闻及湿啰音。

辅助检查　血常规：白细胞（WBC）12.5×10^9/L，中性粒细胞百分比（N%）85.7%。胸部 X 线片：左下肺均匀一致的大片状密度增高阴影。血气分析：pH 7.42，动脉二氧化碳分压（PaCO$_2$）43mmHg，动脉血氧分压（PaO$_2$）62mmHg。

入院诊断　左下肺肺炎。

主要的护理问题　体温过高，体液不足。

目前主要的护理措施　卧床休息；应用物理降温或者解热药处理，监测体温；建立静脉通路，补液扩容；吸氧，抗感染处理。

1

护士长提问

● **该患者的初步诊断是什么？诊断依据是什么？**

答：患者为大叶性肺炎。

患者近期内有上呼吸道感染史，起病快，出现寒战、高热、咳嗽、胸痛、呼吸急促、铁锈色痰。听诊发现，左下肺部湿啰音。根据病史以及临床症状与体征，可以初步诊断为"大叶性肺炎"。

如需明确诊断，则需进行血常规、胸部 X 线片、痰涂片检查。

● **应立即给予该患者什么急救措施？**

答：患者持续高热，应用物理降温或者解热药处理。应立即建立静脉通路，静脉补液扩容，吸氧。

● **什么是发热？发热如何分类？**

答：（1）当机体在致热原的作用下，或各种原因引起的体温调节中枢功能障碍时，体温升高超出正常，称为发热。

（2）分类

① 按发热程度分类（以口温为准）

a. 低热：37.3～38℃。

b. 中度发热：38.1～39℃。

c. 高热：39.1～41℃。

d. 超高热：41℃以上。

② 按发热病程分类

a. 急性发热：发热在 2～3 周内。

b. 慢性发热：一般指发热 4 周以上者。

③ 按病因分类

a. 感染性发热，临床上多见。

b. 非感染性发热。

● **急性发热患者的处理原则是什么？**

答：（1）不要过于积极退热　大量证据表明在一般发热温度范

围内的体温能使宿主的防御更加积极、有效。发热还是一项重要的指征，可以帮助医师检测治疗效果。因此，发热时应对每个病例进行利弊评估，不应常规给予退热治疗。当腋温＞38.5℃，以及心脏病患者、妊娠妇女、婴幼儿高热等，应采取紧急降温措施。

（2）反对滥用糖皮质激素　在病因未明时使用激素虽然可以尽快减轻患者痛苦，但其结果不仅影响病情观察，还可能加重病情，延误治疗。只有明确诊断为药物热、结缔组织病和炎症性血管疾病时，才应使用糖皮质激素。

（3）有针对性地使用抗生素　应尽量选用针对所怀疑的致病菌的特效药物，避免滥用抗生素导致的药物热、二重感染等干扰原发病的正确诊断和处理。

（4）首选物理降温　需要退热时，首选物理降温。降温效果显著的乙醇、温水擦浴最为常见。也可冰袋或冰水袋置于前额、腋窝、腹股沟等部位降温。必要时可考虑采用冰盐水灌肠、冰毯、冰帽。

（5）慎用解热药　心脏病患者、妊娠妇女、婴幼儿高热等必须采取紧急降温措施，而物理降温效果又不好时，可以考虑药物退热。常用的有水杨酸盐类和非甾体抗炎药，但应警惕患者因大汗而虚脱。

（6）必要时予以诊断性治疗　如患者经过各种检查未能找到发热原因，或由于条件限制无法进行相关检查，必要时可根据高度怀疑的疾病进行相应治疗。

（7）加强营养支持　发热患者机体消耗增加，注意给予富含维生素、高蛋白食物。注意水的摄入，保持水电解质平衡，防止脱水。

● 发热患者常见的并发症有哪些？

答：（1）严重脱水　高热时，经皮肤、呼吸道等蒸发的水分增多，每日可失数升的水。

（2）高热惊厥　婴幼儿大脑皮质发育不完善，鉴别及抑制功能较差；神经纤维"髓鞘"的部分还未完全形成，绝缘和保护作用差，受刺激后，兴奋冲动易于泛化，引起肌群发生强直和阵挛性抽搐。

（3）脑损伤　高体温下，大脑耗氧加剧，供养不足，导致部分脑细胞缺氧凋亡，引起大脑部分功能障碍。

（4）循环衰竭　由于缺氧、脱水、心动过速，时间过长后可形成心力衰竭，甚至发生休克。

（5）酸中毒　高热使机体处于高代谢状态，加上换气不足可能导致呼吸性酸中毒。抽搐、寒战、肌肉强烈收缩，禁食后体内脂肪不完全分解，使酸性代谢产物增加，造成代谢性酸中毒。

该患者目前首优的护理问题是什么？目标是什么？该采取哪些护理措施？

答：（1）首优的护理问题　体温过高。

（2）护理的目标　患者体温维持在正常范围内。

（3）护理措施　关键是高热治疗，根据病情及医嘱合理调整降温措施、退热药物用量及输液量。具体措施如下。

① 物理降温：注意降温时机，当患者寒战时，体温处于上升期，应注意保暖，避免此时降温导致体温进一步反馈性升高。应该等待患者寒战消失、皮肤灼热时再行物理降温。

a. 擦浴降温法：擦浴降温法是常用的物理降温方法之一，传统的方法有温水擦浴法和常温25％～35％乙醇擦浴法。

• 温水擦浴：用吸水毛巾，于温水中浸泡，拧至不滴水，擦拭患者皮肤。

• 乙醇擦浴：使用25％～35％乙醇，方法同温水擦浴。在为儿童进行乙醇擦浴护理时，容易因血液循环障碍，血容量降低而导致虚脱，因此，3岁以下婴幼儿一般不宜进行乙醇擦浴。

b. 冰敷降温法：用毛巾将冰袋或冰水袋包好置于前额、腋窝、腹股沟等部位降温。注意避开枕后、耳郭、阴囊、心前区、腹部、足底等禁忌用冷的部位。

c. 冰帽降温法。

d. 冰毯降温法。

e. 低温灌肠法。

② 药物降温法：遵医嘱使用水杨酸盐类和非甾体类解热镇痛药。

③ 生命体征监测与记录：该患者需上心电监护仪，时刻监测患者的生命体征，尤其是体温和血压的变化。

④ 液体管理：监测患者出入量，观察黏膜湿度，观察尿量和颜色，遵医嘱充足补液，预防脱水。

⑤ 环境管理：保持室内清洁、通风，降低室温，有利于降低患者体温。

● **测量体温时，为使结果准确，应注意些什么？**

答：（1）测婴幼儿、意识不清或不合作的患者体温时，护理人员应守候在患者身旁。

（2）婴幼儿、精神异常、昏迷、不合作、口鼻手术或呼吸困难者，禁忌测量口温。

（3）有影响测量体温的因素时，如进食、冷热敷、沐浴等，应当推迟30min测量。

（4）腋下有创伤、手术、炎症，腋下出汗较多、极度消瘦的患者不宜测量腋温。

（5）腹泻、直肠或肛门手术、心肌梗死患者不宜测量直肠温度。

（6）发现体温和病情不符时，应复测体温，必要时可同时采取两种不同的测量方式作为对照。

● **该患者的饮食护理计划是什么？**

答：该患者需要留置胃管进行鼻饲，鼻饲高蛋白、富含维生素的流质食物。每次鼻饲前抬高床头至45°，鼻饲前先回抽，检查胃管是否在胃内，检查胃内是否有潴留物，以避免食物反流。

● **如何进行预防发热的健康教育？**

答：（1）卧床休息，保持室内清洁通风。

（2）多饮水，应吃清淡、易消化的流质或半流质食物，不要吃油腻、刺激性食物。

（3）出汗多时要及时更换衣裤、床单等，大汗或寒战时注意保暖。

（4）当体温超过 38.5℃ 时，要用温水全身擦拭，或用酒精擦拭大血管处，进行物理降温。遵从医师和护士的指导服药。年老体弱者一次降温不能太快或出汗太多，以防虚脱。

（5）若体温未超过 38.5℃ 时，无需用药物降温，只需物理降温。

（6）定时监测体温变化。

（7）高热患者要注意保持口腔清洁。

如何根据体温热型，辅助发热患者进行鉴别诊断?

答：（1）稽留热　体温维持在 39～40℃ 以上的高水平，达数天或数周。24h 内体温波动范围不超过 1℃。常见于大叶性肺炎、斑疹伤寒、伤寒等。

（2）弛张热　体温常在 39℃ 以上，波动幅度大，24h 内波动范围超过 2℃。常见于败血症、风湿热、重症肺结核、渗出性化脓性炎症等。

（3）间歇热　高热与正常体温交替出现，体温正常后 1～2 天，再次高热。见于疟疾、急性肾盂肾炎、局限性化脓感染等。

（4）回归热　体温急骤上升至 39℃ 或以上，持续数天后又下降至正常水平。高热期与无热期各持续数日后规律性交替一次。可见于回归热、霍奇金淋巴瘤、鼠咬热、某些疟疾等。

（5）波状热　体温逐渐上升达到 39℃ 或以上，数天后又逐渐下降至正常水平，数日后又逐渐升高，如此反复多次。常见于布氏菌病、恶性淋巴瘤、腹膜炎等。

（6）不规则热　发热的体温曲线无一定规律，可见于结核病、风湿热、感染性心内膜炎等。

（7）消耗热　高热，每日体温波动很大，达 3～5℃，并反复发生寒战，见于严重结核病、败血症、脓毒症等。

（8）双峰热　24h 体温出现 2 个高峰，见于败血症。

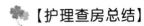【护理查房总结】

发热是急诊科的常见病。我们一定要知道对这类危重症疾病的急救和护理，挽救患者生命，预防及减少并发症，应特别注意以下几点。

（1）准确分诊。根据患者病史及临床表现，急诊分诊护士准确判断与分诊。

（2）加强体温管理，预防脑损伤。

（3）预防脱水。密切观察患者血压、出入量、黏膜湿度，除肾病患者外，应充足补充体液。

（4）及早进行营养支持，包括肠内营养及肠外营养。

（孙　红　张　琼）

查房笔记

病例 2 · 呼吸困难

【病历汇报】

病情 患者女性，35 岁，因"突然出现胸闷、憋气、大汗1h"，步行进入急诊。患者既往体健，否认结核、肝炎、糖尿病等病史。2 日前患者搬进新房后出现过胸闷、憋气，就诊于社区医院，经治疗有好转。

护理体查 T 37℃，P 100 次/min，R 25 次/min，BP 120/76mmHg，SpO_2 91%。神志清楚，说话断续，不能平卧，平卧后憋气加重。双肺可闻及呼气时间延长伴哮鸣音。

辅助检查 心电图：未见异常。血气分析：pH 7.38，$PaCO_2$ 43mmHg，PaO_2 52mmHg。

入院诊断 支气管哮喘。

主要的护理问题 潜在并发症为低血氧。

目前主要的治疗措施 端坐位休息；使用支气管舒张药以保持呼吸道通畅；氧疗纠正缺氧，必要时根据呼吸情况以及血气分析结果给予呼吸机辅助呼吸。

？ 护士长提问

● **该患者的初步诊断是什么？诊断依据是什么？**

答：患者为支气管哮喘。患者近期内搬入新居，存在致敏因素，有可疑过敏史。患者平卧后憋气加重，需特殊体位辅助呼吸肌群运动。如需明确诊断，则需进一步行胸部 X 线、心电图等检查，以排除肺浸润性病变、气胸、肺不张、心脏疾患等症状、体征相似疾病。

● **应立即给予该患者什么急救措施？**

答：应尽快使用支气管舒张药以保持呼吸道通畅，氧疗纠正缺氧，必要时根据呼吸情况以及血气分析结果给予呼吸机辅助呼吸。

● **什么是呼吸困难？**

答：呼吸困难是指患者主观上感觉"空气不足"或"呼气费力"，或者"气短"，客观上患者表现为呼吸频率、深度、节律的异常，辅助呼吸肌参与呼吸运动。

● **呼吸困难患者的急诊处理原则是什么？**

答：（1）基本处理　保持呼吸道通畅，纠正缺氧和二氧化碳潴留，纠正酸碱失衡，适当补液。

（2）病因治疗。

● **呼吸困难患者常见的并发症有哪些？**

答：（1）酸中毒　呼吸不畅、换气不足、二氧化碳潴留而导致呼吸性酸中毒。

（2）呼吸衰竭　见于各种原因导致的严重呼吸功能障碍。表现为动脉血氧分压（PaO_2）降低，伴或不伴有动脉血二氧化碳分压（$PaCO_2$）增高而出现一系列病理生理紊乱的临床综合征。

（3）循环衰竭　由于缺氧、酸中毒，可发生心动过速，时间过长后可导致心力衰竭，甚至发生休克或心搏骤停。

● **该患者目前首优的护理问题是什么？目标是什么？该采取哪些护理措施？**

答：（1）该患者首优的护理问题　潜在并发症为低血氧，与支气管痉挛有关。

（2）护理的目标　患者避免发生低血氧或低血氧及时纠正。

（3）护理措施　关键是密切观察，根据病情及医嘱合理应用支气管扩张药，保持呼吸道通畅，提供适宜的氧疗。具体措施如下。

① 环境：患者远离已知过敏原；空气凉爽流通，降低患者憋闷感。

② 体位：采取坐位或半坐卧位，改善患者的呼吸运动。

③ 监测与记录生命体征：动态观察患者神志、呼吸运动、哮鸣音、血氧饱和度、动脉血气分析等变化。

④ 遵医嘱应用支气管扩张药，根据患者血氧饱和度与动脉血气分析结果，遵医嘱给予适当氧疗，纠正缺氧与二氧化碳潴留。

⑤ 定时复查动脉血气分析，维持水电解质和酸碱平衡。

⑥ 保证水分摄入，防止体循环丢失过多液体，导致血容量降低，气道分泌物黏稠，加重心肺负担。

呼吸困难的常见病因有哪些？

答：常见病因主要是呼吸系统和循环系统疾病，以及中毒性呼吸困难、神经精神性呼吸困难等。

（1）肺源性呼吸困难

① 气道阻塞：支气管哮喘、慢性阻塞性肺疾病及气道肿瘤或异物等所致狭窄或阻塞。

② 肺疾病：肺水肿、急性呼吸窘迫综合征（ARDS）、肺栓塞等。

③ 胸廓及胸膜疾患：气胸、大量胸腔积液等。

④ 膈运动障碍：膈麻痹、大量腹水、腹腔巨大肿瘤、妊娠末期。

⑤ 呼吸肌无力：如吉兰-巴雷综合征、低钾血症等。

（2）心源性呼吸困难　心力衰竭、心包压塞等。

（3）中毒性呼吸困难　有机磷农药中毒、急性一氧化碳中毒、吗啡类药物中毒、氰化物中毒等。

（4）神经精神源性呼吸困难　颅脑外伤、脑出血、脑肿瘤、癔症等。

（5）血源性呼吸困难　重度贫血、正铁血红蛋白血症。

该患者的饮食护理计划是什么？

答：该患者需要多饮水，食物应清淡、少有刺激性、易吞咽。不宜进食过饱、过咸、过甜，忌生冷、酒、辛辣等刺激性食物，避免摄入易致敏的动物性蛋白。

如何进行支气管哮喘的健康教育？

答：（1）避免哮喘的诱发因素　避免摄入易引起过敏的食物，

如鱼、虾、蟹、蛋类等；室内不种花草、不养宠物；经常打扫房间，清洗床上用品；在打扫和喷洒杀虫剂时，让患者离开现场等；尽可能控制、消除症状和复发。

（2）环境要求　居住环境保持空气清新，通风，温湿度适宜，房间布局力求简单，尽可能不使用地毯、毛毯。

（3）休息和活动　哮喘发作时，应卧床休息；出汗时及时擦干汗液，更换衣物，防止受凉，避免感冒。

（4）饮食与营养　饮食以营养丰富、清淡饮食为宜。除避免食用可诱发哮喘的饮食外，也应尽量避免刺激性食物，同时应注意不要暴饮暴食。哮喘发作时，注意多饮水，一般每天 2500～3000ml，以稀释痰液利于排出。

（5）体育锻炼　疾病缓解期积极参加体育锻炼，尽可能改善肺功能，最大限度地恢复劳动能力，并预防疾病发展为不可逆转的气道阻塞，预防发生猝死。

（6）规范化用药　与医师、护士共同制订一个有效、可行的治疗计划，并坚持规范用药。

（7）药物副作用　治疗过程中，应了解自己所用的每一种药物的药名、用法及使用的注意事项，了解药物的主要副作用及出现时的紧急处理原则。

（8）肺功能监测　在医师、护士的指导下，定期监测肺功能。

❀【护理查房总结】

呼吸困难是急诊科的常见病。熟练掌握这类疾病的急救和护理，对挽救患者生命，预防及减少并发症至关重要，故应特别注意：

（1）快速、准确分诊。急诊分诊护士应该在最短的时间内分诊，快速评估、处理。

（2）预防低氧血症。保持呼吸道通畅，尽快根据医嘱应用支气管扩张药、氧疗。

（3）严密观察病情，加强呼吸功能监测，如有异常，立即通知医师。

（4）熟悉引起呼吸困难的常见病因，密切观察原发疾病的变化与进展，为进行病因治疗提供依据。

（孙 红 张 琼）

查房笔记

病例 3 · 急性胸痛

【病历汇报】

病情　　患者女性，73 岁，"因胸痛 5h"入院。患者于 5h 前无明显诱因出现胸痛，无明显大汗，无气促，无恶心、呕吐，无憋气。2009 年因突发胸背痛，于某医院诊断降主动脉壁间血肿，未手术。既往高血压二十余年、脑梗死十余年，伴右侧肢体功能受损，认知、思维等高级智能活动有减退；否认糖尿病、冠心病、高脂血症、慢性肾衰竭、肝病等慢性病史。否认结核、乙肝等传染病史。

护理体查　　T 37℃，P 83 次/min，R 22 次/min，BP 113/63mmHg，SpO_2 100％。神志清楚，自主体位，痛苦面容，言语清楚，主诉胸痛。心肺未见异常。双侧 Babinski 征（巴宾斯基征）为阳性。

辅助检查　　CT 血管造影术（CTA）结果提示主动脉多发粥样硬化斑块，胸腹主动脉部分管腔狭窄、迂曲，未见明显壁间血肿或血管夹层。腹部未见明显异常。心电图检查显示未见异常。心肌酶结果正常。

入院诊断　　胸痛原因待查。

主要的护理问题　　疼痛。

目前主要的治疗措施　　胸痛患者按潜在致命性疾病对待，立即予心电监护，吸氧，建立静脉通路，镇痛处理；密切监测生命体征、血心肌酶及心电图的变化，做好随时抢救的准备。

护士长提问

● 胸痛的常见原因包括哪些？

答：胸痛原因分为心源性和非心源性。心源性胸痛包括心肌缺血、心肌梗死、主动脉狭窄或夹层、肥厚型心肌病以及心肌炎。常见的非心源性原因包括如下。

（1）肌肉骨骼、胸壁创伤，关节炎，肋软骨炎等。

（2）胃肠道　食管痉挛或炎症、消化性溃疡、胆囊炎、胰腺炎。

（3）精神系统　焦虑、躯体感觉失调。

（4）肺　胸膜炎、肺炎、肺栓塞。

（5）其他　带状疱疹。

如何对胸痛进行特征描述？

答：胸痛的特征主要通过五个方面来描述，即胸痛部位与放射部位、疼痛性质、疼痛时限、诱发因素、缓解因素和伴随症状。这些特征中往往隐含具有诊断和鉴别诊断意义的线索。

为明确急性胸痛患者的诊断，一般需要进行哪些辅助检查？

答：（1）心电图　急性胸痛常规的首选检查，是诊断急性冠脉综合征的必备手段。

（2）肌钙蛋白、BNP与心肌酶学　是确诊急性心肌梗死的重要手段。

（3）血常规　是判断有无感染灶存在的必要检查。

（4）D-二聚体　对急性肺栓塞的诊断有较好的支持价值。

（5）动脉血气分析与胸部X线检查　有助于判断有无胸痛和呼吸衰竭。

（6）CT血管造影术（CTA）　对于主动脉夹层有很高的检出率。

（7）其他　腹部B超、心脏超声、冠状动脉造影、血生化等。

急性胸痛如何进行鉴别诊断？

答：见表1-1。

表 1-1　急性胸痛的鉴别诊断要点

系统	症状	临床表现	主要特点
心脏	稳定型心绞痛	常在胸骨后有压榨感、灼热感、胸闷感,有时向颈部、下颌、上腹部、双肩或左臂放射	体力活动、寒冷天气或情绪激动可诱发胸痛,持续时间一般数分钟至十余分钟,很少超过半小时
	不稳定型心绞痛	与心绞痛相似,但疼痛更加剧烈	通常胸痛时间更长,可达数十分钟,程度更重,劳累耐力差
	急性心肌梗死	持续剧烈胸痛	胸痛突然发生,通常持续超过 30min,经常伴气短、乏力、恶心、呕吐
	心包炎	刺痛,胸膜疼痛可伴随呼吸、咳嗽加重;疼痛时间长短区别很大	心包摩擦音
血管	主动脉夹层动脉瘤	前胸剧烈的、撕裂性突发疼痛,通常向胸背部放射	持续性的剧烈胸痛,通常继发于有高血压或潜在结缔组织疾病(如马方综合征)
	肺栓塞	突发呼吸困难、胸痛。通常会有因肺梗死而引起的胸膜炎疼痛	伴有呼吸困难、呼吸急促、心动过速及右侧心力衰竭体征
	肺动脉高压	肋骨下端压迫性疼痛,劳累时疼痛加剧	伴有呼吸困难和肺动脉高压体征
肺	胸膜炎和(或)肺炎	胸膜炎疼痛,通常时间很短,局限于发生部位	胸膜炎疼痛,位于胸部中线两侧面,伴有呼吸困难
	支气管炎	胸骨中线有灼热感	胸骨中线疼痛,伴有咳嗽
	自发性气胸	突发一侧胸痛,伴有呼吸困难	突发呼吸困难、胸痛,一侧呼吸音减弱甚至消失

续表

系统	症状	临床表现	主要特点
胃肠道	食管反流	胸骨下或上腹部有灼热感,持续10～60min	饱食和饭后卧床会使疼痛加剧,使用制酸药可缓解疼痛
	消化性溃疡	持续上腹部或胸骨下灼热感	使用制酸药,或进食可使疼痛缓解
	胆囊疾病	持续上腹部、右侧肋部疼痛	没有任何原因或饭后产生
	胰腺炎	持续、剧烈的上腹部和胸骨下疼痛	引起疼痛的物质有饮酒、高三酰甘油血症和药物
肌肉骨骼感染心理	肋软骨炎	突发剧烈的疼痛	可能由按压受累关节引发;个别患者肋软骨关节肿胀
	颈椎病	突发阵痛,迅速消退	由于颈部运动诱发
	带状疱疹	持续的胸部皮肤上灼痛	胸部皮肤上有小疱疹
	焦虑症	胸闷或胀痛,通常伴有呼吸困难,持续时间达30min或更长;与劳累或活动无关	患者有其他情感异常的表现

● **急性胸痛的急诊处理原则与流程是什么?**

答:(1)急诊处理原则

① 快速排除最危险、最紧急的疾病,如急性心肌梗死、主动脉夹层、肺栓塞、张力性气胸等。

② 对不能明确诊断的患者应常规留院观察病情演变,严防离院后发生心源性猝死等严重心脏事件。

(2)急诊处理流程

① 首先判断病情严重性,对生命体征不稳定的患者,应立即开始稳定生命体征的治疗;同时开始下一步处理。

② 对生命体征稳定的患者,首先获取病史和体征。

③ 进行有针对性的辅助检查。

④ 在上述程序完成后能够明确病因的患者立即开始有针对性的病因治疗。

⑤ 对不能明确病因的患者，建议留院观察，每隔 30min 复查一次心电图，每隔 2h 复查心肌损伤标志物。心电图连续三次无变化，心肌损伤标志物连续两次无异常者在 6~12h 后予以出院。

● **该患者的初步诊断是什么？诊断依据是什么？**

答：该患者的初步诊断为胃食管反流病。

患者凌晨平卧静息状态下无诱因突发胸痛，由于既往有降主动脉壁间血肿、高血压、脑梗死病史，考虑为主动脉瘤破裂可能，随即行 CTA 检查。CTA 提示主动脉多发粥样硬化斑块，胸腹主动脉部分狭窄、迂曲，未见明显壁间血肿或血管夹层。由此可以排除主动脉瘤破裂可能。

同时检测血心肌酶、心电图未见异常，排除心源性急性胸痛。入院后患者主诉胸骨后疼痛伴反酸、烧心，予以抑酸药治疗后症状好转。可以初步诊断为胃食管反流病。如需明确诊断，则需进一步行内镜检查以排查其他症状体征相似的疾病。

● **应立即给予该患者什么急救措施？**

答：所有胸痛患者按潜在致命性疾病对待，应立即予以心电监护，吸氧，建立静脉通路，镇痛处理。密切监测生命体征、血心肌酶及心电图的变化，做好随时抢救的准备。

● **什么是胃食管反流病？**

答：胃食管反流病（GERD）指胃内容物反流至食管所引起的临床症状或组织学改变。其典型症状为烧心、反流，不典型症状有胸痛、咽喉炎、哮喘、咳嗽等。胃食管反流引起的胸骨后疼痛酷似心绞痛。GERD 是胸痛最常见的原因之一。

● **胃食管反流病患者的急诊处理原则是什么？**

答：给予患者镇痛、制酸、保护胃黏膜治疗；抬高床头 15°~20°；监测生命体征，防止发生出血、食管瘘等并发症。

● **胃食管反流病患者常见的并发症有哪些？**

答：（1）上消化道出血　反流性食管炎者，因食管黏膜炎症、糜烂及溃疡所致，可有呕血和黑粪。

（2）食管狭窄　食管炎反复发作使纤维组织增生，最终导致瘢痕狭窄，是严重食管炎表现。

（3）Barrett 食管　在食管黏膜修复过程中，鳞状上皮被柱状上皮取代称为 Barrett 食管。Barrett 食管可发生消化性溃疡，又称 Barrett 溃疡。Barrett 食管是食管腺癌的主要癌前病变，其腺癌的发生率较正常人高 30～50 倍。

● **该患者目前首优的护理问题是什么？目标是什么？该采取哪些护理措施？**

答：（1）该患者首优的护理问题　疼痛，由反流物刺激食管黏膜或炎症引起，少数由食管运动障碍造成。

（2）护理目标　患者主诉疼痛缓解。

（3）护理措施　关键是遵医嘱予以制酸和镇痛治疗，具体护理措施如下。

① 保持病室安静，抬高床头 15°～20°，减轻疼痛。

② 积极做好心理疏导，指导患者分散注意力、自我放松，给予心理支持，缓解疼痛。

③ 在任何有创性检查或治疗之前，应评估患者的耐受程度，向患者说明检查或治疗的目的、操作过程及配合要求等，提高患者对疼痛的耐受力，增强患者的安全感。

④ 遵医嘱给予缓解疼痛的药物，并及时评估疼痛缓解的程度。

● **该患者的饮食护理计划是什么？**

答：患者应当减少进食量，少食多餐。少吃煎、炸食物，多吃瘦肉、牛奶、豆制品、鸡蛋清等富含蛋白质的食物。清淡饮食，禁止吸烟、禁饮酒，禁食巧克力、咖啡、高脂肪的食物、薄荷、橘子、果汁。

● **如何进行胃食管反流病的健康教育？**

答：（1）坚持长期服药　饭后服用抗酸药、睡前服用 H_1 受体阻滞药（如西咪替丁）、质子泵抑制药（如奥美拉唑）。一般需要 1～2 个月的疗程，必须依照医嘱坚持长期治疗。

（2）注意健康饮食　胃食管反流病的最根本预防措施是培养良好的饮食习惯，减少进食量，坚持少量多餐；少吃煎、炸食物，多食瘦肉、牛奶、豆制品、鸡蛋清等富含蛋白质的食物，清淡饮食，减少辣椒、胡椒粉、蒜等刺激性调味品的使用。禁止吸烟，禁饮酒，禁食巧克力、咖啡、高脂肪的食物、薄荷、橘子、果汁。睡前不要进食。

（3）养成良好的生活习惯，保持心情愉快。

（4）如出现胸痛等不适症状，随时至医院就诊。

🍀【护理查房总结】

胸痛是急诊科最常见的症状。急性胸痛的临床表现各异，病情千变万化，危险性也存在着较大的区别，多数情况下可能预示严重的不良预后，如急性冠脉综合征、主动脉夹层等高危疾病。越是严重的疾病，其预后就越具有时间依赖性，即诊断越早，治疗越及时，预后越好。因此，对急性胸痛患者给予快速鉴别分诊，同时对其危险性给予准确的评估并做出及时、正确的诊疗护理措施，是目前急诊医护人员面临的巨大挑战之一。

（1）快速的分诊　对于所有胸痛的急诊就诊患者，均按潜在致命性疾病对待，在明确诊断前分诊至急诊抢救室或胸痛单元。

（2）及时的抢救措施　建立静脉通路，充分给氧，床旁 12 导联心电图及心电监护。

（3）镇痛、镇静　绝对卧床，保持环境安静，避免紧张情绪，遵医嘱给予镇痛、镇静药物。定时对患者的疼痛进行评估。

（4）生活护理　床头抬高 $15°\sim20°$，定时巡视患者，满足患者的基本生理需要。

（5）对患者进行饮食与药物的指导。

（6）减少并发症的发生。

（孙　红　李　丽）

查房笔记

病例 4 • 急性腹痛

❀【病历汇报】

病情　患者女性，75 岁，因"持续性全腹痛 18h"急诊入院。患者于 18h 前无明显诱因出现全腹痛，持续不缓解，伴胸闷、恶心、呕吐、发热（最高体温 38.4℃），遂急诊就诊。

护理体查　T 38℃，P 133 次/min，R 37 次/min，BP 99/66mmHg，SpO_2 99％。发育正常，急性面容，脸色苍白伴大汗，辗转体位，神志清楚，言语清楚。腹部检查示全腹触诊压痛及反跳痛伴肌紧张。肠鸣音消失。既往高血压病史，否认冠心病、高脂血症、胆石症、糖尿病等病史。否认结核、乙肝、伤寒等传染病史。否认手术外伤史。

辅助检查　腹部 B 超示腹腔积液。腹部平片示双侧膈下游离气体影。腹穿示腹腔内抽出脓性分泌物。全血细胞分析：WBC $11.00×10^9$/L，N％ 85.7％。血气分析：pH 7.249。胰功能：血清淀粉酶（AMY）294U/L，脂肪酶（LIP）542U/L。

入院诊断　消化道穿孔。

主要的护理问题　疼痛、体液不足的危险及有感染的危险。

目前主要的治疗措施　禁食、禁水、胃肠减压，禁予镇痛药、抗休克、抗体液平衡失调、抗感染，密切观察生命体征，完善术前准备。

❓ 护士长提问

● 从病史看，此患者为外科急腹症，什么是急腹症？外科急腹症分为哪几类？

答：（1）急腹症一词包含很多种与腹痛相关的疾病。特点是突发或逐渐发作的持续数小时的中重度腹痛。临床表现可以是疼痛和腹部特定区域的压痛，也可以是伴随有感染中毒性休克的弥漫性疼痛，程度不等。

（2）外科急腹症可分为感染性、出血性、梗阻性和缺血性四大类。

如何鉴别外科急腹症与非外科急腹症？

答：（1）外科急腹症的特点

① 剧烈而突发的腹痛多先于发热或呕吐。发热多于腹痛后 4～6h 出现，但细菌性肝脓肿、脾脓肿和伤寒肠穿孔等例外，若腹痛超过 6h 而患者体温反而降低或低于正常，则应考虑并发休克、大出血或严重感染毒血症的可能。

② 腹痛部位明确。有固定区，患者多"拒按"腹痛区。

③ 常伴腹膜刺激征。

④ 腹式呼吸减弱或消失。机械性肠梗阻可闻及高调肠鸣音，而弥漫性腹膜炎、麻痹性肠梗阻则肠鸣音减弱或消失。

⑤ 可有肝浊音界消失、腹部移动性浊音阳性。

⑥ 腹痛时腹部包块膨隆或见胃肠型及蠕动波，可触及包块或条索状物。

⑦ 腹腔穿刺可有血性或脓性液体。

（2）内科急腹症的特点

① 一般先有发热或呕吐、腹泻而后出现腹痛。

② 腹痛较轻，腹痛部位模糊，常不固定，时轻时重。

③ 腹部体征不明显，腹肌不紧张，无固定而局限性压痛点，无腹膜刺激征，患者常喜按。

④ 腹式呼吸存在。肠鸣音正常或活跃。

⑤ 可有与腹痛有关的内科疾病的阳性体征。

（3）妇产科急腹症的特点

① 妇产科疾病引起的腹痛多局限于中下腹、盆腔，并向会阴和骶尾部放射。

②　腹痛多与月经、妊娠有关，月经期曾患过上呼吸道感染或有过性生活，多为急性盆腔炎。卵巢滤泡破裂多发生在排卵期。异位妊娠（宫外孕）有停经史，可有早孕反应等。

③　可伴有腹腔内出血、阴道出血或分泌物增加。

④　妇科检查常有阳性体征。

（4）小儿内科急腹症的特点

①　常以发热、咽痛、咳嗽等症状先于腹痛。

②　急性腹痛而腹壁柔软，无腹部包块、肠型等腹部体征。

③　腹痛范围广，不规则性，但排便基本正常。

④　可伴有呕吐。

⑤　腹部外疾病引起腹痛者，可发现原发病变部位的阳性体征。

● 该患者的初步诊断是什么？诊断依据是什么？

答：（1）该患者的初步诊断为消化道穿孔。

（2）消化道穿孔的患者表现为突发的剧烈上腹痛，迅速延及全腹伴有呕吐及轻度休克症状；查体有明显腹膜刺激征，肝浊音界减少或消失；白细胞及中性粒细胞百分比升高，X线检查有膈下游离气体。诊断即可确定。

该患者出现持续不缓解的全腹痛，持续18h，并伴有胸闷、恶心、呕吐等消化道症状。体温38.4℃，实验室检查提示有炎症。血压偏低，有休克前期症状。腹部检查全腹压痛、反跳痛伴肌紧张，肠鸣音消失。腹部平片可见双侧膈下游离气体。腹腔内穿刺出脓性液体。腹部B超示腹腔积液。以上即为该患者的诊断依据。

● 急性腹痛中，消化道穿孔应与哪些疾病鉴别？

答：（1）急性阑尾炎　腹痛开始于上腹及脐周，多不剧烈，数小时后转移至右下腹，此时上腹及脐周痛减轻或消失，右下腹有一局限性压痛点，反跳痛及腹肌紧张亦主要在右下腹的麦氏点。X线检查无膈下游离气体。

（2）急性胆囊炎　有反复发作的右上腹痛史，疼痛可放射至右肩，伴有发冷、发热，腹膜刺激征局限于右上腹，胆囊肿大，有触压痛，墨菲征阳性。早期白细胞总数及中性粒细胞百分比即升高，X线透视无膈下游离气体。

（3）急性胰腺炎　常有胆石症病史，多在饱餐、酗酒及进食高脂肪饮食后发病。腹痛多偏于左上腹，可有明显腰背痛，血、尿淀粉酶显著升高，血清钙降低，X线检查膈下无游离气体。

急腹症患者的急诊处理原则是什么？

答：对诊断尚未明确的急腹症患者应实行"四禁四抗"的原则，即禁食、禁水，禁灌肠或禁服泻药，禁镇痛药，禁止活动；抗休克，抗体液平衡失调，抗感染及抗腹胀。对明确诊断的外科急腹症，应及时选择适宜的手术方法治疗。

该患者在接诊后的救护措施有哪些？

答：（1）首先密切观察生命体征　动态观察血压、脉搏、体温、呼吸是否平稳，一旦出现脉搏加快或血压下降、脉压差下降都提示有休克的前兆，应立即通知医师找出休克的原因并积极抗休克治疗。迅速建立好静脉通路，必要时输全血、血浆维持有效循环血量。

（2）采取半卧位，床头抬高30°，以利于腹腔渗出物局限引流和吸收，密切注意腹痛程度及腹部体征的变化，及时与医师联系。

（3）伴随症状的观察　如有呕吐应注意发生的次数、呕吐物形状及量；要定时测量体温，如有高热要及时降温；注意大小便的排泄情况。

（4）四禁　此患者在术前诊断并未明确，所以应严格执行四禁。

（5）抗液体平衡失调　纠正水、电解质、酸碱平衡。注意保持输液通畅，随时调节输液速度，观察有无输液反应。准确记录24h液体出入量，以便随时调整补液计划。

（6）抗感染　对于炎症性病变、穿孔性病变主张联合应用抗生素，严格掌握药物的浓度、给药时间、配伍禁忌，注意观察药物的治疗效果及不良反应等。

（7）胃肠减压　胃肠减压可减轻消化道的积气、积液，缓解消化道梗阻，对消化道穿孔患者可避免消化液进一步漏入腹腔，减轻腹腔污染。护理时要保证胃肠减压有效。

（8）腹腔内渗出物较多时，可采用腹腔穿刺抽液或留置套管针引流，必要时应用抗生素腹腔灌洗。

（9）辅助检查的配合　患者需进行各项常规及生化检验，应做好集中抽血及各种标本试管的准备，并做好胸腹透视、腹腔穿刺及导尿等准备工作。

（10）术前准备　遵医嘱该患者需在全麻下行剖腹探查术，应及时做药物过敏试验、交叉配血、备皮等常规术前准备，体弱或老年患者应做好重要脏器的功能检查。并按时给术前用药，同时做好患者及家属的心理护理，尽可能地减轻恐惧心理。

（11）护理记录　及时记录患者的病情变化和护理措施，内容正确并注明时间。

● 该患者拟全麻下行"剖腹探查术＋胃修补术"术后的护理要点有哪些？

答：（1）体位　术后去枕平卧6h，头偏向一侧，保持呼吸道通畅。待生命体征平稳后改为半卧位，有利于呼吸并防止膈下脓肿，减轻腹部切口张力有效缓解疼痛。对长期半卧位的患者要注意预防压力性损伤，鼓励患者经常变换体位。

（2）病情观察

① 术后密切监测血压、脉搏、呼吸、体温及神志和面色的变化，尤其是血压及心率的变化。术后3h内每30min监测一次，然后改为1h监测一次，4～6h后若平稳改为2h测一次。

② 观察有无腹痛、腹胀及腹膜刺激征。

③ 观察切口敷料有无渗血、渗液及脱落。

（3）护理胃肠减压

① 密切观察胃管引流的颜色及性质，记录24h引流量。

② 保持有效的胃肠减压，减少胃内的积气、积液，维持胃处

于空虚状态，促进吻合口早日愈合。

③ 观察胃管是否通畅，发现堵塞时及时用生理盐水冲洗至通畅。做好健康宣教，取得患者配合。

（4）护理腹腔引流管　腹腔引流管要妥善固定，避免牵拉、受压、打折，保持其通畅。术后24h注意观察有无内出血的征兆。一般术后引流量≤50ml，淡红色，多为术中冲洗液。引流液黏稠时经常挤捏管壁保持通畅。每日更换引流袋防止逆行感染，同时利于观察。术后3～5天腹腔引流液＜10ml可拔除引流管。

（5）饮食护理　静脉补液维持体液平衡，术后2～3天肛门排气后，拔除胃管，当日可少量饮水，第2天进流食50～80ml/次，第3天进流食100～150ml/次，第6天进半流质饮食全量，术后10～14天进干饭。2周后恢复正常饮食。1周内禁甜食、牛奶、豆粉等，防止发生腹胀。

（6）心理护理　应要体贴关心患者，言语温柔、态度和蔼，消除患者紧张害怕的心理，各种护理操作轻柔，准确到位，减轻其痛苦，为患者创造安静无刺激的环境，缓解患者的焦虑。

（7）防止感染　遵医嘱应用有效抗生素，进行各种操作时严格遵守无菌操作原则，嘱患者深呼吸，做有效的咳嗽、咳痰动作，协助患者勤翻身并拍背，促进排痰，防止肺部感染。

（8）早期活动　鼓励患者早期下床活动，促进肠蠕动恢复，防止发生肠粘连。

● **该患者术后的常见并发症有哪些？该如何观察护理？**

答：（1）术后出血　术后严密观察血压及脉搏变化，腹腔内出血常表现为失血性休克症状，伴有腹胀、全腹压痛、反跳痛明显等腹膜刺激征。因此护理中要严密观察腹部变化。

（2）感染　患者为胃急性穿孔，术前已造成弥漫性腹膜炎，术后可能出现腹腔或切口感染。患者一般术后3～5天体温逐渐恢复正常，切口疼痛消失。若此时体温反而增高，局部出现疼痛和压痛，提示存在炎症。应立即通知医师，给予相应的抗感染治疗。

（3）胃吻合口梗阻　吻合口梗阻表现为患者拔除胃管或进食后

腹胀，伴有呕吐胃内容物可混有胆汁液体。应立即报告医师，给予进食、输液等非手术治疗以期自行缓解。

● **如何进行该患者出院健康教育？**

答：指导患者少食多餐，进食规律。术后 1 个月内每日进食 5～6 次，3～6 个月恢复每日 3 餐。术后早期不宜进过甜饮食，餐后应平卧片刻，选择高营养，富含铁、钙、维生素的食物，应以易消化、软烂食物为主，少食油炸、生冷、辛辣刺激性食物。3 个月内避免重体力劳动，注意缓解生活和工作压力，讲解术后迟发性并发症的症状、体征。出现异常时及时就诊。术后 3 个月后行胃镜检查了解愈合情况。

🍀【护理查房总结】

急性腹痛是一个常见而又复杂的临床症状，需加鉴别的疾病涉及内科、外科、妇产科、儿科以及神经精神科。急腹症的特点为：发病急、病情重、进展快、变化多，有一定的病死率。早期、正确的诊断和及时、合理的处理是降低急腹症患者死亡的关键。在进行急诊护理时应充分注意评估患者病史、症状、体征及实验室检查结果等各方面的资料，进行综合分析，密切观察患者病情变化，为及早明确诊断，及时采取临床干预措施提供依据。

因此应熟练掌握急腹症的救护流程与相关护理。

（1）病情判断

① 一般情况：年龄、性别、居住地。

② 病史：既往史、现病史、月经史、手术史。

③ 症状：腹痛、恶心、呕吐、大便情况。

④ 体征：全身情况、腹部体征（腹部外形、肠鸣音的变化、肝浊音界和移动性浊音、腹膜刺激征）、直肠与阴道检查情况。

⑤ 辅助检查：实验室检查、影像学检查（包括 B 超）、内镜、腹腔穿刺等。

⑥ 鉴别诊断：根据不同特点鉴别内、外科急腹症。

（2）急救措施

① 外科急腹症：如果诊断明确，应尽早手术治疗；如果诊断不明确，应严密观察全身情况、腹痛、消化道症状、腹部体征、重要脏器功能的变化，选择适当的辅助检查，慎用镇痛药，加强支持治疗，为手术创造良好条件。

② 内科急腹症：如果诊断明确，可以采用镇痛治疗，以缓解疼痛，利于病情恢复；如果诊断不明确，需严密观察病情，力争早诊断早治疗的同时给予支持疗法，观察期间严禁使用镇痛药，以免掩盖病情、贻误诊断。

（3）护理要点

① 体位：一般患者半卧位，发生休克时采取休克体位。

② 四禁：禁食、水，禁灌肠或禁服泻药，禁镇痛药，禁止活动。

③ 四抗：抗休克，抗体液平衡失调，抗感染，抗腹胀。

④ 病情观察：观察全身、腹部、辅助检查情况。

⑤ 心理护理：缓解患者恐惧、焦虑情绪。

⑥ 术前准备：交叉配血、备皮、常规检查等。

⑦ 术后护理：体位、饮食、病情观察、并发症的护理。

（孙　红）

查房笔记

病例 5 · 急性腹泻

【病历汇报】

病情　患儿男性，12 个月，因"腹泻伴呕吐 3 天"入院。3 天前患儿无诱因出现腹泻，大便每日十余次，为黄色稀水样便，伴呕吐，每日 4～5 次，体温最高达 39℃，伴咳嗽、畏寒，寒战后抽搐 2 次，每次 1～2min，遂急诊入院。

护理体查　T 39.2℃，P 135 次/min，R 28 次/min，BP 72/35mmHg，SpO_2 95％。就诊当日，患儿躁动不安，精神差，皮肤弹性湿度差，前囟、眼窝凹陷，尿量减少，四肢稍凉，毛发光泽，咽稍红，颈无抵抗。双侧呼吸动度对称，双肺叩诊呈清音，未闻及啰音，心界不大，心律齐，未闻及杂音。腹平软，未触及异常包块，肝脾未触及。

辅助检查　血白细胞 $7.5 \times 10^9/L$。血 Na^+ 120mmol/L，K^+ 3.9mmol/L，碳酸氢根（HCO_3^-）16mmol/L。粪常规镜检 WBC 0～1/HP，脂肪球（＋＋）。

入院诊断　急性腹泻伴高热惊厥、低钠血症。

主要的护理问题　体液不足，体温过高，有受伤、窒息的危险。

目前主要的治疗措施　密切观察患者病情，建立静脉通路，合理补液，纠正水、电解质紊乱和酸碱失衡；合理用药，控制感染；预防并发症。抽搐发作时，将患儿平卧、头偏向一侧以保持呼吸道通畅，必要时放置口咽通气道。

？护士长提问

● **该患者的初步诊断是什么？诊断依据是什么？**

答：患者为急性腹泻伴高热惊厥、低钠血症。患儿大便每日十余次呈黄色稀水样便，神志不清，高热偶见抽搐，皮肤弹性差、眼窝凹陷、尿量减少。实验室检查血钠低于正常水平，粪常规出现白细胞。

● **应立即给予该患者什么急救措施？**

答：将患儿平卧、头偏向一侧以保持呼吸道通畅，必要时放置口咽通气道。立即建立静脉通路，补充水及电解质来维持体液平衡。

● **什么是急性腹泻？**

答：急性腹泻是指起病急骤，大便次数增多，每天排便可达10次以上，并呈不同程度的稀便或水样便。往往伴有肠痉挛所致肠鸣、肠绞痛或里急后重，病程在2个月之内。

● **急性腹泻患者的急诊处理原则是什么？**

答：（1）查找病因，治疗原发疾病。

（2）合理补液，纠正水、电解质紊乱和酸碱失衡。

（3）合理用药，控制感染。

（4）预防并发症。

● **急性腹泻患者常见的并发症有哪些？**

答：（1）低血糖 由于机体丢失增多而摄入不足，患者没有足够的肝糖原贮藏转化为血糖，就使得体内血糖降低。

（2）心脑血管意外 腹泻时体内大量水和电解质随大便排出，水分的丧失使人体各组织细胞处于脱水状态，特别是脑细胞。体液中的电解质对维持神经传导功能和心搏节律具有重要的作用，缺乏时可造成严重心功能的紊乱。

（3）营养不良 由于丢失增多而摄入不足，使营养失调低于身体的需要，导致机体消瘦。

（4）胃病的发生 腹泻后人体的消化功能逐渐下降，肠道抗病能力也减弱，使胃肠功能的负担加重。

（5）脱水和酸中毒 是急性腹泻的主要致命原因，平时身体内代谢产生的二氧化碳通过呼吸排出，其余的废物需要经过水的运送通过肾脏由尿排出体外。脱水时尿量因机体内水分损失而减少，严重时甚至无尿，这就会使体内代谢产生的废物排出减少而在体内蓄积，使机体发生中毒症状。

● **该患者目前首优的护理问题是什么？目标是什么？该采取哪些护理措施？**

答：（1）首优的护理问题　体液不足，与大量腹泻引起的失水有关。

（2）护理的目标　保证摄入机体所需的水、电解质、营养元素。

（3）护理措施　关键是密切观察患者病情，遵医嘱合理补液、用药。具体措施如下。

① 动态观察体液平衡状态

a. 观察生命体征：严密观察体温、脉搏、血压、呼吸，并监测体重变化。如发生异常变化，应及时报告医师以调整治疗方案。

b. 观察脱水情况：注意患儿的神志、皮肤黏膜干燥程度、眼窝凹陷程度、尿量、呕吐及腹泻的次数和量。对比治疗前后的变化，判断治疗效果。

c. 观察酸中毒的表现：最重要的是呼吸的改变。

d. 观察低钾、低钙的表现：患儿是否出现四肢无力、抽搐等。

② 纠正水、电解质紊乱和酸碱失衡：建立静脉通路，遵医嘱按照"先快后慢，先盐后糖，先浓后淡，见尿补钾，惊跳补钙"的原则进行补液。

③ 合理用药：遵医嘱使用止泻药、解痉药，若腹泻得到控制，应及时停药。

④ 舒适与休息：为患儿提供安静、舒适的环境减少外界的刺激，卧床休息，注意腹部保暖，以减少胃肠运动，减少排便次数。

⑤ 准确记录液体出入量：是液体疗法时护理工作的重要内容。

● **如何正确留取粪便标本？**

答：（1）粪常规检验留取 5g 左右（指头大小），粪便标本应留取新鲜粪便的病理成分，如黏液、血液（红色或黑色部分）；若无病理成分，可各部位取材。不得被其他异物污染，不能从尿布上、尿壶或便盆中取标本。

（2）无粪便排出而又必须检查时，可经肛门指诊或采便管拭取标本。灌肠或服油类泻药的粪便不适于作为检查标本。

（3）潜血试验时，应嘱患者收集标本前3天禁食动物性食物，以及铁剂、铋剂、动物血液、绿叶蔬菜。

（4）粪便标本的容器要洁净，不得混有尿液、消毒剂及污水，以免破坏有形成分，使病原菌死亡和污染腐生性原虫。细菌检查的粪便标本应收集于灭菌封口的容器内，勿混入消毒剂及其他化学药品。

（5）检查阿米巴滋养体时，应在排便后立即将脓血部分取材涂片检查，寒冷季节标本传送及检查时均需保温。检查虫卵时，最好用玻璃纸拭子或透明胶拭子于晚12时或清晨排便前自肛门周围皱襞处拭取标本。检查孵化毛蚴虫时至少留取30g粪便，且须尽快处理。

该患者的饮食护理计划是什么？

答：（1）急性禁食期　急性水泻期需暂时禁食，使肠道完全休息，静脉补液，以防失水过多而脱水。

（2）发病初期　当患儿不需要禁食，神志有所恢复时，可以给清淡流质食物，如果汁、米汤、面汤。早期禁食用牛奶等易产气的流质食物以免加重腹泻。

（3）缓解期　当患儿排便次数减少，症状缓解后可改为低脂流质食物或低脂少渣食物或易消化的半流质食物，如米粥、藕粉、面片等。

（4）稳定期　腹泻基本停止后，可改为低脂少渣半流质食物或软食，少量多餐，利于消化，如面条、馒头、粥、烂米饭、瘦肉泥等。

（5）补充维生素　注意复合维生素B、维生素C的补充，如新鲜蔬菜、水果汁。

（6）饮食禁忌　禁油腻、坚硬及含粗纤维多的食物。

如何对急性腹泻患者进行健康教育？

答：（1）注意饮用水卫生，饮用水煮沸后再饮用，可杀灭致病微生物。

（2）讲究食品卫生，食物要生熟分开，避免交叉污染。不吃变质和没有煮熟的食物。

（3）培养良好的饮食卫生习惯，饭前便后要洗手。

（4）根据气候变化及时增减衣服，注意保暖。衣被、用具要勤洗勤换，注意居室通风，保持室内空气清新，通风透气是减少及消灭致病菌的有效方法。

（5）做好蝇、蛆的防护，食物存放好（加盖保护）。

（6）提高自主学习能力，多参加社会中开展的健康教育课程或通过网络途径了解相关知识。

如何对急性腹泻进行鉴别诊断？

答：（1）急性腹泻　起病急骤，病程较短不超过2个月，多为感染或食物中毒所致；慢性腹泻起病缓慢，病程较长，多见于慢性感染、非特异性炎症、吸收不良、肠道肿瘤或神经功能紊乱等。

（2）分泌性腹泻粪便量超过 1L/d，渗出性腹泻粪便远少于此量。

（3）粪便性质　米汤便常见于食物中毒、霍乱、胃泌素瘤等；脓血便常见于细菌性痢疾、阿米巴痢疾、结肠癌；蛋汤便常见于假膜性肠炎；大量黏液便常见于激惹性结肠炎；恶臭泡沫便常见于胰源性腹泻；乳糜泻常见于过敏性肠病。

（4）伴随症状

① 伴里急后重者以结肠直肠病变为主，常见于急性痢疾、慢性痢疾急性发作、直肠癌。

② 伴中毒失水者常见于霍乱、沙门菌食物中毒、尿毒症。

③ 伴呕吐者常见于急性胃肠炎、食物中毒。

④ 伴荨麻疹者常见于过敏因素所致。

⑤ 伴体重明显降低者以小肠病变为主，常见于消化道恶性肿瘤、吸收不良综合征。

⑥ 伴发热者常见于急性细菌性痢疾、伤寒、副伤寒、肠结核、结肠癌等。

⑦ 伴皮疹者常见于败血症、麻疹、变态反应性肠病。

⑧ 伴腹部包块者常见于结肠癌、肠结核、克罗恩病。

⑨ 伴关节肿痛者常见于慢性非特异性溃疡性结肠炎、肠结核、局限性回肠炎、惠普尔病、系统性红斑狼疮等。

❀【护理查房总结】

急性腹泻是急诊科的常见病，我们一定要知道对这类危重症疾病的急救和护理，挽救患者生命，预防及减少并发症，应特别注意以下几项。

（1）准确分诊。根据患者病史及临床表现，急诊分诊护士准确判断与分诊。

（2）快速合理地进行补液治疗。

（3）及早进行营养支持，包括肠内营养及肠外营养。

（4）如为传染性腹泻（如细菌性痢疾等），注意做好消毒隔离与防护措施以及疫情报告。

（5）普及相关知识，进行积极有效的预防。

（孙　红）

查房笔记

病例 6 • 咯血

【病历汇报】

病情 患者男性，55 岁，因"间断咯血 4 个月，咳嗽、咳黄痰、痰中带血 1 个月，咯血量增多 1 周"急诊入院。患者于 4 个月前劳累后出现小量咯血，每日 4～5 口，为鲜红色，自行口服'云南白药'。1 个月前着凉后出现咳嗽、咳黄痰、痰中带血，伴发热、乏力，就诊于当地医院，给予抗感染治疗，未见好转。1 周前无明显诱因突然咯血，每次咯血 10～50ml，为整口鲜血。既往史：年轻时患肺结核已治愈，否认消化性溃疡病、肝病、血液病等病史。个人史为吸烟 30 年，每日 1 包，无有害粉尘接触史。

护理体查 T 37.4℃，P 85 次/min，R 23 次/min，BP 120/72mmHg，慢性病容，神志清楚，轻度贫血貌。眼睑黏膜苍白，巩膜无黄染，鼻腔无分泌物和出血，口腔黏膜和牙龈无出血。右下肺触觉语颤增强，叩诊呈浊音，右下肺可闻及湿啰音，左肺呼吸音清，未闻及干湿啰音。

辅助检查 血红蛋白 80g/L；血沉 50mm/h。肺 CT 示右肺空洞性病灶，病变位于右肺下叶背段；在 CT 引导下行经皮穿刺活检。肺组织病理学检查结果查到腺癌细胞。

入院诊断 周围型肺癌（腺癌）。

主要的护理问题 有窒息的危险。

目前主要的治疗措施 取患侧卧位，吸氧，保持呼吸道通畅；加强病情观察，禁食，给予止血药物，必要时镇静、镇咳。

护士长提问

● 应立即给予该患者什么急救措施？

答：应取患侧卧位，告知患者身体放松，充分吸氧，保持呼吸道通畅，加强病情观察，禁食，给予止血药物，必要时镇静、镇咳。

什么是咯血？

答：咯血是指喉以下呼吸道和肺组织的出血，血液随咳嗽经口咯出或痰中带血，包括大量咯血、血痰、痰中带血。

咯血量的评估标准是什么？

答：一次咯血量小于 100ml/d 为小量咯血，在 100～500ml/d 为中量咯血，一次咯血量大于 300ml 或大于 500ml/d 为大量咯血。

如何区分咯血与呕血？

答：咯血与呕血的鉴别见表 1-2。

表 1-2　咯血与呕血的鉴别

项目	咯血	呕血
病因	肺结核、支气管扩张、肺癌、肺炎、心脏病等	消化性溃疡、肝硬化、食管-胃底静脉曲张
出血前症状	喉部瘙痒、胸闷、咳嗽等	上腹部不适、恶心、呕吐
出血方式	咯出	呕出，可为喷射状
血中混有物	痰、泡沫	食物残渣、胃液
pH	碱性	酸性
出血的颜色	鲜红	暗红、棕色，有时为鲜红色
黑粪	无、如咽下可有	有，可为柏油样，呕血停止后仍持续数日
出血后痰症状	痰中带血，常持续数日	无痰

咯血患者的急诊处理原则是什么？

答：急诊处理取决于咯血的严重程度和原发病情况。急诊处理原则：止血、预防气道阻塞、维持患者的生命功能、治疗原发疾病。

● **咯血患者常见的并发症有哪些？**

答：窒息和休克是咯血的主要并发症，也是致死的主要原因。

（1）窒息 在咳嗽反射减弱时，大咯血时咯血突然中止，继之气促、胸闷、烦躁不安、出大汗、颜面青紫，严重者神志不清。

（2）失血性休克 大咯血后出现脉搏增快、血压下降、四肢湿冷、烦躁不安、少尿等。

（3）肺不张 咯血后如发生呼吸困难、胸闷、气急、发绀、患侧的呼吸音减弱或消失，则可能为血块堵塞支气管，引起全肺、一侧肺、肺叶或肺段不张。

（4）继发感染 咯血后发热、体温持续不退、咳嗽加剧，伴局部干湿啰音。

● **该患者目前首优的护理问题是什么？目标是什么？该采取哪些护理措施？**

答：（1）首优的护理问题 有窒息的危险，与大量咯血时血液不能及时排出有关。

（2）护理目标 患者咯血量，次数减少或咯血停止，无窒息发生。

（3）护理措施

① 病情观察：注意观察患者神志情况，监测生命体征，准确记录出入量，咯血时立即通知医师，备好抢救物品。

② 体位指导：取患侧卧位，有利于止血且可避免血液流入或堵塞健侧气管，有利于健侧肺的通气，防止吸入性肺炎或肺不张。发生大咯血时，则采取头低足高位。

③ 一般护理：绝对卧床休息，尽量减少搬动患者，保持室内空气流通，维持适当的温度与湿度，保证安静，避免不必要的交谈。协助患者漱口，清除口腔内异物，使之舒适。

④ 药物应用：建立静脉通路后，遵医嘱给予静脉止血药，首选垂体后叶素持续静脉滴注，夜间不能入睡时给予适量镇静药，大咯血伴剧烈咳嗽时给予镇咳药。

⑤ 饮食：大咯血者暂禁食，当病情稳定后，尽量多食易消化的流质或半流质温凉食物，忌用浓茶、咖啡等刺激性食物，多饮水及多食富含纤维素的食物，保持大便通畅。

⑥ 心理护理：咯血患者常情绪紧张，尤其咯出较多鲜血时会产生恐惧、悲观心理，护士应多了解患者的心理状态，宽慰患者，并与之建立良好的护患关系，帮助患者建立战胜疾病的信心。

⑦ 窒息的预防及紧急处理：对患者进行正确咯血方法的指导，让患者全身放松，头偏向一侧，唇边放干净容器，将血一口一口、轻轻地咯出。大咯血时，取患侧卧位，充分发挥健侧呼吸功能，充分吸氧，保持呼吸道通畅，并备好抢救物品，紧急处理。

a. 体位引流，将患者改为头低脚高体位，轻拍其背部以利血块排出。

b. 迅速吸痰，以清除呼吸道内积血。

c. 必要时可进行气管插管或用气管镜在直视下吸出潴留血块。

d. 给予高流量吸氧或呼吸兴奋药，以解除呼吸道梗阻。

● **如何对咯血患者进行健康教育？**

答：使患者了解治病防病的基本知识，主动配合治疗，规律服药。嘱患者戒烟，告知患者吸烟可诱发并加重原发病，再次出现大咯血而危及生命。

🍀【护理查房总结】

咯血是急诊科的常见病，我们一定要知道对这类危重症疾病的急救和护理，挽救患者生命，预防及减少并发症，应特别注意以下几项。

（1）准确分诊。根据患者病史及临床表现，急诊分诊护士应准确判断与分诊。

（2）快速合理保护气道，稳定患者情绪，指导患者及家属掌握正确的咯血方法。

（3）对于窒息等并发症，做到早发现、早诊断、早治疗，以减少并发症的发生。

（孙　红）

查房笔记

病例 7 · 便血

🍀【病历汇报】

病情 患者女性，41 岁，因"排便习惯改变伴便血 2 个月"收入院。患者 2 个月前无明显诱因出现排便习惯改变，2～4 次/天，伴里急后重及排便不尽感，粪便变细，伴便血，色鲜红，不与粪便混合，无腹痛、腹胀、恶心、呕吐、寒战、发热等症状。既往体健，无肿瘤及其他疾病家族史。

护理体查 T 36.4℃，P 85 次/min，R 23 次/min，BP 130/72mmHg，神志清楚，全身浅表淋巴结未触及肿大，心肺检查未见明显异常，腹平软，无压痛和反跳痛，未及肿块，移动性浊音阴性。肠鸣音正常。直肠指检于左侧壁距肛缘 6cm 可触及一肿物，质硬，界限尚清楚，活动度差，轻度触痛，未能触及上缘，指套染血。

辅助检查 血常规：白细胞 6×10^9/L，血红蛋白 99g/L，血小板 350×10^{12}/L。粪便潜血试验阳性。肠镜示距肛门 7～10cm 处见盘状隆起物环肠周生长，表面充血糜烂，溃疡形成；活检病理学检查示低分化腺癌。

入院诊断 直肠癌。

主要的护理问题 活动无耐力、组织灌注量不足的危险。

目前主要的治疗措施 卧床休息，吸氧，严密观察生命体征，并观察便血的颜色、性质、量，记录尿量；应用止血药物，补充血容量，纠正失血性休克。

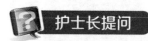

护士长提问

● **什么是便血？**

答：便血是指消化道出血经肛门排出，粪便呈鲜红、暗红、柏油样，或粪便带血、混有血。一般便血提示下消化道出血，即屈氏韧带以下的空肠、回肠、结肠和直肠等部位的出血。便血的量和颜色与病变性质、部位、出血量、出血速度、肠蠕动快慢及血液在消化道停留的时间长短有关。

● **如何排除假性便血？**

答：如口服酚酞制剂，食用过多的肉类、猪肝、动物血、含铁量高的蔬菜等可使粪便呈黑色，服用铋、铁剂、炭粉及中药等也可使粪便变黑，但一般为灰黑色无光泽。

● **如何判断继续出血？**

答：（1）反复便血，由黑粪转为鲜红色。

（2）黑粪或暗红色便次数增多且变稀薄，由柏油样便或暗红色便转变为鲜红色，肠鸣音亢进。

（3）周围循环衰竭持续存在，经补充血容量仍无好转，脉搏、血压仍不稳定，中心静脉压下降。

（4）红细胞计数、血红蛋白量、血细胞比容持续下降，网织红细胞计数持续升高，在尿量正常的情况下，尿素氮持续或再次升高。

● **便血的急诊处理原则是什么？**

答：（1）一般治疗措施。卧床休息，给予吸氧，严密观察神志、血压、脉搏等生命体征，并观察便血的颜色、性质、量，记录尿量。

（2）补充血容量，纠正失血性休克。

（3）应用止血药物。

（4）明确出血部位或病因。

（5）外科手术治疗。

● **便血的伴随症状有哪些？**

答：（1）皮肤改变　有蜘蛛痣及肝掌者，便血可能与肝硬化门静脉高压有关。

（2）腹痛　便血后腹痛减轻者见于细菌性痢疾、阿米巴痢疾、溃疡性结肠炎，不减轻者常为小肠疾病。

（3）里急后重　提示病变累及直肠，如细菌性痢疾、直肠炎、直肠癌。

（4）发热　见于急性传染病，如流行性出血热、钩端螺旋体病、肠道恶性肿瘤。

（5）皮肤黏膜出血　见于血液疾病，如再生障碍性贫血（再障）、血小板减少性紫癜、白血病。

（6）腹部包块　考虑为肠道肿瘤、肠结核、肠梗阻等。

● **该患者目前首优的护理问题是什么？护理目标是什么？该采取哪些护理措施？**

答：（1）首优的护理问题　活动无耐力，与便血频繁、便血所致贫血有关。

（2）护理目标　便血的次数及出血量减少、停止。

（3）护理措施

① 一般护理：绝对卧床休息，保证睡眠质量，减少外界不良刺激，可减少出血和促进止血。及时配好血型和备血，以备输血时用。应尽快输液，开始时输液宜快，及早纠正血容量，待补足血容量后输液应适度，防止因输液过快、过多而发生急性肺水肿。

② 观察病情变化：注意神志和意识的改变，监测生命体征，观察粪便的性质、颜色和量，记录尿量变化，定期复查红细胞计数、血红蛋白、血细胞比容、网织红细胞计数以反映出血量。

③ 心理护理：患者便血后常会心里紧张不安，产生恐惧心理，护士应该安慰患者，及时清理血便，减少不良刺激，多与患者沟通，建立良好的护患关系。

④ 皮肤护理：频繁的便血会引起肛周皮肤黏膜糜烂，应用软纸清洁肛周，保持肛周皮肤干燥，必要时局部涂抹抗生素软膏。

⑤ 用药护理：遵医嘱及时、准确地用药，注意"三查八对"，观察输血后的反应，使用止血药物如垂体后叶素时，应严格掌握滴速，不宜过快，如出现腹痛、腹泻、心律失常等副作用时，应立即通知医师。

⑥ 饮食护理：急性大量便血者应禁食。少量便血且临床无明显活动出血者可选用温凉、清淡、无刺激性流质食物，出血停止后改为半流质食物。尽量给高热量、高蛋白、富含维生素及低渣食物，指导患者不食生拌粗纤维多的蔬菜、刺激性食物和饮料或硬食物，以减少食物对肠道黏膜的刺激，防止再出血。贫血的患者应多食含铁丰富的食物，如牛肉、肝、蛋黄、豆制品、菠菜、油菜、海带等。

⑦ 失血性休克的紧急处理：严密观察患者病情变化，如患者出现脉搏细弱、呼吸加快、血压下降等失血性休克的症状时，应立即通知医师，配合抢救，快速建立两条静脉通道，以利于快速补液输血，监测中心静脉压、尿量、血细胞比容，充分吸氧，改善组织缺血缺氧，适当应用镇静药，以免患者紧张，引起更大出血。遵医嘱应用止血药物。

如何对便血患者进行健康教育？

答：帮助患者及家属掌握有关便血的知识，如病因、诱因、预防、治疗等，以减少再度便血的危险。患者生活要有规律，应保持充分休息和睡眠。去除各种诱因，如过度疲劳、紧张、情绪激动等。教会患者自我身心放松的方法。应注意饮食卫生和饮食的规律，进食高热量、高蛋白、富含维生素、少渣食物，少量多餐，避免刺激性和粗糙食物及过冷或过热的食物。贫血者多食含铁丰富的食物。指导患者和家属学会自我护理，出现便血时应立即卧床休息，保持安静和减少身体活动，以减少出血，及时去医院进一步检查、治疗。告知患者定期随访，定期做全身检查。

【护理查房总结】

便血是急诊科的常见症状，我们一定要知道对于这类危重症疾病的急救和护理，挽救患者生命，预防及减少并发症，应特别注意以下几项。

（1）准确分诊。根据患者病史及临床表现，急诊分诊护士应准确判断与分诊。

（2）反复便血可引起贫血，严重者可发生失血性休克，护士应实施有效的护理措施。

（3）预防发生大出血，还要认真做好宽慰患者、护理肛周皮肤等基础护理工作。

（孙　红）

查房笔记

病例 8 • 抽搐

🍀【病历汇报】

病情 患者男性，50 岁，因"间断抽搐伴意识不清 1 天"急诊入院。既往癫痫病史多年，高血压病史。否认糖尿病、冠心病、肝炎等传染病史。入院当日患者 4 次出现全身抽搐、牙关紧闭、双眼上翻。给予地西泮（安定）后 5～6min 好转。追问病史，患者癫痫病史多年，自行停药约 1 周，具体不详。

护理体查 T 37.2℃，P 99 次/min，R 21 次/min，BP 156/101mmHg，SpO_2 96%。神志昏睡，言语不能，被动体位，小便失禁。

辅助检查 头颅 CT 检查未见明显异常。

入院诊断 癫痫。

主要的护理问题 有受伤、窒息的危险。

目前主要的治疗措施 予平卧位，上下磨牙之间放入开口器，置入口咽通气道防止舌咬伤，同时清理呼吸道，保持呼吸道通畅。遵医嘱使用镇定药物，防治并发症。

❓护士长提问

● **该患者的初步诊断为什么？诊断依据是什么？**

答：患者为癫痫发作。患者明确诊断癫痫病史多年，此次发病前自行停药约 1 周后出现间断抽搐伴意识不清，发作时为全身抽搐、牙关紧闭、双眼上翻。根据病史及临床症状和体征，可以初步诊断为癫痫发作。

● **应立即给予该患者什么急救措施？**

答：应立即给予该患者平卧位，上下磨牙之间放入开口器，置入口咽通气道防止舌咬伤，同时清理呼吸道，保持呼吸道通畅。开放静脉通路，遵医嘱使用镇定药物。

什么是抽搐？

答：抽搐是指全身或局部成群骨骼肌的不自主收缩，常导致关节的运动或强直。抽搐的发病原因很多，可为神经系统的局部问题，也可为全身疾病的神经系统表现。

在进行护理体查时，如何询问患者病史？

答：（1）发作年龄、病程。

（2）发作诱因，是否孕妇。

（3）发作形式，是全身性还是局部性。

（4）发作时意识状态，有无大小便失禁、舌咬伤。

（5）有无脑部疾病、全身性疾病、癔症、毒物接触史、外伤史等相关病史与症状。

（6）儿童应该询问分娩史、生长发育史等。

急性抽搐患者的处理原则是什么？

答：急性抽搐患者的处理原则如下。

（1）控制抽搐发作，防止意外伤害，抽搐持续发作时可给予地西泮 10mg 静脉注射，抽搐停止后停药。用压舌板或开口器固定于磨牙处，防止舌咬伤。

（2）防治并发症。

（3）治疗原发病。

（4）一般治疗和护理，监测生命体征变化。

抽搐患者常见的并发症有哪些？

答：抽搐患者常见的并发症如下。

（1）脑水肿　患者抽搐过程中呼吸不规则，耗氧量增加，导致脑组织缺氧，血管通透性增加，易引起脑组织水肿。

（2）肺炎　患者抽搐过程中意识不清，吞咽功能障碍，伴有流涎症状，易产生误吸，导致肺炎。

（3）电解质紊乱、酸中毒　患者反复抽搐，神经肌肉活动增强，导致体内产酸增多，引起呼吸和循环衰竭、休克等。

● **该患者目前首优的护理问题是什么？目标是什么？该采取哪些护理措施？**

答：（1）该患者首优的护理问题　有受伤的危险，与发作时牙关紧闭至舌咬伤有关。

（2）护理目标　患者抽搐发作过程不发生舌咬伤。

（3）护理措施　在患者口中放置口咽通气道，妥善固定，同时头偏向一侧。

● **该患者的饮食护理计划是什么？**

答：该患者需要留置胃管进行鼻饲，鼻饲高蛋白、高热量、富含维生素的流质食物。每次鼻饲前抬高床头 45°，鼻饲前先回抽，检查胃管是否在胃内，检查胃内是否有潴留物，以避免食物反流。

● **如何对癫痫患者进行健康教育？**

答：（1）保持良好的生活规律和饮食习惯。避免过度疲劳、睡眠不足、暴饮暴食、便秘、情绪激动等诱发因素，饮食清淡，多食蔬菜水果，多补充维生素、叶酸、铁等元素，戒烟酒。

（2）遵医嘱按时按量服用药物，不可少服，不可自行停药。

（3）告知患者及家属发作时所带来的意外伤害，在家中做好保护防范措施，减少脑部的任何伤害，尽早注意及治疗容易导致脑部伤害的疾病。

（4）外出时随身携带"癫痫治疗卡"以方便急救时与家人取得联系，并携带应急药物。禁止参加游泳、登山运动，以及从事高空作业、司机等工作。

● **抽搐患者的鉴别诊断有哪些？**

答：（1）手足搐搦　常见于低血钙、酸中毒。

（2）伴发热　多见于小儿的急性感染，也可见于胃肠功能紊乱、重度失水等。

（3）伴有意识障碍　多由于中枢神经系统疾病所致。

（4）伴有血压高　见于高血压病、肾炎、子痫、铅中毒等。

（5）伴有瞳孔改变、呼吸改变　常为脑水肿的征象。

（6）伴有脑膜刺激征　常见于脑膜炎、脑膜脑炎、蛛网膜下腔出血等。

（7）发生在妊娠后期者　应首先考虑子痫。

（8）伴有局限性神经系统体征　应考虑脑出血、脑梗死、脑栓塞及颅内占位性病变等。

（9）伴瞳孔扩大与舌咬伤　见于癫痫大发作。

（10）伴有心律失常　应考虑心血管疾病。

什么是癫痫？什么是惊厥？

答：癫痫是一组由已知或未知病因引起，脑神经元异常放电所致，以反复发作性、短暂性、常有刻板性的中枢神经系统功能失常为特征的综合征。患者的发作可表现为感觉、运动、意识、行为、自主神经功能障碍或兼有之。每次发作称为痫性发作，反复多次发作则称为癫痫。

惊厥是指四肢、躯干与颜面骨骼肌不自主的强直性或痉挛性抽搐，常为全身性、对称性、伴有或不伴有意识障碍。惊厥与癫痫并非等同，癫痫的多种发作类型中，只有癫痫大发作与惊厥的概念相同。

什么是癫痫大发作？什么是癫痫持续状态？

答：（1）癫痫大发作是癫痫全面强直-阵挛发作的简称，是常见的发作类型，主要表现全身有强直和阵挛，伴意识丧失及自主神经功能障碍。

（2）癫痫持续状态或称癫痫状态，是癫痫连续发作之间意识尚未完全恢复又频繁再发，或癫痫发作持续30min以上不自行停止。

🍀【护理查房总结】

抽搐为急诊科的常见病，我们一定要知道对抽搐类危重症疾病的急救和护理，挽救患者生命，预防及减少并发症，应特别注意以下几项。

（1）准确分诊。根据患者病史及临床表现，急诊分诊护士应准确判断与分诊。

（2）加强警觉意识，抽搐发作时，立即平卧，上下磨牙间放置压舌板，头偏一侧，防舌咬伤及误吸。

（3）掌握抽搐症状的鉴别诊断。密切观察病情变化，积极配合医师急救。

（4）加强气道、皮肤管理，抽搐发作时不可强行约束，防骨折、撞伤。

（5）及早进行营养支持，包括肠内营养及肠外营养。

（孙　红）

查房笔记

病例 9 · 晕厥

【病历汇报】

病情 患者男性，61 岁，因"间断晕厥 6 年余，频率增加，加重 1 天"急诊入院。既往前列腺炎两年余，否认高血压、冠心病、糖尿病、结核、肝炎等病史。入院当日，患者于饱餐后出现突然头晕，伴黑矇，遂即出现意识丧失，平卧 10min 后可恢复正常，门诊就诊。因门诊测量血压 60/30mmHg 转入急诊。追问病史，该患者 6 年前出现类似晕厥症状，间断发作，频率 1～2 次/月，同期患者逐渐出现活动耐量下降，步行 1000m 后即感头晕，蹲踞后症状改善，就诊当地医院未明确诊断，未予特殊治疗。后患者晕厥发作较前逐渐频繁，为 3～4 次/日，常于晨起及餐后出现，性质基本同前，最长晕厥时间可达 15min，活动耐量进一步下降。

护理体查 T 36.7℃，P 100 次/min，R 20 次/min，BP 123/82mmHg，SpO$_2$ 99%。神志清楚，按压双下肢出现可凹性水肿。

辅助检查 心电图检查：窦性心律，V$_1$ 及 V$_2$ 导联呈 RSR′型，J 点抬高 0.1～0.2mV，ST 段呈下斜型压低伴 T 波倒置。

入院诊断 晕厥原因待查。

主要的护理问题 有受伤的危险。

目前主要的治疗措施 绝对卧床休息，取头低脚高位，头偏向一侧，保持呼吸道通畅，严密观察病情变化，监测生命体征，吸氧，静脉补充血容量，明确病因后积极病因治疗。

？ 护士长提问

● 该患者的初步诊断是什么？诊断依据是什么？

答：患者初步诊断为晕厥。患者突然起病，发作前伴有头晕，伴黑矇，遂即意识丧失，平卧后可恢复正常，无抽搐、四肢强直、大小便失禁等。结合病史、临床症状及体征，初步诊断为晕厥。如需明确诊断则需完善相关心电图、超声心动图、血常规及血电解质、头颅 CT 等检查。

● **应立即给予该患者什么急救措施？**

答：应绝对卧床，加床档保护，给予心电监护，吸氧，开放静脉通路，静脉补充血容量，密切观察病情变化。

● **什么是晕厥？**

答：晕厥是大脑脑干血液供应减少，血液灌注不足或缺氧而导致的，伴有姿势性张力丧失的短暂性意识丧失。

● **晕厥患者的急诊处理原则是什么？**

答：出现先兆时应立即采取卧位，防止跌倒。一旦晕厥发作，应将患者采取平卧松解衣领，抬高下肢，呈头低脚高位，将头转向一侧，防止呕吐物吸入，保持呼吸道通畅，保持患者周围气流流通，立即给予氧气吸入，发作时不要喂药，以免误入气管。建立静脉通路，根据医嘱给予药物治疗，并观察效果。注意病情观察，观察并记录血压、脉搏、呼吸、心率、心律、血氧饱和度等，观察发作的频率、持续时间、缓解时间、伴随症状及有无诱发原因等。意识恢复后不能马上站起，应缓慢坐起后再站立，站立后应观察几分钟再离开，防止再次发作。

● **该患者目前首优的护理问题是什么？目标是什么？应该采取哪些护理措施？**

答：（1）首优的护理问题　有受伤的危险，与晕厥发作时意识丧失及姿势性张力丧失有关。

（2）护理目标　患者不发生摔伤、坠床等意外伤害。

（3）护理措施　患者绝对卧床，双床档保护，加强防摔伤防坠床宣教。

● **如何进行预防直立性低血压性晕厥的健康教育？**

答：应注意减少直立性低血压的发生。

（1）卧床休息时，头位稍高于下肢15°～20°，能促进肾上腺素的释放及刺激自主神经系统。

（2）穿有弹性的紧身裤和弹力长袜，能减少患者直立时静脉回流的淤积。

（3）从床上坐起或下地时，不应该突然或过快，用力过猛，应先活动双腿30s再缓慢站起，每天做倾斜运动以刺激体位改变时维持血压的机制，决不能一直弯腰到地面，或在弯腰后过快起立。

（4）延缓运动，起床1h后再进行较剧烈的运动。

（5）服药时取坐位，以防引起直立性低血压。指导患者合理用药。

（6）避免能促进外周血管舒张的各种原因，如热水浴、运动等。

（7）饮食护理　少量多餐，食物以易消化、清淡为主，保证热量供应。

（8）排泄护理　患者常因便秘，上厕所蹲的时间过长，突然站立时可发生直立性低血压。因此，应给予患者含适量纤维素的饮食，以保证大便通畅。

● 常见的晕厥分类有哪些？

答：（1）反射性晕厥　血管抑制性晕厥、直立性低血压性晕厥、颈动脉窦综合征性晕厥、排尿性晕厥、咳嗽性晕厥等。

（2）心源性晕厥

① 心律失常性晕厥：如窦房结功能障碍、房室传导系统疾患、阵发性室上性和室性心动过速、遗传性心律失常、置（植）入性抗心律失常器械功能障碍、药物诱发的心律失常。

② 器质性心脏病或心肺疾患所致的晕厥：如梗阻性心脏瓣膜病、急性心肌梗死、肥厚型梗阻性心肌病、心房黏液瘤、主动脉夹层等。

（3）脑源性晕厥　由短暂性脑缺血发作、血管窃血综合征、高血压脑病所致的血管痉挛引起的晕厥。

（4）血液成分异常引起的晕厥　见于低血糖、通气过度综合征、重度贫血、高原晕厥等。

● 晕厥的临床表现是什么？

答：（1）前驱表现　常有先兆，感觉头重脚轻，头晕，恶心，继而面色苍白，出汗，肢体发软，此过程多为几秒或几分钟，多数患者采取蹲、坐或卧位，片刻缓解。

（2）发作时表现　部分患者再次晕厥前驱症状进展较快，常来不及采取措施，已意识丧失，跌倒在地，此时血压进一步下降，心率缓慢，脉搏细弱，呼吸浅弱，大汗淋漓，面色苍白，跌倒后患者取水平位，脑血供改善，上述表现消失，意识渐恢复。

（3）恢复期　得到及时处理后很快恢复，但仍可有头晕、头痛、恶心呕吐、乏力等，经过休息可完全消失。

● 晕厥的鉴别诊断及伴随症状有哪些？

答：（1）眩晕　无意识障碍，感觉是自身或外界环境发生旋转，伴不能睁眼、恶心、呕吐等。

（2）昏迷　昏迷的意识障碍较长，恢复较难；而晕厥的意识障碍短暂，突然发生，很快恢复。

（3）癔症性昏睡　多有精神刺激，但神志清楚，持续时间长，无血压、脉搏改变，暗示治疗有效。

（4）伴有头痛及神经系统病理体征者　多为中枢神经系统疾病。

（5）伴有抽搐者　常见于中枢神经系统疾病及阿-斯综合征。

（6）伴有心悸、胸闷、憋气、胸痛者　常由心血管疾病引起。

（7）发生于精神刺激、恐惧、见血、晕针、剧痛、饥饿、失眠及持久站立等原因时，考虑血管迷走性晕厥。

（8）平卧或蹲位突然站立时血压急剧下降而晕倒为直立性低血压性晕厥。

（9）由于转头时突然晕厥见于颈动脉窦性晕厥。

（10）卧位时发生的晕厥应考虑为心源性晕厥。

（11）发生于咳嗽、排尿、吞咽、疼痛之后的晕厥，分别称咳嗽性、排尿性、吞咽性及疼痛性晕厥。

（12）伴有过度换气、手足抽搐者　常为低氧血症精神因素所致。

（13）空腹时发生的晕厥　见于低血糖。

● 急诊常见的晕厥患者的急救护理有哪些？

答：（1）一般护理　护理人员要有足够的认识并冷静。首先去枕平卧，吸氧，头部放低，抬高下肢，同时解开衣领腰带，保持呼吸道通畅。在通知医师的同时尽快予监测生命体征，严密观察瞳孔变化，迅速建立静脉通道，遵医嘱进一步予生命支持。

（2）对症护理

① 血管迷走性晕厥：立即平卧，抬高腿部，去除有害刺激，一般即可恢复，不需要药物治疗，应注意保暖。

② 低血糖性晕厥：立即平卧，口服或静脉注射高渗葡萄糖，必要时请专科医师会诊。

③ 直立性低血压性晕厥：立即平卧，取头低足高位，以利血压恢复。必要时遵医嘱给予升压药。

④ 精神性晕厥：此类患者一般不需要特殊处理，患者安静后即可终止，如果持续时间长，可针刺涌泉穴终止发作。

⑤ 心源性晕厥：出现症状者立即平卧，同时解开衣领，吸氧，建立静脉通道，通知专科医师紧急会诊，了解病史，熟悉病情，备好急救药品，消除诱发因素，进行心电监护。

● 与该患者症状有关的鉴别诊断有哪些？

答：（1）该患者晕厥反复发作，时间短，发病突然，不排除短暂性脑缺血发作的可能性。双下肢可凹陷性水肿加上心电图的改变，不排除心源性晕厥的可能性。患者晕厥多发生在晨起及饱餐后，不排除直立性低血压性晕厥。

（2）短暂性脑缺血发作（TIA）的临床特点　多发生于中老年人，男性较多。发病突然，历时短暂。症状恢复相对完全，基本不留神经功能缺损。常有反复，每次发作出现的局灶症状基本相同。此患者慢性病程，反复发作，每次发作 5～20min 不等。符合 TIA 临床表现，但此患者晕厥发病前同时伴有头晕、黑矇、血压的下降及无神经系统病变表现，根据病史及临床症状与体征，进一步 CT 检查未见明显异常，排除 TIA 可能性。

（3）心源性晕厥　发作前驱期不明显或短暂无力，发作一般与体位无关，但心房黏液瘤等疾病可由体位变化引起，而卧位发作更支持心源性晕厥。晕厥发作时面色苍白或灰暗，呼吸常有鼾声，心搏停止 20～30s，可出现叹息样呼吸。此患者心电图表现可考虑诊断 Brugada 综合征（BS）Ⅰ型。BS 有一种特有的心电图表现，为 $V_1 \sim V_3$ 导联假性右束支传导阻滞及持续性 ST 段抬高，具有三种临床类型，多发于男性，根据 ESC 指南，Ⅰ型 BS 的诊断标准为典型的心电图表现，及以下情况之一：①明确记载的心室颤动（室颤）；②自限的多形室性心动过速（室速）；③心源性猝死家族史；④加速成员呈Ⅰ型 BS 心电图表现；⑤电生理检查诱发室速；⑥难以解释的晕厥；⑦夜间痛苦呼吸。故此患者不能排除 BS 综合征。完善超声心动图进一步评价心脏结构及功能。完善 24h 心电图监测。该患者超声心动图回报：心脏各房室内径正常，左心室收缩功能及室壁运动未见异常，左心室松弛功能减低，老年性主动脉瓣退行性变，轻度主动脉瓣关闭不全。

（4）直立性低血压的定义　是平卧休息 5min 以后，平静站立 2～5min 后，收缩压下降超过 20mmHg，舒张压下降超过 10mmHg 或出现脑灌注不足的症状。

为明确患者饱餐后晕厥的直接诱因是直立性低血压所致还是 BS 综合征所致的恶性心律失常，患者在饱餐后进行了床旁活动观察，结果显示患者在平卧、坐位、站立、站立 5min、10min、坐卧、平卧、平卧 10min、平卧 20min、平卧 40min 的时候血压波动明显，心率变化不显著，同时心脏听诊（律齐）。所以患者存在明确的直立性低血压，是引起晕厥的主要原因。结合患者病史、症状、体征，诊断为直立性低血压性晕厥。

🍀【护理查房总结】

　　晕厥为急诊科的常见病，我们一定要知道对晕厥类危重症疾病的急救和护理，挽救患者生命，预防及减少并发症，应特别注意以下几点。

　　（1）准确分诊。根据患者病史及临床表现，急诊分诊护士准确判断与分诊。

　　（2）晕厥应注意鉴别其类型，熟练掌握各种类型的临床特点，并参照病史提高鉴别和抢救能力。

　　（3）急诊护士应该仔细了解每一位患者的病情，掌握病史，早期发现晕厥先兆，积极预防并发症。

　　（4）密切观察患者生命体征变化，做好知识宣教，取得患者的配合。

（孙　红　张　琼）

查房笔记

病例 10 • 昏迷

【病历汇报】

病情　患者女性，74 岁，因"突感头晕、乏力、恶心"入院。在银行取款时突感头晕、乏力、恶心，遂自行到急诊科就诊。既往有高血压病史 10 年，在家自行服用硝苯地平、美托洛尔能将血压控制在基本正常范围。否认结核病、肝炎等传染病史。入院当天晚上，发现患者精神状态逐渐减弱，医师床旁看患者，不能用语言回答问题，但能点头或眨眼示意，尚可按要求做伸舌动作，肌张力明显增高，出现恶心并大量呕吐症状。半小时后，患者意识不清，不能被唤醒，双侧瞳孔不等大等圆、对光反应减弱，对疼痛刺激无躲避反应，压迫眶上缘不能引起睁眼动作，小便失禁，双侧巴宾斯基征呈阳性。

护理体查　T 37.2℃，P 90 次/min，R 18 次/min，BP 199/110mmHg，SpO_2 100%。入院时，患者神志清楚，回答问题切题，但口齿欠清，口角不偏，伸舌居中，四肢肌力基本正常，双侧巴宾斯基征可疑阳性。

辅助检查　血常规结果正常。电解质及血糖结果正常。

入院诊断　昏迷原因待查。

主要的护理问题　意识障碍，清理呼吸道无效，有窒息的危险。

目前主要的治疗措施　予口咽通气道开放气道，防止舌后坠，保持呼吸道通畅，必要时吸痰，给氧；予控制脑水肿，护脑促醒治疗；营养支持，预防各种并发症。

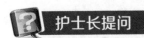

护士长提问

● **该患者的初步诊断是什么？诊断依据是什么？**

答：高血压引起的昏迷原因待查。患者不能被语言唤醒，双侧瞳孔不对称且对光反应减弱，对疼痛及压眶均无反应，小便失禁，双侧巴宾斯基征呈阳性。因此初步判定患者为高血压导致的昏迷状态，需要做头颅 CT 以确诊。

● **应该立即给予该患者什么急救措施？**

答：开放气道，给予氧气吸入，保持呼吸道通畅、维持呼吸。给予患者放置口咽通气道，胶布妥善固定，以防舌后坠堵塞气道，便于负压吸引清理呼吸道异物。

● **什么是昏迷？**

答：昏迷是多种原因引起大脑皮质处于严重而广泛抑制状态的病理过程。临床表现特征是意识丧失，运动、感觉、反射和自主神经功能障碍，给予任何刺激均不能将患者唤醒；但生命体征，如呼吸、脉搏、心搏、血压和体温尚存在。昏迷是病情危重的信号，是急诊常见的急、危、重症之一，病死率高，如能迅速做出正确的诊断和及时果断的处理，患者往往可转危为安。

● **昏迷患者的急诊处理原则是什么？**

答：迅速做出病因诊断的同时，采取整体综合治疗的积极措施，既维持生命基本要求，又针对原发病进行相应治疗。

（1）维持呼吸功能稳定。

（2）维持循环功能稳定。

（3）保持电解质、酸碱和渗透压平衡。

（4）治疗脑水肿。

（5）控制抽搐。

（6）预防继发性感染。

（7）控制高热。

（8）营养支持治疗。

（9）应用促进脑细胞代谢及抗氧自由基药物。

（10）应用催醒药物。

● **昏迷患者常见的并发症有哪些？**

答：（1）窒息　由于咳嗽、吞咽反射减弱或消失引起分泌物阻塞气道。

（2）感染　口腔感染，昏迷患者吞咽反射迟钝或消失，口腔分泌物积聚，容易引起细菌和真菌的感染；呼吸道感染，患者昏迷是呼吸中枢处于抑制状态，咳嗽反射和呼吸道纤毛运动减弱，口腔和喉头分泌物或痰液积聚，长期仰卧引起坠积性肺炎等；尿路感染，昏迷患者多为尿潴留、尿失禁使膀胱形成细菌繁殖的场地，大便失禁可增加感染的机会。

（3）压力性损伤　是昏迷患者最常见的并发症，尤其是肢端或骨骼突出、皮下脂肪少、血流较差的部位。

（4）深静脉血栓形成　昏迷患者长期卧床肢体不活动造成失去肌肉泵的作用，静脉回流缓慢，下肢血液处于相对滞缓状态。

（5）营养不良　昏迷的患者不能经口进食和疾病对机体物质的消耗常处于营养失调低于身体需要的状态。应根据患者需要选择静脉营养、肠内肠外营养的供给。

（6）发生意外　昏迷患者不能自行摆放体位，受外界各种力的影响而发生体位的变化，应予患者摆放于安全舒适的体位防止坠床及碰撞。昏迷患者的皮肤对冷、热、疼痛刺激的感觉下降或消失，在冷热敷时防止患者冻伤和烫伤，在改变患者体位时应避免生拉硬拽。

该患者目前首优的护理问题是什么？目标是什么？该采取哪些护理措施？

答：（1）首优的护理问题　清理呼吸道无效，这与昏迷引起的咳嗽、反射减弱或消失有关。

（2）护理的目标　保持呼吸道通畅。

（3）护理措施　关键是密切观察病情，开放气道，维持呼吸、循环功能，具体措施如下。

① 体位：立即松解患者的衣领，去掉枕头、头偏向一侧，有利于呕吐物、分泌物的排除，避免误入气道引起窒息。

② 吸氧：此患者自主呼吸尚好，给予鼻导管低流量持续氧气吸入。但患者病情不断恶化，床旁备插管用物，必要时需气管插管

辅助呼吸。

③吸痰：患者无力将气道及口腔的分泌物自行排出，常规予患者留置口咽通气道以更好地开放气道，防止舌后坠，也更有效地进行负压吸痰。

● **昏迷的四个阶段分别是什么？**

答：(1) 第一阶段　浅昏迷，意识大部分丧失，可有较少的无意识自发动作。对声、光等刺激全无反应，对疼痛刺激能引起痛苦表情、呻吟和下肢的防御反射运动，但不能觉醒。吞咽反射、咳嗽反射、对强烈刺激以及瞳孔对光反应仍存在，呼吸、脉搏、血压一般无明显改变。大小便潴留或失禁。某些患者可伴有谵妄和躁动。

(2) 第二阶段　中昏迷，自发动作很少，对周围事物及各种中等强度的刺激均无反应。对强刺激可出现防御反射，角膜反射减弱，瞳孔对光反应迟钝，眼球无转动。大小便潴留或失禁，血压已有改变。

(3) 第三阶段　深昏迷，患者无任何自主运动，全身肌肉松弛，眼球固定，瞳孔可呈散大或正常大小，瞳孔对光反应消失，腱反射、吞咽反射、咳嗽反射、角膜反射均消失。大小便多失禁，偶有潴留。对外界任何刺激均无反应。生命体征可有明显改变，呼吸不规则，血压或有下降。

(4) 第四阶段　脑死亡，又名不可逆性昏迷，是深昏迷已进展到濒死状态，须依赖人工呼吸或药物维持生命体征，眼球固定、瞳孔散大。

● **脑死亡的诊断标准是什么？**

答：脑死亡的准确与及时诊断对于器官移植有重要意义，诊断脑死亡的标准包括以下几点。

(1) 大脑反应消失　不可逆的深昏迷，对外界刺激全无反应。

(2) 脑反射消失　瞳孔散大，对光反应消失，角膜、咽喉反射消失。

(3) 无自主呼吸　需要不停地维持人工呼吸，关机3min后仍无自主呼吸。

（4）出现脑电图平波 至少观察 30min，24h 后复查仍无反应。

（5）脑循环停止 脑血流图检查可证实。

（6）动脉血及颈静脉血氧含量比小于 1vol％。

（7）以上现象持续 24h 无改善，但亦有认为观察 30min 即可定为脑死亡。

昏迷患者的不同瞳孔变化的病因有哪些？

答：瞳孔是重症昏迷观察的重要指标。

（1）病灶侧瞳孔缩小 天幕裂孔疝早期可出现，继而瞳孔扩大。

（2）双侧瞳孔缩小 多见于桥脑出血或吗啡鸦片类药物中毒，脑室或蛛网膜下腔出血亦可见。

（3）一侧瞳孔扩大 可见于中脑受压。

（4）双侧瞳孔散大，对光反应消失 见于中脑严重损害。

（5）Horner 综合征 见于下脑干或颈交感神经受损。

如何诊断昏迷？

答：昏迷患者的鉴别诊断思路如下。

（1）是否昏迷。

（2）昏迷程度的估计。

（3）引起昏迷的脑部病变是局限性的或是弥漫性的。

（4）如为弥漫性病变，应判断是否主要发生于脑部疾病或脑外器官、全身性疾病继发及具体病因。

如何对昏迷患者进行神经系统体格检查？

答：（1）瞳孔改变。

（2）眼球运动。

（3）呼吸型式。

（4）运动感觉功能障碍。

（5）反射活动。

（6）有无颅内压增高。

● **昏迷患者的临床监护包括哪些方面？**

答：昏迷患者的临床监护主要包括三个方面，生命体征的监测、脑功能的监测以及并发症的监测。其中生命体征的监测包括以下内容。

（1）体温　高热提示全身或脑部感染，病变侵及下丘脑累及体温中枢也可高热。

（2）脉搏　颅内压增高可有血压增高、脉搏慢、呼吸不规则；脉率不整或增快应考虑心脏异位节律。

（3）呼吸。

（4）血压　血压升高多为高血压脑出血或脑部疾病和颅内压增高；糖尿病昏迷、心肌梗死、血容量不足、镇静催眠药中毒、休克等，则血压大多降低。

（5）皮肤。

（6）脑膜刺激征　可见于脑出血、脑膜炎等。

（7）头颅　有无畸形、外伤、头皮血肿等。

（8）瞳孔。

（9）视神经　是否有视盘水肿或视网膜出血等。

（10）眼球活动。

（11）部位和运动功能。

（12）生理反射和病理反射。

● **如何对昏迷患者进行生活护理？**

答：（1）口鼻腔的护理　可用生理盐水棉球进行常规口腔护理2次/天，以防口腔细菌繁殖感染。鼻腔要保持清洁，可用鼻滴药及液状石蜡（石蜡油）润滑。

（2）皮肤的护理　昏迷患者长期卧床，皮肤抵抗力差，导致容易形成压力性损伤。应加强皮肤的护理，定时更换体位，经常按摩受压骨隆突处，以促进血液循环，可应用气垫、棉垫、气圈、康惠尔系列等保护受压或骨隆突处，保持皮肤及床单的清洁干燥，定期要对皮肤进行压力性损伤风险评估。

（3）会阴的护理　昏迷患者常规留置尿管应加强会阴及尿道口的护理以防泌尿系统的逆行性感染，特别更应重视女性患者。每天用 0.25％碘伏清洗会阴，必要时定期做尿细菌培养。

（4）眼部的护理　眼睑不能闭合的昏迷患者致使眼角膜外露干燥和异物刺激易发生角膜溃疡，可用金霉素眼膏涂眼，凡士林油纱布覆盖。

（5）呼吸道的护理　昏迷患者咳嗽、吞咽反射的消失或减弱使呼吸道分泌物增多而不能自行咳出易堵塞呼吸道引起呼吸不畅导致窒息。故应使昏迷患者着宽松上衣减轻对呼吸道的压迫，平卧头偏向一侧，必要时进行负压吸痰。给予患者低流量吸氧，可增加重要器官的氧供。

（6）胃管的护理　昏迷患者常规留置胃管，以保证营养及液体的充足，以防营养不良及体液不足。鼻饲用物应保持清洁，注入前确保胃管在胃内并检查有无胃潴留，再缓慢输注，温度适宜在37～40℃以免发生烫伤、呃逆及腹泻。如胃管脱出、变硬、抽吸不畅等情况发生应及时更换胃管，每根胃管保留不应超过 1 个月。

（7）舒适与安全的护理　将室内温度调至 18～20℃，湿度调至 50％～60％的适宜温湿度，使患者处于舒适的环境当中有利于疾病的恢复，减少发生并发症。根据患者情况选择约束工具，如患者躁动应使用约束带约束肢体，无躁动患者床档保护，防止坠床，确保患者在病室内安全。

● **昏迷的鉴别诊断有哪些？**

答：（1）需要与昏迷鉴别的常见病症如下。

① 闭锁综合征：又称有知觉的木乃伊，临床表现为面、舌、咽、喉、四肢肌肉均不能活动，呼吸为自主规律的呼吸动作，不能随意地进行深、浅呼吸或呼吸暂停，不能主观控制呼吸动作。患者貌似意识不清，实为意识正常，能理解睁、闭眼活动的示意。本症常见于由基底动脉血栓引起的脑桥梗死，也可由急性期的昏迷状态转变，临床如不注意观察患者的眼球活动可被误认为昏迷或去皮质状态。

② 无动性缄默症：临床表现为患者睡眠较多，但有睡眠觉醒周期，在强刺激下可从睡眠中唤醒，觉醒时患者卧床、面无表情、无自发运动、无主动言语、对疼痛刺激无反应或仅有局部反应、大小便失禁或潴留，反复问话或强烈刺激可发出耳语或简单单词。与昏迷不同，此症有意识存在，在强烈刺激下有言语或肢体动作反应，有睡眠觉醒周期。

③ 木僵状态：临床表现为患者长时间不动、不语、不进食、不排尿，对强烈刺激无反应。与昏迷不同，此症有意识存在，有睡眠觉醒周期，恢复后可保持回忆。本症常见于精神分裂症。

④ 癔症性假性昏迷：由于精神因素而致躯体、精神障碍，对各种刺激呈功能性不反应状态，或对刺激表现异常反应。患者貌似昏迷，实际并非意识丧失或呈朦胧状态，多在强烈的精神因素作用后突然发生、僵卧、闭目，呼唤及推动等刺激均不能使其睁眼或对答，如上提其上睑，则遇到强烈抵抗，此时可见眼球上下转动或向一侧凝视，而昏迷患者则眼睑闭合松弛，眼球固定不动或呈轻度眼球徘徊。此种患者可接受暗示疗法的心理治疗意识可立即恢复。

⑤ 持续植物状态：临床上最容易与昏迷相混淆，处于植物状态的患者虽然意识丧失，无任何认知功能和运动行为，但能自发睁眼或在刺激下睁眼，可有无目的的眼球跟踪运动，有睡眠-觉醒周期，下丘脑和脑干功能基本完整，病理生理基础为双侧皮质严重受损，但脑干基本完整。

（2）引起昏迷的常见疾病的鉴别

① 有神经系统定位体征者：有锥体束征者提示脑梗死、脑出血、脑肿瘤、颅内血肿。有脑膜刺激征同时伴有高热者，常见于流行性乙型脑炎、流行性脑脊髓膜炎；不伴发热者见于蛛网膜下腔出血。

② 伴有抽搐者：常见于癫痫、子痫、尿毒症、高血压脑病、感染中毒性脑病、肺性脑病等。

③ 无精神系统定位体征：常见于苯巴比妥类、有机磷中毒、糖尿病酮症酸中毒，甲亢危象等。

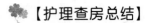

【护理查房总结】

昏迷在医学上不是一个独立性疾病，是各种病因导致脑功能严重受损而引起的意识障碍，是一种常见的急诊临床症状。我们一定要知道对这类危重症疾病的急救和护理，挽救患者生命，预防及减少并发症，应特别注意以下几点。

（1）准确分诊。根据患者病史及临床表现，急诊分诊护士应准确判断与分诊。

（2）预防窒息。密切观察病情，做好气道的护理，及时清除口腔呕吐物和分泌物，有效利用口咽通气道和负压吸痰。

（3）及早进行各项实验室检查快速寻找病因，处理原发疾病。

（孙 红 李 丽）

查房笔记

病例 11 · 黄疸

🍀【病历汇报】

病情 老年男性，65 岁，因"出现全身黄染，伴有全身无力、恶心、呕吐 3 天，突然出现意识不清、躁动、高热 1 天"急诊入院。入院当日患者全身皮肤及巩膜明显黄染（图 1-1），尿液呈茶色，持续发热，体温维持在 37.5～38.5℃。追问病史，患者有长期大量饮酒史，既往体健，无任何家族及过敏史。

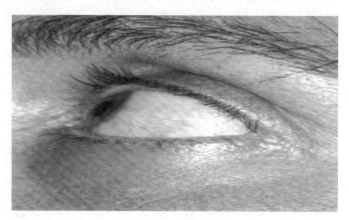

图 1-1　巩膜明显黄染

护理体查 T 38.5℃，P 120 次/min，R 28 次/min，BP 135/85mmHg，SpO$_2$ 96%。神志不清楚，Glasgow 评分 E2V3M4，腹膜刺激征阴性。

辅助检查 血清胆红素浓度高于 34.2μmol/L（2mg/dl），谷丙转氨酶（ALT）1980U/L，谷草转氨酶（AST）1502U/L。

入院诊断 黄疸型肝炎。

主要的护理问题 意识障碍，体温过高。

目前主要的治疗措施 卧床休息，避免使用肝损害药物，严密观察生命体征和动态监测电解质、胆红素及血氨的变化，防治肝性脑病、肾衰竭等并发症。

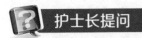 护士长提问

● 该患者的初步诊断是什么？诊断依据是什么？

答：（1）该患者的初步诊断为黄疸型肝炎。

（2）诊断依据是患者全身黄染，血清胆红素浓度高于 $34.2\mu mol/L$ （2mg/dl），ALT 1980U/L，AST 1502U/L。

● 引起黄疸的常见因素有哪些？

答：（1）生理缺陷 先天性代谢酶和红细胞遗传性缺陷以及理化、生物及免疫因素导致的体内红细胞破坏过多，发生贫血、溶血，使血内胆红素原料过剩，均可造成肝前性黄疸，如自身免疫性溶血性贫血、遗传性球形红细胞增多症、不稳定血红蛋白病等。

（2）由于结石和肝、胆、胰肿瘤以及其他炎症，致使胆道梗阻，胆汁不能排入小肠，可造成肝后性黄疸。常见疾病包括化脓性胆管炎、胆总管结石、胰头癌、胰腺炎、胆管或胆囊癌。胆管结石，较多见于中年妇女，常有反复发作急性腹绞痛史，并放散至肩背部，黄疸与腹痛发作有关，呈间歇性。碱性磷酸酶、胆固醇、γ-谷氨酰转肽酶等增高，胆道造影可有结石显影。胰、胆肿瘤，多见于老年人。胰头癌起病缓慢，胆总管癌隐匿发病，患者消瘦明显，上、中腹区疼痛持续加重，黄疸呈进行性加深，碱性磷酸酶、胆固醇及γ-谷氨酰转肽酶增高，B超、CT及MRI检查可探及肿物、胆囊肿大或胆管扩大等可明确诊断。

（3）新生儿降生不久可因红细胞大量破坏，肝细胞对胆红素摄取障碍而出现生理性黄疸。还有先天性非溶血性黄疸吉尔伯特综合征及缺铁性吞咽困难综合征（普-文二氏综合征）引起的黄疸和新生霉素引起的黄疸，都是肝细胞内胆红素结合障碍、胆红素代谢功

能缺陷所造成。

（4）心脏疾病　严重心脏病患者心力衰竭时，肝脏长期淤血肿大，可以发生黄疸。

（5）药物类损害　有服药史，服用氯丙嗪、吲哚美辛（消炎痛）、苯巴比妥类、磺胺类、对氨水杨酸、卡巴肿等，可致中毒性肝炎。此时胃肠道症状不明显，黄疸出现之前无发热，血清转氨酶升高很明显，但絮浊反应正常等可资鉴别。

● **黄疸与黄疸型肝炎的定义分别是什么？**

答：（1）黄疸是胆红素代谢障碍时血浆胆红素浓度增高引起的巩膜、皮肤黏膜、体液等黄染的一种临床表现。

（2）黄疸型肝炎是由于肝炎病毒使肝细胞破坏、肝组织破坏重构、胆小管阻塞，导致血中结合胆红素与非结合胆红素均增高，所引起的皮肤、黏膜和眼球巩膜等部分发黄的症状。通常，血液的胆红素浓度高于 $2\sim3mg/dl$ 时，这些部分便会出现肉眼可辨别的颜色。

● **黄疸型肝炎的传染性如何？**

答：黄疸型肝炎有很多类型，包括因乙肝引起、因丙肝引起和普通的非传染性肝炎。黄疸型肝炎如果是因为肝炎病毒引起的肝细胞破坏、肝组织破坏重构、胆小管阻塞，从而导致血液的结合胆红素和非结合胆红素升高，最终引起皮肤、黏膜和眼球巩膜等部分发黄的症状，就具有传染性，如乙型肝炎、丙型肝炎。

● **黄疸患者常见的伴随症状有哪些？**

答：（1）黄疸伴发热见于急性胆管炎、肝脓肿、钩端螺旋体病、败血症、大叶性肺炎。病毒性肝炎或急性溶血可先有发热而后出现黄疸。

（2）黄疸伴上腹剧烈疼痛可见于胆道结石、肝脓肿或胆道蛔虫病；右上腹剧烈疼痛、寒战高热和黄疸为 Charcot（查柯）三联征，提示急性化脓性胆管炎。持续性右上腹钝痛或胀痛可见于慢性胆囊炎、病毒性肝炎、肝脓肿或原发性肝癌等。

（3）黄疸伴肝大，若轻度至中度肿大，质地软或中等硬度且表面光滑，见于病毒性肝炎急性胆道感染或胆道阻塞。明显肿大，质地坚硬，表面凸凹不平有结节，见于原发性或继发性肝癌。肝大不明显而质地较硬、边缘不整齐、表面有小结节者，见于肝硬化。

● **直接胆红素和间接胆红素的意义有哪些？**

答：出现黄疸时，应检查血清总胆红素和直接胆红素，以区别胆红素升高的类型，另外检查尿胆红素、尿胆原以及肝功能也是必不可少的。

（1）间接胆红素升高为主的黄疸　主要见于各类溶血性疾病、新生儿黄疸等疾病。直接胆红素与总胆红素比值小于 35％。

（2）直接胆红素升高为主的黄疸　见于各类肝内、肝外阻塞使胆汁排泄不畅，直接胆红素与总胆红素比值大于 55％者。

（3）肝细胞损伤混合性黄疸　见于各类肝病，表现为直接胆红素、间接胆红素均升高，直接胆红素与总胆红素比值为 35％～55％，同时肝功能异常。

● **相关疾病的鉴别诊断有哪些？**

答：（1）病毒性肝炎　黄疸的出现多较缓慢。

（2）甲型肝炎　多在退热时开始出现黄疸。

（3）胆石症　黄疸常呈间歇性发作。

（4）肝癌患者　黄疸多呈缓慢、逐渐发生。

（5）暴发性肝衰竭者　黄疸常急骤加深。

（6）胰头癌　黄疸常呈进行性加深。

● **黄疸的急诊处理原则是什么？**

答：寻找病因，及早明确诊断，及时防治黄疸的伴随症状和并发症。

（1）一般处理如下。

① 监测重要的生命体征。

② 动态观察电解质、胆红素、血氨等。

③ 急性期卧床休息，补充适量维生素和碳水化合物。

④ 避免使用肝损害药物。

⑤ 防治肝性脑病、肾衰竭等并发症。

（2）对症治疗。

（3）利胆治疗。

（4）积极查找和治疗原发病。

（5）适时外科手术治疗　对梗阻性黄疸应尽早解除梗阻。

● **该患者的饮食护理计划是什么？**

答：应以清淡为主，不宜吃辛辣、油腻的食物。多吃易消化、吸收的食物。黄疸型肝炎患者除肝性脑病要限制蛋白质外，原则上给予高蛋白、高热量、高维生素、低脂肪食物，伴有腹水者限制水及钠盐的摄入，蛋白质以富含必须氨基酸的优质蛋白，如蛋、乳、鱼、瘦肉类为主，多食富含维生素 C 与 B 族维生素的水果素材为宜。

● **如何进行黄疸型肝炎的健康教育？**

答：饮食有节，勿嗜酒，勿进食不洁之品及禁食辛热肥甘之物。患者应注意休息，保持心情舒畅，饮食宜清淡。

【护理查房总结】

黄疸是急诊科的常见病，我们一定要知道对这类危重症疾病的急救和护理，挽救患者生命，预防及减少并发症，应特别注意以下几点。

（1）准确分诊。根据患者病史及临床表现，急诊分诊护士应准确判断与分诊。

（2）了解患者的病史，做好消毒隔离，做好患者的保护，适当约束。

（3）观察生命体征的变化，遵医嘱用药，并及时观察用药后的副作用。

（4）及早进行各项实验室检查快速寻找病因，处理原发疾病。

（孙　红）

查房笔记

病例 12 · 头痛

【病历汇报】

病情 患者男性，72 岁，因"突发剧烈头痛 1 天"急诊入院。今晨突发剧烈头痛，伴恶心、呕吐，呕吐呈喷射状，继而出现言语不清、小便失禁、肢体活动障碍和意识障碍。既往有 30 年的高血压病史，服用降压药不规律，对青霉素过敏。

护理体查 T 39.5℃，P 122 次/min，R 32 次/min，BP 210/122mmHg，SpO_2 94%。神志不清，Glasgow 评分 E1VtM2，大小便失禁。

辅助检查 头颅 CT 示基底节大量出血，约 50ml。

入院诊断 脑出血。

主要的护理问题 意识障碍，潜在并发症（脑疝、消化道出血）。

目前主要的治疗措施 卧床休息，防止再出血，控制脑水肿，维持生命功能及防止并发症。

护士长提问

● 该患者的初步诊断是什么？诊断依据是什么？

答：该患者的初步诊断为基底节脑出血。诊断依据是头颅 CT 示基底节大量出血。

● 颅内压增高的临床表现有哪些？

答：（1）头痛　这是颅内压增高最常见的症状之一。头痛性质，以胀痛和撕裂痛为多见。

（2）呕吐　当头痛剧烈时，可伴有恶心和呕吐，呕吐呈喷射性。

（3）视盘水肿　这是颅内压增高的重要客观体征之一。表现为视盘充血，边缘模糊不清，中央凹陷消失，视盘隆起，静脉怒张。

（4）意识障碍及生命体征变化　疾病初期意识障碍可出现嗜睡，反应迟钝。严重病例，可出现昏睡、昏迷，终因呼吸循环衰竭而死亡。

（5）其他症状和体征　晕厥、头皮静脉怒张。

针对突然出现的剧烈头痛，诊断过程中应注意的事项有哪些？

答：在诊断的头痛过程中，应首先区分是原发性还是继发性。原发性头痛多为良性病程，继发性头痛则为器质性病变所致。诊断任何原发性头痛，应建立在排除继发性头痛的基础之上。头痛病因复杂，在头痛患者的病史采集中应重点询问头痛的起病方式、发作频率、发作时间、持续时间、头痛的部位、性质、疼痛程度，有无前驱症状，及有无明确的诱发因素、头痛加重和减轻的因素等。同时，为更好地鉴别头痛病因及性质，还应全面了解患者年龄与性别、睡眠和职业状况、既往病史和伴随疾病、外伤史、服药史、中毒史和家族史等一般情况对头痛发病的影响。全面详尽的体格检查尤其是神经系统及头颅和五官的检查，有助于发现头痛的病变部位。适时恰当地选用神经影像学或腰穿脑脊液等辅助检查，能为颅内器质性病变提供诊断及鉴别诊断的依据。

什么是颅内压增高？

答：神经外科常见的临床病理综合征是颅脑损伤、脑肿瘤、脑出血、脑积水和颅内炎症等所共有征象，由于上述疾病使颅腔内容物体积增加，导致颅内压持续在 $200mmH_2O$ 以上，从而引起相应的综合征，称为颅内压增高。颅内压增高会引发脑疝危象，可使患者因呼吸循环衰竭而死亡，因此及时诊断和正确处理颅内压增高十分重要。

颅内压增高的机制是什么？

答：（1）占位效应　血肿、脓肿、肿瘤。

（2）脑脊液蓄积

① 脑积水：包括幕上脑组织移位引起的对侧脑室扩大。

② 脑水肿：脑水含量增加引起的脑容积增加。

③ 血管源性：血管损伤。

④ 细胞毒性：细胞膜泵功能衰竭。

⑤ 液体静力学：血管的透壁压力高。

⑥ 低渗性：低钠血症。

⑦ 间质性：高脑脊液压力。

（3）血管性（充血性）脑肿胀　脑血容量增加、动脉血管扩张及静脉充血。

颅内压分级的标准是什么？

答：根据颅内压的高低进行分级对颅内压（ICP）分级，标准如下。

（1）正常　0.67～2.00kPa。

（2）轻度增高　2.01～2.67kPa（2.67kPa作为降颅压的临界值）。

（3）中度增高　2.68～5.33kPa。

（4）重度增高　＞5.33kPa。

颅内压增高的分型有哪些？

答：根据病因不同，可将颅内压增高分为两型：弥漫性颅内压增高和局灶性颅内压增高。

什么是局灶性颅内压增高？

答：因颅内有局限的扩张性病变，病变部位压力首先增高，使附近的脑组织受到挤压而发生移位，并把压力传向远处，造成颅内各腔隙间的压力差，这种压力差导致脑室、脑干及中线结构移位。

根据病变发展的快慢不同，颅内压增高可分为急性、亚急性和慢性三类。

① 急性颅内压增高：见于急性颅脑损伤引起的颅内血肿、高血压性脑出血等。其病情发展快，颅内压增高所引起的症状和体征

严重，生命体征（血压、呼吸、脉搏、体温）变化剧烈。

② 亚急性颅内压增高：病情发展较快，但没有急性颅内压增高那么紧急，颅内压增高的反应较轻或不明显。亚急性颅内压增高多见于发展较快的颅内恶性肿瘤、转移瘤及各种颅内炎症等。

③ 慢性颅内压增高：病情发展较慢，可长期无颅内压增高的症状和体征，病情发展时好时坏。多见于生长缓慢的颅内良性肿瘤、慢性硬脑膜下血肿等。

● **治疗颅内压增高的措施有哪些？**

答：（1）一般处理　凡有颅内压增高者，应留院观察。密切观察神志、瞳孔、血压、呼吸、脉搏及体温的变化，以掌握病情发展的动态。

（2）病因治疗　颅内占位性病变，首先应考虑做病变切除术。若有脑积水者，可行脑脊液分流术，颅内压增高已引起急性脑病时，应分秒必争地进行紧急抢救或手术处理。

（3）降低颅内压的治疗　适用于颅内压增高但暂时尚未查明原因或虽已查明原因但仍需要非手术治疗的病例。

常用口服的药物有：①氢氯噻嗪 25～50mg，每日 3 次；②乙酰唑胺 250mg，每日 3 次；③氨苯蝶啶 50mg，每日 3 次；④呋塞米（速尿）20～40mg，每日 3 次；⑤50％甘油盐水溶液 60ml，每日 2～4 次。

常用的可供注射的制剂有：①20％甘露醇 250ml，快速静脉滴注，每日 2～4 次；②山梨醇溶液 200ml，静脉滴注，每日 2～4 次；③呋塞米 20～40mg，肌肉或静脉注射，每日 1～2 次。此外，也可采用浓缩 2 倍的血浆 100～200ml 静脉注射；20％人血清白蛋白 20～40ml 静脉注射，对减轻脑水肿、降低颅内压有效。

（4）应用激素　地塞米松 5～10mg 静脉或肌内注射，每日 2～3 次；或氢化可的松 100mg 静脉注射，每日 1～2 次；或泼尼松 5～10mg 口服，每日 1～3 次。

（5）冬眠低温疗法或亚低温疗法　有利于降低脑的新陈代谢率，减少脑组织的氧耗量，防止脑水肿的发生与发展，对降低颅内压亦起到一定作用。

（6）脑脊液体外引流　有颅内压监护装置的病例，可经脑室缓慢放出少许脑脊液，以缓解颅内压增高。

（7）辅助过度换气　目的是使体内 CO_2 排出。动脉血的 CO_2 分压每下降 1mmHg 可使脑血流量递减 2%，从而使颅内压相应下降。

🍀【护理查房总结】

近年来，头痛患者越来越多，引起头痛的病因众多，大致可分为原发性和继发性两类。前者不能归因于某一确切病因，也可称为特发性头痛，常见的有偏头痛、紧张型头痛；后者病因可涉及各种颅内病变，如脑血管疾病、颅内感染、颅脑外伤、全身性疾病（如发热）、内环境紊乱以及滥用精神活性药物等。但往往很多疾病的最初都有此症状，因此，大家应予注意。

（孙　红）

查房笔记

第二章 常见危重症的救治与护理

病例 1 · 低血容量性休克

🍀【病历汇报】

病情 患者女性，28 岁，因"被汽车撞伤致腹部疼痛、右小腿骨折 10min"急诊入院。患者既往体健，否认药物过敏史、输血史。

护理体查 T 39.3℃，P 100 次/min，R 30 次/min，BP 92/65mmHg，SpO_2 95％。神志清楚，查体合作，主诉口渴；痛苦面容，脸色苍白，腹部未见伤口，右上腹压痛明显，稍膨隆。右小腿肿胀畸形，流血不止，多处皮肤擦伤，右小腿前侧下端伤口可见骨外露，足背动脉搏动可，右足远端感觉可。

辅助检查 床旁胸部 X 线片示双肺渗出性病灶，双侧胸腔积液。血象高。血气分析：pH 7.38，$PaCO_2$ 43mmHg，PaO_2 74mmHg，剩余碱（BE）0.3mmol/L。

入院诊断 低血容量性休克，右胫腓骨开放性骨折，肝破裂。

主要的护理问题 活动无耐力；有皮肤受损的危险；疼痛；有感染的危险；焦虑。

目前主要的治疗措施

（1）尽早去除病因，采取止血措施制止出血。

（2）补充血容量，维持体液平衡，必要时应用血管活性药物控制血压。

（3）预防感染和并发症。

（4）实施血流动力学监测指导补液方案。

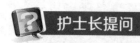 **护士长提问**

● **根据病例，该患者属于休克的哪期？为什么？**

答：根据病例，患者属于休克前期。因为由病例分析示患者神志清楚，查体合作，主诉口渴，痛苦面容，脸色苍白；从生命体征来看表现为脉搏增快，呼吸增快，血压变化不大，但脉压减小（<30mmHg），基本符合休克前期的临床特征。该期若处理及时、得当，休克可很快得到纠正。否则，病情继续发展，很快进入休克期。

● **什么是休克？**

答：休克是一种或多种病因所致的体内广泛的细胞低氧性急性微循环障碍，是组织血液灌流严重不足，导致细胞代谢及重要器官功能障碍的综合征。

● **休克的分类有哪些？**

答：（1）按休克的原因分类可分为低血容量性休克、感染性休克、心源性休克、神经源性休克、过敏性休克和其他。

（2）按休克发生的始动因素分类可分为低血容量性休克、心源性休克、心外阻塞性休克、分布性休克。

（3）按休克时血流动力学特点分类可分为低排高阻型休克、高排低阻型休克。

● **临床上将休克分为哪几期？其临床表现如何？**

答：临床上按休克严重程度可分为三期，其间并没有明确分界线。

（1）第一期 代偿性休克，表现为皮肤苍白或轻度发绀、湿冷，患者感觉冷、口渴、尿少、心搏加快，收缩压正常或偏低（<90mmHg），脉压减小（<20mmHg）。

（2）第二期 失代偿期，表现为血压下降，收缩压可为60～

80mmHg，脉压小。患者出现重要器官灌注不足的临床表现，心搏无力，脉搏细速，呼吸浅快，每小时尿量＜0.5ml/kg，皮肤发绀并出现花斑，表情淡漠。病情呈进行性恶化，若不及时抢救可危及生命。

（3）第三期　不可逆期，病情严重，血压低于60mmHg，无尿，患者烦躁不安、易激动、意识模糊、甚至昏迷，呼吸急促，心律失常，乃至心脏停搏。

● **低血容量性休克常用的血流动力学监测指标有哪些？**

答：（1）中心静脉压（CVP）　代表右心房或者胸腔段静脉内的压力，其变化可反应血容量和右心功能。正常值5～12cmH$_2$O。CVP降低表示血容量不足；增高提示有心功能不全。

（2）心排血量（pulmonary capillary wedge pressure，PCWP）应用 Swan-Ganz 漂浮导管测量，反映肺静脉、左心房和右心室压力。PCWP降低提示血容量不足，增高提示肺循环阻力增加。

（3）心排血量（cardiac output，CO）和心脏指数（cardiac index，CI）　通过 Swan-Ganz 漂浮导管、应用热稀释法可测心排血量。休克时，心排血量多见降低。

（4）动脉血气分析。

（5）弥散性血管内凝血（DIC）的监测。

● **床旁血流动力学监测、测压时，有哪些注意事项？**

答：（1）测压前应按照常规校零。

（2）患者抽搐、躁动、咳嗽、吸痰等因素均可影响血流动力学监测的结果，应待其安静10min后再监测。

（3）实施机械通气患者的测压结果可能会比实际数值稍高，分析时应注意考虑该因素。

（4）如果测压时显示屏上无压力曲线显示或压力波形变平坦、监测数值较前有明显差异时，要注意查看导管内有无血凝块堵塞，或者导管所处的位置发生改变，同时，也要查看传感器有无故障、连接处有无松脱等。

（5）如果使用漂浮导管测不到肺毛细血管嵌压时，应检查漂浮导管气囊是否发生破裂或充气不足。

● **休克的治疗原则是什么？**

答：（1）尽快去除引起休克的病因。

（2）有效的液体复苏，尽快恢复有效循环血量。

（3）应用血管活性药物，维持脏器灌注。

（4）纠正酸碱平衡失调。

（5）治疗 DIC，改善微循环障碍。

（6）联合应用皮质类固醇、血管内皮保护药物、自由基清除剂、抗炎性介质与内毒素药、生态免疫营养药等治疗。

● **低血容量性休克体液丢失主要通过哪些途径？**

答：（1）严重创伤、骨折，挤压伤等内出血。

（2）妇产科出血。

（3）胸腔或腹腔积血。

（4）胃液或肠液从胃肠道丢失　如大量呕吐。

（5）体液从皮肤丢失　烧伤、大量出汗、渗出性病变等。

（6）体液从肾脏丢失　如糖尿病、尿崩症等。

（7）渗出液或漏出液大量积聚在腹腔（腹膜炎、胰腺炎）。

● **对低血容量性休克应积极补液，其补液的原则是什么？**

答：低血容量性休克补液的原则是先快后慢、先盐后糖、见尿补钾、失血多时立即补血。

● **中心静脉压、血压与补液的关系是什么？**

答：中心静脉压、血压与补液的关系见表 2-1。

表 2-1　中心静脉压、血压与补液的关系

中心静脉压	血压	原因	处理原则
低	低	血容量严重不足	充分补液
低	正常	血容量不足	适当补液

续表

中心静脉压	血压	原因	处理原则
高	低	心功能不全或血容量相对过多	给予强心药,纠正酸中毒,舒张血管
高	正常	容量血管过度收缩	舒张血管
正常	低	心功能不全或血容量不足	补液实验

如何进行补液实验?

答:取等渗盐水 250ml,于 5~10min 内经静脉滴入。若血压升高而 CVP 不变,提示血容量不足;若血压不变而 CVP 升高 3~5cmH$_2$O,则提示心功能不全。

该患者目前首优的护理问题是什么?目标是什么?该采取哪些护理措施?

答:(1)首优的护理问题　体液不足,与大量失血有关。

(2)护理的目标　患者体液维持平衡,表现为生命体征平稳,尿量正常,面色红润,肢体温暖。

(3)护理措施　关键是迅速补充血容量,维持体液平衡。具体措施如下。

① 建立静脉通路:迅速建立两条以上静脉输液通道,大量快速补液,必要时行中心静脉穿刺插管,并同时监测 CVP。

② 遵医嘱留取血液标本送检,交叉合血。

③ 明确腹部情况:协助医师行床旁胸腹部 B 超,以及诊断性胸腹部穿刺等。

④ 完善术前准备。

⑤ 观察病情变化:定时监测脉搏、呼吸、血压及 CVP 变化,并观察患者的意识、面唇色泽、肢端皮肤颜色、温度及尿量变化。患者意识变化可反映脑组织灌注情况。

⑥ 准确记录出入量:输液时,尤其在抢救过程中,应有专人准确记录输入液体的种类、数量、时间、速度等,并详细记录24h

出入量以作为后续治疗的依据。

⑦ 动态监测尿量与尿比重：留置尿管，并监测每小时尿量和尿比重。

● **监测该患者尿量和尿比重的临床意义是什么?**

答：尿量可反映肾灌流情况，是反映组织灌流情况最佳的定量指标，若患者尿量＞30ml/h，提示休克好转。尿比重还可帮助鉴别少尿的原因是血容量不足还是肾衰竭，对指导临床治疗具有重要意义。

● **该患者的观察要点是什么?**

答：(1) 意识和表情　反映脑组织灌流的情况。

(2) 皮肤色泽、温度、湿度　反映体表灌流的情况。

(3) 尿量　反映肾脏血液灌流情况，借此也可反映组织器官血液灌流的情况。

(4) 血压及脉压差　要明确微循环变化比血压下降为早，微循环的恢复比血压回升为晚。

(5) 脉搏　休克时脉率加快，如脉快并细弱表示休克加重。

(6) 呼吸　呼吸增速、变浅、不规则，表示病情恶化。呼吸增至 30 次/min 以上或降至 8 次/min 以下，均表示病情危重。

❀【护理查房总结】

低血容量性休克是 ICU 常见的危重病之一，我们一定要知道对这类危重症的紧急处理方式和护理，挽救患者生命，预防及减少并发症。应特别注意以下几点。

(1) 明确诊断，根据休克的类型实施针对性的急救措施。

(2) 密切观察患者病情变化，定时监测脉搏、呼吸、血压及 CVP 变化，并观察患者的意识、面唇色泽、肢端皮肤颜色、温度及尿量变化。

(3) 随时根据血流动力学监测指标评估扩容效果，严格监测患者出入液量。

（4）严密监测体温，加强保暖。

（5）预防感染及其他相关并发症。

（曹 岚 李 丽）

查房笔记

病例 2 • 急性左心功能衰竭

🍀【病历汇报】

病情 患者女性，70岁，因"咳嗽、低热2天，突发胸闷、气促1h"急诊就诊。诉2天前受凉后出现咳嗽、低热，咳少许白黏痰。1h前出现胸闷、气促，活动后明显，不能平卧，并大汗。既往高血压病史。

护理体查 T 36.5℃，P 116次/min，R 32次/min，BP 110/85mmHg，SpO_2 90%。烦躁不安，稍发绀，端坐，大汗淋漓，咳粉红色泡沫样痰，心尖部可闻及舒张期奔马律，肺动脉瓣区第二心音亢进，双肺大量干、湿啰音。

辅助检查 心电图（ECG）示窦性心动过速，左心室肥大劳损。

入院诊断 急性左心功能衰竭，高血压病。

主要的护理问题 气体交换受损，活动无耐力。

目前主要的治疗措施 卧床休息，氧疗，强心，利尿，抗感染，密切病情观察。

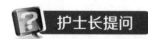
护士长提问

● **该患者的诊断依据是什么？**

答：患者为急性左心功能衰竭。患者为老年患者，既往有高血压病，本次主要症状为突发呼吸困难，不能平卧，病前2天有受凉发热。检查发现患者血压高，呼吸、心率均快，烦躁不安，端坐，大汗淋漓，咳粉红色泡沫痰，双肺大量干、湿啰音，心电图发现有左心室肥大劳损，根据这些特点，诊断为急性左心功能衰竭。

● **该患者目前首优的护理问题是什么？目标是什么？该采取哪些护理措施？**

答：(1) 首优的护理问题　气体交换受损，与左心功能衰竭致肺淤血有关。

(2) 护理目标　患者呼吸困难明显改善，发绀消失，肺部啰音消失。

(3) 护理措施　关键是立即置患者于坐位，使用氧疗，正确、及时执行医嘱，控制输液速度，具体措施如下。

① 体位：即刻将患者置于坐位，双腿下垂，以减少静脉回流，减轻心脏负荷。

② 氧疗：立即给予高流量鼻导管或面罩吸氧，给氧时在氧气湿化瓶加入 50％的酒精，将血氧饱和度维持在 95％～98％；如经上述方法给氧后 PaO_2 仍小于 60mmHg 时，应做好使用机械通气治疗的准备。

③ 迅速开放两条静脉通路，遵医嘱正确给药，观察疗效及不良反应。

a. 吗啡：吗啡可抑制中枢交感神经，使外周血管扩张以减少回心血量，降低心脏负荷，减轻焦虑、烦躁，直接松弛支气管平滑肌改善通气。必要时可重复应用 1 次，用药后注意观察患者有无呼吸抑制和低血压、心动过缓发生。

b. 利尿药：静脉注射呋塞米 20～40mg，10min 内即可起效，4h 后可重复 1 次。

c. 血管扩张药：可降低心脏前、后负荷，改善心功能，减低心肌耗氧量。用于 HF 早期阶段。若收缩压＜90mmHg，则禁止使用。

● 硝普钠：为动静脉血管扩张药，应严格按医嘱及血压调节给药速度，严密观察用药前后血压、心率的变化（如每 5min 测量 1 次），防止低血压。并注意观察注射局部有无血管炎及外渗。硝普钠含有氰化物，连续使用不超过 72h，因见光易分解，应现配现用，避光滴注。

- 硝酸甘油：可扩张小静脉，降低回心血量。一般从 $10\mu g/min$ 开始，逐渐增加至理想血压后维持。

d. 正性肌力药：常用毛花苷 C $0.2\sim0.4mg$ 稀释后缓慢静脉注射，必要时 2h 后可酌情再给予 $0.2\sim0.4mg$。注意观察有无洋地黄中毒症状。还可使用多巴胺静滴。

e. 氨茶碱：可以减轻支气管痉挛，具有扩张外周血管和强心利尿的作用。使用时应注意副作用有心血管症状（心动过速、心律失常、血压下降）及尿量增多等，必须稀释后缓慢注射。

④ 病情观察

a. 保持呼吸道通畅：注意观察双肺呼吸音、咳嗽、咳痰情况，及时清除呼吸道分泌物。

b. 严密监测生命体征：注意观察心率、呼吸、血压情况，当患者出现血压下降、心率增快时，应警惕心源性休克的发生。

c. 观察神志变化：及时观察患者有无脑供血不足、缺氧及二氧化碳增高所致头晕、烦躁、反应迟钝、嗜睡等症状，特别是使用吗啡时应注意观察神志及有无呼吸抑制情况。

● 什么是急性心功能衰竭？

答：急性心力衰竭（acute heart failure，AHF）是指由于短时间内心肌收缩功能障碍和（或）舒张功能障碍，使心脏泵血功能降低而导致心排血量减少，不能满足机体组织代谢需要的一种病理过程或临床综合征，无论既往有无心脏病病史均可发生。急诊科所见的急性心力衰竭患者多为急性左心衰竭患者，多表现为急性肺水肿或心源性休克。

● 急性左心功能衰竭的救治原则是什么？

答：救治原则是迅速改善组织供氧，减轻心脏负荷，增加心排血量，纠正诱因、治疗病因，尽快改善症状和稳定血流动力学状态，同时避免或减少心肌损害。

● 急性左心功能衰竭如何分级？

答：急性心力衰竭的临床严重程度常用 Killip 分级，主要适用于急性心肌梗死时的心力衰竭。

（1）Ⅰ级　无急性心力衰竭。

（2）Ⅱ级　急性心力衰竭，肺部中下肺野湿啰音，心脏奔马律，胸部X线片见肺淤血。

（3）Ⅲ级　严重急性心力衰竭，严重肺水肿，满肺湿啰音（超过肺野下1/2）。

（4）Ⅳ级　心源性休克。低血压（收缩压≤90mmHg）、发绀、出汗、少尿。

● **急性左心功能衰竭的诱因有哪些？**

答：（1）感染　可直接损害心肌或间接影响心脏功能，如呼吸道感染、风湿活动等。

（2）严重心律失常　特别是快速型心律失常，如心房颤动、阵发性心动过速等。

（3）贫血、妊娠、分娩、过多过快地输液，过多地摄入钠盐等可增加心脏负荷。

（4）过度的体力活动和情绪激动，可增加心脏负荷。

（5）洋地黄中毒或不恰当地停用洋地黄。

（6）其他疾病，如肺栓塞等。

● **急性左心功能衰竭的发病机制是什么？**

答：（1）心肌收缩性减弱。

（2）心室舒张功能异常。

（3）心脏各部分舒缩活动的不协调性。

● **左心功能衰竭的临床表现是什么？**

答：以肺淤血和心排血量降低表现为主。

（1）常见症状

① 呼吸困难：是左心衰竭的最早和最常见的症状。主要由于急性或慢性肺瘀血和肺活量减低所引起。阵发性夜间呼吸困难是左心衰竭的一种表现。患者胸闷、气喘，常在熟睡中憋醒，有窒息感，被迫坐起，咳嗽频繁，出现严重的呼吸困难。

② 咳嗽和咯血：是左心衰竭的常见症状。

③ 其他：可有疲乏无力、失眠、心悸等。

（2）常见体征

① 听诊双肺满布湿啰音和哮鸣音。

② 心率增快，心尖部可闻及舒张期奔马律，肺动脉瓣第二心音亢进。

如何对急性左心功能衰竭患者进行健康教育？

答：（1）饮食指导　低热量、易消化食物；少食多餐、晚餐不宜过饱以免发生夜间左心功能不全，适当限制水分以免增加循环血量，加重心脏负担。

（2）休息、活动指导　保证充足的睡眠，协助日常生活，根据心功能情况指导活动，避免长期卧床发生静脉血栓、直立性低血压。指导患者出院后自己也应保持平和的心态，各种活动要量力而行，既不逞强，也不过分依赖别人。对自己的疾病不能忽视，也不要过分关注，因为过分紧张往往更易诱发急性心力衰竭。

（3）继续治疗，合理安排工作、生活，尽量避免诱因。

（4）戒烟。

（5）控制血压，降血脂。

如何预防急性左心功能衰竭？

答：（1）及时控制或去除心脏内外的感染病灶；预防和控制风湿活动；积极预防和控制感染性心内膜炎、呼吸道感染及其他部位的感染。

（2）迅速纠正心律失常　当心脏病患者发生心律失常时，应迅速给予纠正，以防止心力衰竭。

（3）纠正水电解质紊乱及酸碱平衡失调。

（4）治疗贫血并消除出血原因。

（5）避免输液过多、过快。

（6）停用或慎用某些抑制心肌收缩力的药物。

（7）避免过度劳累、情绪激动。

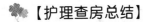**【护理查房总结】**

急性左心功能衰竭是急诊科及 ICU 最常见的急危重症之一，我们一定要掌握对这类危重症疾病的预防、急救和护理，挽救患者生命，应特别注意以下几项。

（1）密切观察病情　根据患者病史及临床表现，每一位护士都能准确判断并能及时采取相应救治措施。

（2）注意药物使用的护理　尤其是在输注各种血管活性药物时，一定要严密监测病情，控制输液速度及输液量。

（3）做好患者生活与心理护理　患者由于疾病而自理能力降低，一定要做好患者的基础护理与日常生活护理。医护人员在进行抢救时必须保持镇静、操作熟练、忙而不乱，让患者产生信任与安全感。

（曹晓霞）

查房笔记

病例 3 · 高血压急症

🍀【病历汇报】

病情 患者男性，40 岁，因"出现头痛、头晕 3 天，伴有视物模糊、恶心、呕吐、耳鸣等症状 1h"入院。患者因最近工作繁忙，经常加班，于 3 天前感头痛、头晕，伴后颈部胀痛，稍休息可缓解。今天因又加班至凌晨 3 时，于 6 时晨起后头痛加重，伴恶心、呕吐 2 次，并感视物模糊、耳鸣。

护理体查 T 37.2℃，P 96 次/min，R 22 次/min，BP 225/125mmHg。神志清楚，急性病面容，精神紧张，言语流利，双瞳孔等大等圆，直径 3.0mm，对光反应敏感。双肺呼吸音清，未闻及干、湿啰音。心浊音界不大，心率 96 次/min，律齐。四肢活动好，生理反射存在，病理反射未引出。

辅助检查 ECG 示左心室面高电压。眼底检查示眼底动脉辨析，视盘苍白、轻度水肿。

入院诊断 高血压脑病。

主要的护理问题 头痛；有受伤的危险。

目前主要的治疗措施 卧床休息，降压，减轻脑水肿，对症处理。

❓ 护士长提问

● **该患者的诊断依据是什么?**

答：该患者诊断为高血压脑病。该患者因近期过度劳累、紧张所诱发，血压升高，尤其以舒张压升高超过 120mmHg，并且出现脑水肿和颅高压的症状，同时眼底检查出现视盘水肿。

● **什么是高血压脑病?**

答：高血压脑病是指在高血压病程中发生急性脑血液循环障

碍，引起脑水肿和颅内压增高而产生一系列临床表现，是最严重的高血压急症。

什么是高血压急症？

答：高血压急症是指原发性或继发性高血压在疾病发展过程中，或在某些诱因作用下，血压骤然升高（一般超过 180/120mmHg），病情急剧恶化，发生高血压脑病，以及由于高血压引起的心、脑、肾等重要脏器的严重并发症。高血压急症以血压严重升高，并伴随血管损伤为主要特征，是一种可能危及生命的紧急状态，需要尽快把血压降至安全范围。常见高血压急症有高血压脑病、高血压伴主动脉夹层、高血压伴左心功能不全、高血压伴心肌梗死、嗜铬细胞瘤危象等。

应立即给予该患者什么急救措施？

答：该患者为高血压急症，急救措施包括迅速降血压、减轻脑水肿、防止脑疝、纠正水电解质失衡，具体措施如下。

（1）卧床休息。

（2）应严格控制降压速度，因降压过快易导致组织灌注压降压，诱发缺血事件。首选硝普钠静脉滴注，其次也可选用呋塞米（速尿）、硝苯地平。

（3）降颅压，给予 20％甘露醇 250ml 快速静滴。

（4）对症处理　有烦躁、抽搐，给予镇静药。

（5）注意水电解质平衡。

高血压急症的治疗目标是什么？

答：一旦明确诊断为高血压急症，应立即治疗。治疗的目的是最大限度地降低心血管疾病的发病和死亡危险，适当处理患者同时存在的各种临床情况，应采取阶梯化降压方式。视患者原有基础血压情况而定，使平均动脉压比原来降低 20％～25％，一般情况下，初始阶段（数分钟到 1h 内）血压控制的目标是平均动脉压的降压幅度不超过治疗前水平的 25％。再随后 2～6h 内将血压降至安全水平，即 160/100mmHg，并在以后 24～48h 逐步降低血压，达到正常水平。

● **高血压的判断标准是什么?**

答:正常人血压有一定的波动。高血压定义为收缩压≥140mmHg 和(或)舒张压≥90mmHg,根据血压升高水平,又进一步将高血压分为1～3级。见表2-2。

表2-2　高血压分级

类别	收缩压/mmHg	舒张压/mmHg
正常血压	≤139	≤89
1级高血压(轻度)	140～159	90～99
2级高血压(中度)	160～179	100～109
3级高血压(重度)	≥180	≥110
单纯收缩期高血压	≥140	＜90

注:以上标准适用于男、女任何年龄的成人。

● **高血压的并发症有哪些?**

答:(1) 高血压危象。

(2) 高血压脑病。

(3) 脑血管病。

(4) 心力衰竭。

(5) 慢性肾衰竭。

(6) 主动脉夹层。

● **该患者目前首优的护理问题是什么?目标是什么?该采取哪些护理措施?**

答:(1) 该患者的首优护理问题　头痛,这与血压升高有关。

(2) 护理目标　1h内使平均动脉压下降不超过25%,以后2～6h内使血压逐步达到160/100mmHg为宜,以缓慢改善脑血流。

(3) 具体的护理措施

① 减少引起头痛或加重头痛的因素:保证合理休息和睡眠,避免劳累;操作相对集中,防止过多干扰患者。

② 用药护理及病情观察：遵医嘱应用抗高血压药物治疗，不宜降压过急过快，注意血压及心率的变化，认真做好记录，掌握血压变化规律，同时避免过大的血压波动以减少脑出血的危险。许多抗高血压药物均可引起直立性低血压，常在患者坐起、站立时发生，为了防止该病，应以小剂量开始，嘱患者更换体位应缓慢，站立时间不宜过长。

高血压的病因有哪些？

答：原发性高血压（高血压病）的病因目前不明确，调查表明与食盐摄入较多、肥胖、某些营养成分缺乏、遗传、职业、环境等因素有关。

继发性高血压（症状性高血压）与下列因素有关。

（1）肾性高血压　如急慢性肾小球肾炎、糖尿病性肾病变。

（2）内分泌性高血压　如皮质醇增多症、嗜铬细胞瘤。

（3）心血管疾病　如主动脉关闭不全、主动脉缩窄。

（4）神经源性高血压　如颅内占位性病变。

（5）医源性高血压　白大衣现象。

（6）其他　如妊娠高血压综合征、真性红细胞增多症。

如何进行预防高血压的健康教育？

答：（1）疾病相关知识指导　让患者了解自己的病情，包括高血压、危险因素及同时存在的临床情况，了解控制血压的重要性，指导家属学会测量血压，保持其血压在适宜的水平。

（2）给予服药指导

① 向患者介绍药物的名称、剂量、作用、副作用及服药注意事项。

② 使用降压药的过程中注意观察有无头晕、晕厥、心慌、软弱无力等不适症状，如有以上症状，应立即平卧。

③ 强调规律服药的重要性，未经允许不得擅自停药或加大药物剂量，防止因突然停药而造成血压反跳性增高。

④ 服用降压药期间，由平卧状态改为坐立状态时，动作要缓

慢，尤其在夜间，以防直立性低血压。

（3）日常指导

①饮食指导：指导患者进食低胆固醇、低动物脂肪、低热量、清淡、易消化、高维生素的食物（如豆类、蔬菜、瘦肉、淡水鱼等）；告诉家属平时烹调尽量使用低盐调味品，建议使用植物油以减少胆固醇、脂肪的摄入量，指导选择食物的方法，必要时提供各种饮食单。

②心理支持：患者病后生活方式的改变需要家人的积极配合支持，指导家属给患者创造一个良好的身心修养环境。

（4）定期复诊，若出现胸、腹、腰痛症状及时就诊。

【护理查房总结】

高血压是一种常见病，其发病率高，且引起严重心、脑、肾等并发症，危害较大。高血压患者均需认真、持久地将上述各项措施落实于日常生活中。已经服降压药物的患者，应定期到医院随诊，听从医师的嘱咐，不要自己随意减药、停药。应加强对此类患者的健康宣教。

（曹晓霞　张　琼）

查房笔记

病例 4 · 急性心肌梗死

【病历汇报】

病情　患者女性，70岁，因"心前区压榨性、持续性疼痛几小时"急诊入院。通宵打麻将时于凌晨4时出现心前区疼痛，呈压榨性，向左肩及后背放射，伴胸闷、大汗，无恶心、呕吐，有濒死感，含服速效救心丸，疼痛持续不缓解急送医院就诊。既往冠心病史。

护理体查　T 35.5℃，P 42次/min，R 26次/min，BP 80/50mmHg，急性面容，四肢湿冷。入院时立即给以吸氧、心电监护、建立静脉通路，静脉采血急查肌钙蛋白、心肌酶谱和电解质。

辅助检查　心电图（图2-1）示Ⅱ、Ⅲ、aVF导联ST段弓背向上抬高3～5mm，Ⅲ度房室传导阻滞，肌钙蛋白≥0.16ng/ml。

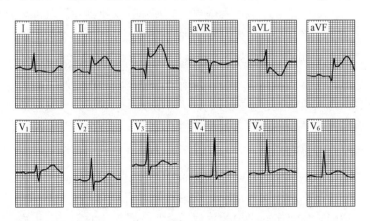

图2-1　急性下壁心肌梗死

心电图示Ⅱ、Ⅲ和aVF导联ST段呈单向曲线抬高3～5mm，
对应导联Ⅰ导联ST段下降1～3mm，T波倒置

入院诊断　急性下壁心肌梗死。

主要的护理问题 疼痛，活动无耐力，有猝死、心律失常及心力衰竭的危险。

目前主要的治疗措施 绝对卧床休息，氧疗，解除疼痛，心电监测，再灌注准备。

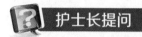 护士长提问

● **该患者的诊断依据是什么？**

答：该患者为老年女性，有冠心病史，突然起病，胸痛持续经含服救心丸不缓解，心电图示Ⅱ、Ⅲ、aVF 导联 ST 段弓背上抬，肌钙蛋白阳性，诊断为急性下壁心肌梗死。

● **应立即给予该患者什么急救措施？**

答：该患者在未行再灌注治疗前，应进行心电监测，密切观察生命体征及病情；绝对卧床休息，减少不良刺激；同时给予间断吸氧，遵医嘱使用吗啡或哌替啶等解除疼痛；尽快进行心肌再灌注治疗；消除心律失常及控制休克。

● **什么是急性心肌梗死？**

答：急性心肌梗死是心肌缺血性坏死。在冠状动脉病变的基础上，出现斑块破裂、血栓形成，或者冠脉痉挛等原因，引起冠状动脉血供急剧减少或中断，使相应的心肌严重而持久地急性缺血，最终导致心肌急性坏死。

● **急性心肌梗死的急诊处理原则是什么？**

答：早期进行院内治疗，迅速诊断并且进行早期的风险分级，缓解疼痛，尽快实施再灌注治疗以控制心肌梗死的范围，防止心肌梗死面扩大，同时，要紧急处理各种并发症。

● **急性心肌梗死患者常见的并发症有哪些？**

答：（1）乳头肌功能失调或断裂 心尖区出现收缩中晚期喀喇音和吹风样收缩期杂音，第一心音可不减弱，多发生在二尖瓣后乳

头肌，见于下壁心肌梗死。

（2）心脏破裂　少见，起病1周内出现，多为心室游离壁破裂，造成心包积血引起急性心脏压塞而猝死。

（3）栓塞　见于起病后1～2周，可引发脑、肾、脾、四肢等动脉栓塞。

（4）心室壁瘤　多见于左心室。左侧心界扩大，心脏搏动广泛，搏动减弱或反常搏动。ST段持续升高，X线和超声检查可见左心室局部心缘突出。

（5）心肌梗死后综合征　发生率约10%。于心肌梗死后数周至数月内出现，可反复发生，表现为心包炎、胸膜炎或肺炎、有发热、胸痛等症状。可能为机体对坏死物质过敏。

> **该患者目前首优的护理问题是什么？目标是什么？该采取哪些护理措施？**

答：（1）该患者的首优问题　有猝死的危险，与心律失常有关。

（2）护理目标　密切观察有无猝死先兆，及早发现病情变化，及时配合医师进行抢救。

（3）护理措施　关键是密切观察生命体征及心电监测，根据病情及遵医嘱正确使用药物，嘱患者绝对卧床休息，做好再灌注治疗的准备，具体措施如下。

① 密切观察病情：急性期因为心电活动不稳定，易出现室性心律失常，应密切观察患者心率、心律、呼吸、血压及神志的变化，如出现心室颤动（室颤），立即给予电除颤，并行心肺复苏术；患者已出现房室传导阻滞，且对异丙肾上腺素和阿托品反应差，应立即准备好物品，配合医师行临时起搏器置入术。

② 嘱患者卧床休息：满足患者生活所需，以减少组织耗氧量，减慢心率，降低血压，减少静脉回流，从而减轻心脏负担。

③ 严格记录24h出入量，保持出入量平衡；注意输液速度，防止输液过快加重心脏负担，引起急性左心衰竭，从而导致猝死。

④ 随时做好抢救准备，一旦发生猝死的表现如意识突然丧失、

抽搐、大动脉搏动消失、呼吸停止、血压测不到等应立即进行抢救，如心脏按压、人工呼吸、电复律等。

急性心肌梗死的临床表现是什么？心电图特点是什么？

答：（1）临床表现

① 先兆：约 1/3 患者突然发病，无先兆症状；2/3 患者发病前数日至数周可有胸部不适、活动时气急、烦躁、心绞痛等前驱症状，其中以初发型心绞痛或原有心绞痛恶化最为严重。

② 症状

a. 持久的胸骨后剧烈疼痛：为最早出现的最突出的症状，在胸骨后或左胸部，可向左上臂、颌部、背部和肩部放射。有时疼痛部位不典型，可在上腹部、颈部、下颌等部位。通常呈剧烈的压榨性疼痛或紧迫感、烧灼感。

b. 全身症状：可有发热，T 38℃左右，持续约 1 周，白细胞增高、血沉增快，一般在发病 24～48h 出现，为坏死物质吸收所致。

c. 胃肠道症状：上腹痛可以是首发症状和主要症状，也可以是放射痛的表现，伴有恶心、呕吐等。

d. 心律失常：可以有多种类型的心律失常频繁发作，以室性心律失常最常见，室性期前收缩最普遍，心室扑动/室颤最致命。

（2）心电图特点

① 坏死区出现宽而深的 Q 波（病理性 Q 波）。

② 损伤区 ST 段弓背向上型抬高。

③ 缺血区 T 波倒置。

可能进展为心肌梗死的缺血性心电图表现有哪些？

答：（1）ST 段抬高　相邻 2 个导联新发 ST 段 J 点抬高。V_2～V_3 导联男性≥0.2mV，女性≥0.15mV，和（或）其他导联≥0.1mV。

（2）ST 段压低和 T 波改变　相邻 2 个导联新发 ST 段水平或下斜性压低≥0.05mV，和（或）相邻 2 个导联 T 波倒置≥0.1mV

合并高大 R 波或 R/S>1。

心肌梗死溶栓的适应证、禁忌证、注意事项有哪些？

答：（1）适应证

① 相邻 2 个或 2 个以上导联 ST 段抬高（胸导联≥0.2mV，肢体导联≥0.1mV），或病史提示急性心肌梗死伴左束支传导阻滞。

② 起病时间<12h。

③ 年龄<75 岁。

④ ST 段显著抬高的心肌梗死患者年龄>75 岁，经慎重权衡利弊仍可考虑。

⑤ ST 段抬高的心肌梗死发病时间已达 12～24h，但如有进行性缺血性胸痛，广泛 ST 段抬高者可考虑。

（2）禁忌证

① 既往发生过出血性脑卒中，1 年内发生过缺血性脑卒中或脑血管事件。

② 颅内肿瘤。曾使用链激酶（5 天至 2 年内）或对其过敏的患者，不能重复使用链激酶。

③ 近期（2～4 周内）活动性内脏出血（月经除外）、创伤史，包括头部外伤、创伤性心肺复苏术或较长时间（>10min）的心肺复苏，在不能压迫部位的大血管穿刺。

④ 可疑主动脉夹层。

⑤ 入院时严重且未控制的高血压（>180/110mmHg）或慢性严重高血压病史。

⑥ 目前正在使用治疗剂量的抗凝血药物（国际标准化比值为 2～3），已知有出血倾向。

⑦ 妊娠。

（3）注意事项　溶栓药物易造成组织或器官出血，用药后注意观察并记录溶栓效果及皮肤黏膜、消化道、呼吸道、泌尿道出血情况，尤其是脑出血，记录出血程度及出血量。

该患者的饮食护理计划是什么？

答：（1）该患者急性期给予低脂、低胆固醇、清淡易消化的食物，少食多餐，不宜过饱，不宜进食产气过多的食物，多食富含维生素、易消化饮食。忌烟限酒，忌咖啡、浓茶、辛辣等刺激性食物。应适当控制钠盐、水分的摄入量。

（2）告知患者勿过度用力排便，必要时给予缓泻药或开塞露通便，防止过度用力排便增加心脏耗氧而诱发性心律失常。

● **如何进行预防心肌梗死的健康教育？**

答：急性心肌梗死患者出院时，护理人员应对其进行详细的出院指导，防止病情反复。

（1）适当锻炼　根据自身情况，选择合适的运动方式，适当进行体力活动和锻炼，可促进血液循环，恢复体力，改变心功能。活动应循序渐进，如运动过程中出现面色苍白、呼吸困难、心悸气急、脉搏增快、胸闷、胸痛等不适症状，应停止活动并及时就诊。

（2）合理饮食、规律生活　以清淡易消化为宜，多进食新鲜水果、蔬菜和纤维食物，养成良好的饮食习惯，少食用高脂、高胆固醇食物。忌烟、酒、咖啡、浓茶、辛辣等刺激性食物，保持大便通畅。

（3）保持稳定情绪　避免各种诱因，正确面对疾病，树立战胜疾病的信心和勇气。

（4）按时服药，定期检查　随身携带硝酸甘油片以备急用，如出现心绞痛发作次数增加，持续时间延长，疼痛程度加重，含服硝酸甘油片无效时，应急呼"120"救助及时就诊。

（5）指导患者家属学会识别急性心肌梗死的征兆以及心肺复苏等急救知识与技能。

🍀 **【护理查房总结】**

急性心肌梗死是急诊科最危重、风险最大的疾病之一，希望大家能将理论真正地应用到实践中去，随时做好病情、用药效果的观察，掌握好溶栓的时间窗，做好患者的心理护理，提高患者的生存率和生活质量。

（曹晓霞　张　琼）

查房笔记

病例 5 · 恶性心律失常

【病历汇报】

病情　患者女性，60 岁，因"发作性心悸、胸闷 1 年余，加重气短 2h"就诊。既往高血压病史十余年，高脂血症 5 年，"心动过速史" 3 年。

护理体查　T 36℃，R 160 次/min，P 22 次/min，BP 90/60mmHg。神志清楚，面色苍白，双肺呼吸音清，心界不大。腹平软，无压痛，双下肢无水肿。

辅助检查　入院心电图（图 2-2）示宽大畸形 QRS 波群，心肌肌钙蛋白Ⅰ（—）。

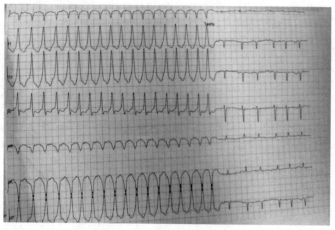

图 2-2　室性心动过速

入院诊断　快速型室性心律失常。

主要的护理问题　潜在猝死，活动无耐力，有受伤的危险。

目前主要的治疗措施　卧床休息，迅速终止恶性心律失常，维持血流动力学稳定，监测心电及病情。

？ 护士长提问

● **该患者的诊断依据是什么？**

答：老年女性，既往高血压、高脂血症、心动过速病史，此次主要症状为心悸、胸闷，心电图示宽大畸形 QRS 波形。

● **应立即给予该患者什么急救措施？**

答：立即终止快速型心律失常，维持血流动力学稳定，包括药物或同步直流电复律。遵医嘱给该患者胺碘酮 150mg 稀释后缓慢静脉推注，维持量 1～2.0mg/min，根据病情数小时后逐渐减量；如果患者血流动力学不稳定，则首选同步电复律。

● **什么是心律失常？分类有哪些？**

答：心律失常是指心脏冲动的频率、节律、起源部位、传导速度与激动次序的异常。心律失常按其发生原理，可分为冲动形成异常和冲动传导异常；按照心律失常发生时心率的快慢，可将其分为快速型心律失常与缓慢型心律失常两大类。

● **需要紧急处理的心律失常有哪些？**

答：（1）窦性心动过缓或窦性静止伴低血压。

（2）Ⅱ～Ⅲ度房室传导阻滞伴心脏缺血症状。

（3）心室率快的心房扑动或心房颤动。

（4）室上性心动过速伴低血压。

（5）多形性室性心动过速。

（6）室性心动过速。

（7）心室扑动或心室颤动。

● **什么是恶性心律失常？恶性心律失常有哪几类？**

答：（1）恶性心律失常指在短时间内引起血流动力学障碍，导致患者晕厥甚至猝死的心律失常。它是根据心律失常的程度及性质分类的一类严重心律失常，也是一类需要紧急处理的心律失常。如果不能及时识别和处理，患者可在短期内死亡。

（2）恶性心律失常可包括以下几类。

① 频率在230次/min以上的单形性室性心动过速。

② 心室率逐渐加速的室性心动过速，有发展成心室扑动或（和）心室颤动的趋势。

③ 室性心动过速伴血流动力学紊乱，出现休克或左心衰竭。

④ 多形性室性心动过速，发作时伴晕厥。

⑤ 特发性心室扑动或（和）心室颤动。

● 心律失常的发病机制有哪些？

答：心律失常的发生机制包括冲动形成的异常和（或）冲动传导的异常。窦房结、结间束、冠状窦口附近、房室结的远端和希氏束-蒲肯野系统等处的心肌细胞均具有自律性。自主神经系统兴奋性改变或内在的病变，均可导致不适当的冲动发放。此外，原来无自律性的心肌细胞，如心房、心室肌细胞，亦可在病理状态下出现异常自律性。

● 该患者目前首优的护理问题是什么？目标是什么？该采取哪些护理措施？

答：（1）该患者的首优护理问题　潜在猝死，与心律失常导致心排血量减少有关。

（2）护理目标　预防猝死，及时救治。

（3）具体的护理措施

① 密切观察患者的意识状态、脉率、心率、呼吸、血压等。

② 心电监测，需持续心电监护该患者，严密监测心率、心律，尤其在使用胺碘酮缓慢推注时，如有不适立即报告医师，及时处理。

③ 随时做好抢救准备，建立静脉通道，备齐治疗心律失常的药物及其他抢救药品、除颤仪等。

④ 一旦发生猝死（表现如意识突然丧失、抽搐、大动脉搏动消失、呼吸停止、血压测不到等）应立即进行抢救，如心脏按压、人工呼吸、电复律等。

● **心律失常的处理原则是什么？**

答：迅速终止恶性心律失常，维持血流动力学稳定，包括药物和电复律。同时应查明和去除病因，改善缺氧、酸碱失衡及电解质紊乱，对一个宽 QRS 波、心动过速不能明确诊断时则按室速处理。任何治疗过程中均应监测心电图，观察是否终止心律反应，帮助进一步诊断。

● **如何对心律失常患者进行健康教育？**

答：（1）向患者及家属讲解心律失常的常见病因、诱因及如何防治等相关知识。

（2）对无器质性心脏病的心律失常患者，鼓励其正常工作和生活，建立健康的生活方式，注意劳逸结合、生活规律，保证充足的休息与睡眠，保持乐观、稳定的情绪，避免劳累、情绪激动、感染，以防止诱发心力衰竭。

（3）有晕厥史的患者避免从事高空作业、驾驶等工作。发生头昏、黑蒙时要立即原地平卧，以免晕厥发作时摔伤或发生其他意外。

（4）嘱患者多进食含纤维丰富的食物，戒烟酒，避免摄入刺激性食物，避免饱餐，保持大便通畅。

（5）说明继续按医嘱服抗心律失常药物的重要性，嘱患者不可自行减量、停药或擅自改服其他药物，教会患者观察药物疗效和不良反应，嘱出现胸痛、胸闷、心悸、呼吸困难等情况时及时就诊。

（6）教给患者自测脉搏的方法以利自我监测病情，对反复发生严重心律失常危及生命者，教会患者家属心肺复苏术等家庭急救知识与技能。

❀ **【护理查房总结】**

心律失常是心血管疾病中重要的一组疾病，它可单独发病亦可与心血管病伴发。由于其发病可突然发作而致猝死，亦可持续累及心脏而衰竭，故掌握其发生、发展规律及其防治措施极为重要。应注意以下几项：

（1）准确判断心律失常类型 及时做好床旁心电图，根据心电图判断心律失常类型，为用药提供依据。

（2）掌握心电监护中需要紧急处理的那些心律失常。

（3）密切观察患者的用药反应 根据不同类型的心律失常，严密监测血流动力学、药物疗效及不良反应，及早发现病情变化，做好临时起搏及心肺复苏的准备。

（曹晓霞 李 丽）

查房笔记

病例 6 · 主动脉夹层

【病历汇报】

病情　患者男性，45岁，因"无诱因出现剧烈撕裂样胸痛，放射至背部1天余"急诊收住入院。既往有高血压史8年，无肝炎、结核病史，无手术史及外伤史，无过敏史。

护理体查　T 36.5℃，P 89次/min，R 20次/min，BP 135/85mmHg。营养良好，神志清楚，痛苦面容，平车推入病房，体查合作，胸廓无畸形，胸壁静脉无曲张，胸骨无压痛，肺部呼吸运动度对称，双肺叩诊呈清音，心率89次/min，心律齐，有杂音，主动脉瓣第二听诊区可闻及轻舒张期杂音，无额外心音，无心包摩擦音，无异常血管征。

辅助检查　计算机断层摄影血管造影术（CTA）（图 2-3）示主动脉夹层。

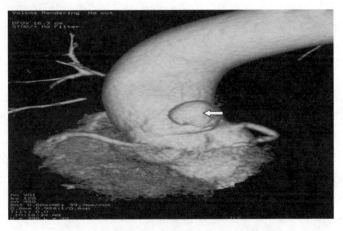

图 2-3　主动脉夹层（箭头所指处为破口处）

入院诊断　主动脉夹层，原发性高血压。

主要的护理问题 猝死的危险（夹层破裂），疼痛，焦虑/恐惧，心排血量减少，知识缺乏，有窒息的危险，潜在并发症（夹层破裂出血、心力衰竭、截瘫等）。

目前主要的治疗措施 严格卧床休息，吸氧，监测心电、生命体征尤其是血压，控制心率，控制血压，控制疼痛，吸氧，尽快给予镇痛及镇静药，完善各项检查。

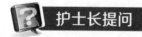 护士长提问

主动脉夹层的分型有哪些？其手术治疗原则是什么？

答：DeBakey等根据病变部位和扩展范围将本病分为三型。

（1）Ⅰ型　内膜破口位于升主动脉，扩展范围超越主动脉弓，直至腹主动脉，此型最为常见；手术方式为升主动脉＋主动脉弓人工血管置换术＋改良支架象鼻手术。

（2）Ⅱ型　内膜破口位于升主动脉，扩展范围局限于升主动脉或主动脉弓；手术方式为升主动脉人工血管置换术。如果合并主动脉瓣关闭不全或冠状动脉受累，同时需做主动脉瓣置换术和Bentall手术。

（3）Ⅲ型　内膜破口位于降主动脉峡部，扩展范围累及降主动脉或（和）腹主动脉。首选经皮覆膜支架置入术，必要时外科手术治疗。

该患者的急诊处理原则是什么？

答：一旦疑及或诊断为本病，即应住院监护治疗。治疗的目的是减低心肌收缩力、减慢左心室收缩速度（dv/dt）和外周动脉压。治疗目标是使收缩压控制在 $100\sim120$mmHg，心率 $60\sim75$ 次/min。

（1）立即将患者收治于重症监护室。

（2）严密监测患者血压，有条件应动脉置管持续监测血压，使用降血压药物，将收缩压降至 $100\sim120$mmHg。这样能有效地稳

定或中止主动脉夹层的继续分离，使症状缓解，疼痛消失。

（3）留置尿管，监测每小时尿量。

（4）患者病情稳定后，立即行 CTA 确诊，确诊后，应尽快安排外科手术。

● 什么是主动脉夹层？

答：主动脉夹层是指主动脉内膜与部分中层发生撕裂并沿着纵轴剥离，血液在所形成的撕裂腔（假腔）中流动，原有的主动脉腔称为真腔。真假腔之间由内膜与部分中层分隔，并有一个或数个破口相通，常因高血压、遗传性结缔组织紊乱病变如马方综合征、妊娠、医源性损伤等因素诱发。由于主动脉内膜撕裂，血流经裂口进入中层形成假腔。随着夹层分离与假腔的进展，可导致重要脏器供血障碍，引起相应脏器缺血坏死，造成脏器功能衰竭甚至因主动脉破裂而大量出血致死。

● 该患者的术前护理措施有哪些？

答：（1）监护　急性主动脉夹层威胁生命的并发症有严重的高血压、心脏压塞、主动脉破裂大出血、严重的主动脉瓣反流及心脑肾等重要脏器的缺血。因此，所有被高度怀疑有急性主动脉夹层分离的患者必须严格卧床休息，予以急诊监护，监测血压、心率、尿量、意识状态及神经系统的体征，稳定血流动力学，维护重要脏器的功能，为适时进一步治疗，避免猝死提供客观信息和机会。

血流动力学稳定的患者，采用无创袖带式血压监护即可。如患者有低血压和心力衰竭，应当考虑放置中心静脉或肺动脉导管以监测中心静脉压或肺动脉嵌压及心排血量。密切观察心率、心律和血压，心率维持在 $60\sim80$ 次/min；血压不稳定期间 $5\sim10$min 测量 1 次，避免血压过低或过高，使血压控制在理想水平。

（2）控制血压　收缩压和左心室射血速度的大小是导致主动脉破裂的主要因素，减少血压波动幅度，适当抑制心肌收缩力是治疗的关键。因此，要合理使用降压药物，进行有效镇痛治疗，严格控制收缩压在 $100\sim120$mmHg 的理想水平。

（3）建立动静脉通道　动脉通道最好建立在右上肢，这样术中主动脉被钳夹时，它还能发挥作用。但当左上肢血压明显高于右侧时，则应建立在左侧。应尽量避免股动脉穿刺或抽取血，在可能的动脉修补术中可将其留作旁路插管部位。一般需建立两路静脉通道，一组输入抢救用药，另一组输入支持用药。根据血压调整输液速度，注意用药后的反应。

（4）镇痛　主动脉夹层的进展与主动脉内压力变化的速率（dP/dt）有关，疼痛本身可以加重高血压和心动过速，对主动脉夹层患者极为不利，因此须及时静注吗啡或哌替啶镇痛，也可选择心血管副作用较少的镇静药，如地西泮（安定）、氟哌啶醇等。所用药物均应静脉或肌内注射，以便尽快发挥药效。应严密观察疼痛变化，定时进行疼痛评估，掌握疼痛规律和疼痛缓解方法。降低血压是缓解疼痛的有效方法，血压下降后，疼痛减轻或消失是夹层分离停止扩展的临床指征之一。

（5）饮食　给予清淡、易消化食物，防止便秘，可遵医嘱给予缓泻药，嘱其不可用力排便，防止胸腹压力过高瘤体破裂。术前禁灌肠。

（6）体位与休息　绝对卧床，保持环境安静。避免不良刺激，积极镇痛。转运前必须评估转运可行性，在专业医护人员陪同下尽可能快速抵达监护病房，缩短转运时间，平移搬动患者，避免突然变换体位。

（7）病情观察　严密观察各重要脏器有无供血障碍及四肢动脉搏动情况。记录尿量，观察有无呼吸困难及神志变化。

（8）心理护理　予以焦虑评估，了解患者焦虑原因，可在有效镇痛的基础上，少量应用镇静药，如予小剂量右美托咪啶持续静脉泵入。

■ 该患者的术后护理应注意哪些方面？

答：（1）监护循环系统

① 血压：术后早期 24h 内严格控制血压，防止血压波动，降低吻合口张力过高造成出血的风险。一般成人术以后早期收缩压控

制在 100～120mmHg，保证器官灌注。对于术前高血压、动脉硬化的患者，为维持重要脏器供血收缩压可适当提高 10～30mmHg。遵医嘱静脉持续泵入血管扩张药（如硝酸甘油、硝普钠等）控制血压水平，随时根据血压调整药物剂量。充分镇静，减少因疼痛、吸痰和变换体位等强刺激引起的血压骤升。同时监测上、下肢血压并记录、对比。观察双足背动脉的搏动及四肢末梢皮肤色泽、温度，及早发现血栓栓塞。

② 心率和心律：严密监测心电图，防治心律失常。积极查找原因，去除引发心律失常的诱因。术后常规做 12 导联心电图，与术前心电图对比。观察有无冠脉供血不足，有无 ST 段压低或抬高，尤其是冠状动脉移植的根部替换术。因进行根部替换时，多种原因有导致心肌缺血的风险，包括冠状动脉张力过大、吻合口扭曲和血肿压迫等。发现异常及时做心电图并汇报，协助医师及时处理。

③ 中心静脉压（CVP）：因大血管病变差异使 CVP 穿刺通路经常改变，如从上臂或腹股沟处穿刺置管，其数值可能与实际的有出入。故需连续监测 CVP 做动态观察，找出适当的参考数值。

④ 控制液体入量：主动脉根部病变常合并不同程度的主动脉瓣关闭不全，引起左心室增大，心功能不全。主动脉根部替换术后须严密进行血流动力学监测，保证血管活性药物的准确泵入，适当控制入量，及时利尿，维持出入量平衡或入量小于出量。而行升主动脉替换手术术后，如无心功能不全，应积极补足血容量。

（2）引流管的护理　吻合口出血是术后早期严重的并发症。观察引流液色、量的变化、有无血凝块。引流液增多及时处理，遵医嘱给予止血药，补充血浆以增加凝血因子。结合红细胞、血红蛋白、中心静脉压、血压波动等因素，及时发现引流液体内大量积存的可能。若引流液持续增多，大于 4ml/(kg·h) 连续 3h 以上，应及时通知医师做好二次开胸止血的准备。

（3）呼吸系统的护理　术前的胸腔积液一般不处理，对于术后新发的胸腔积液应积极处理。术后早期呼吸机辅助呼吸，根据血气分析结果调整呼吸机参数。加强呼吸道护理，保证呼吸道通畅，定时吸痰体疗。

（4）泌尿系统的监护　因低心排血量、肾供血不良、肾血管硬化等原因，术后易出现肾功能不全。增加心排血量，维持有效肾灌注，防止血管收缩及感染，密切监测尿的色、量，如出现尿少、尿闭、血尿等，应立即进行尿及血的化验检查，及时找出原因，对症处理。若证实为急性肾功能衰竭需进行透析治疗。透析治疗的患者按透析治疗护理常规护理。

（5）神经系统的监护　因血栓或粥样斑块脱落、气体微栓、血小板聚集等原因可引起神经系统损害。注意观察患者瞳孔大小、对光反应情况。麻醉清醒后观察患者的肌力、肌张力、四肢活动、指令性运动及交流能力。

（6）脊髓缺血的观察处置　主动脉夹层术后截瘫的发生率较高，多与术前肋间动脉受夹层累及，手术真腔开通，假腔迅速血栓化，脊髓侧支供血未能及时建立有关。可给予抗凝，减慢假腔血栓化速度，维持适当高灌注压，MAP≥90mmHg，进行脑脊液引流，维持压力在 10～12mmHg，减轻脊髓缺血水肿。

（7）消化系统监测　测量腹围、腹部张力、肠鸣音，观察胃液颜色、量，了解患者排气排便情况，注意消化道是否出血，判定有无胃肠道缺血。根据饮食情况、腹围、肠鸣音、胃潴留、排气排便情况综合判断，宁少勿多，不求一步到位但应根据情况尽早开始。

患者出院前应给予哪些出院指导？

答：（1）饮食　进食清淡、易消化的高蛋白、低脂、低胆固醇食物，少量多餐；多吃水果、蔬菜，保持大便通畅。

（2）适当活动，避免剧烈运动。尽量保持情绪稳定，不要过于激动。

（3）遵医嘱服药，控制血压，不得随意更改剂量或突然停药。人造血管植入后前 3 个月内需抗凝治疗，如行主动脉瓣置换后的患者需终身抗凝治疗。注意观察出血征象及栓塞症状，一旦有异常，及时就诊。

（4）定期复查，如出现胸痛、气促、尿少等症状随时就诊。

❀【护理查房总结】

主动脉夹层是胸外科急诊的常见病，患者起病急，突发性强，且非手术治疗的病死率高，给患者及患者家属带来巨大的痛苦，因此我们一定要知道对这类疾病的紧急救治和护理，及时挽救患者生命，预防及减少并发症。应特别注意以下几点。

（1）尽快确诊，及时完善术前准备，尽早实施外科手术治疗。

（2）严格控制患者血压，早期使用控制血压药物，维持患者血压稳定，及时做好患者的心理疏通，避免因情绪导致的血压骤升。

（3）术后严密监护，维持循环、呼吸等各器官功能稳定，积极预防及减少术后并发症。

（4）加强患者的术后宣教，维持高蛋白，低脂饮食，少食多餐。术后定期复查。

（邱素维　周建辉）

查房笔记

病例 7 · 紫绀型心脏病

🍀【病历汇报】

病情 患儿女性，1岁8个月，因"发现心脏杂音1年多"入院。出生时就发现有心脏杂音，在当地医院就诊，诊断为"法洛四联症"，未予以特殊处理，为进一步治疗，收入本科。患儿发病以来精神、食欲、睡眠一般，无肝炎病史，无结核病史，无手术史及外伤史。

护理体查 T 37℃，P 130次/min，R 25次/min，身高76cm，体重10kg。发育一般，营养中等，神志清楚，自主体位，慢性病容，表情自如，活动好。口唇发绀，哭闹时发绀加重，杵状指（趾）（图2-4）。专科检查示胸廓无畸形，胸壁静脉无曲张，肺部呼吸音对称，双肺呼吸音稍粗，无啰音，心前区无隆起，心尖搏动位于左侧第5肋间锁骨中线内侧0.5cm处，触诊心尖搏动正常，位置同上，无震颤，无心包摩擦感，叩诊浊音界稍向左侧扩大，心率130次/min，律齐，心尖区可闻及收缩期柔和吹风样杂音，胸骨左侧第3~4肋间可闻及收缩期杂音，无额外心音。无心包摩擦感，无异常血管征。

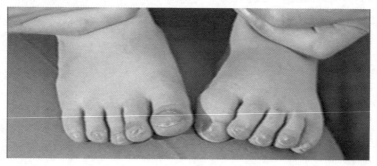

图 2-4　杵状趾

辅助检查 心脏多普勒彩色超声提示先天性心脏病（法洛四联症），卵圆孔未闭；右心房、右心室大，右心室壁增厚；二、三尖瓣轻度反流。计算机断层摄影血管造影术（CTA）示以上血管改变符合法洛四联症，伴右位主动脉弓及降主动脉。

入院诊断 先天性心脏病（法洛四联症），卵圆孔未闭。

主要的护理问题 呼吸形态的改变，潜在并发症（呼吸窘迫综合征、低心排血量综合征、残余室间隔缺损、心律失常、出血）。

目前主要的治疗措施 积极改善患者的缺氧症状，积极处理患者的缺氧发作，改善心肌营养及组织器官的缺氧状态，完善术前准备。

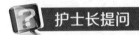
护士长提问

● **什么是法洛四联症？**

答：法洛四联症（tetralogy of Fallot，TOF）包含 4 种畸形，即室间隔缺损、右心室流出道狭窄、主动脉骑跨和右心室肥厚，是临床上最常见的紫绀型先天性心脏病。1888 年，法洛（Fallot）首先对此症的病理解剖及临床表现进行了详细的描述，故称为法洛四联症。法洛四联症的严重程度，主要取决于右心室流出道狭窄的程度。

● **为什么法洛四联症的患者会出现皮肤黏膜发绀的症状？**

答：由于右心室流出道狭窄，室间隔缺损及主动脉骑跨的存在，右心室工作负荷加重，收缩期压力增高，尤其是缺损大者左右心室压力可相等。随着右心室的逐渐增厚，右心室压力可能超过左心室，右心室的静脉血直接或经过室间隔缺损进入主动脉。主动脉同时接受左心室和部分右心室血液，使动脉血与静脉血在主动脉内混合并被输送到全身，造成动脉血含氧量下降，临床上便会出现发绀和红细胞增多症，其程度与右心室流出道狭窄程度及室间隔缺损大小有关。肺循环血流量减少是血液含氧量下降，进一步加重发绀。

● **法洛四联症的患者一般会出现哪种特殊的姿态？原因是什么？**

答：喜蹲踞是法洛四联症患者的特征性姿态。任何原因引起肺部血流量减少时，患者均可自动出现蹲踞，以减轻发绀和呼吸困难等症状。原因可能与蹲踞时体循环阻力增加，减少了右心室向左心室的血液分流有关。

● **该病的治疗原则是什么？**

答：手术是治疗该疾病的唯一方法，临床症状较轻者，一般在1～2岁时行根治术，效果较满意。

● **该患儿缺氧发作时应采取怎样的急救措施？**

答：立即给予吸氧；采取膝-胸位（减少静脉回流的同时增加体循环阻力，以提高血压，减少心内右向左分流）；解除流出道痉挛，肌内或皮下注射吗啡（0.2mg/kg），幼儿静脉注射β受体阻滞药（美托洛尔、艾司洛尔）有缓解效应，但在婴儿则不明显；其他措施如输液扩容，静脉滴注碳酸氢钠（$NaHCO_3$），运用增加体循环阻力的药物，如去甲肾上腺素等使血压上升，以减少心内右向左分流。

● **该患儿手术前应给予哪些护理？**

答：（1）给患儿多饮水，因该病患者血细胞比容较高，血液黏稠，如出现脱水则黏稠度增加，影响微循环的血容量，易发生栓塞。特别是重症发绀患儿，必要时可给予静脉输注盐水稀释血液，以防止脱水诱发缺氧发作。

（2）适当限制患者活动量，重症患者应绝对卧床休息，防止缺氧发作。

（3）采用低流量低浓度鼻导管吸氧，2～3次/天，1～2h/次；心力衰竭患者给予持续低流量吸氧，以提高动脉血氧分压，改善心肌营养及组织器官缺氧状态，提高手术耐受性。但重症TOF，尤其依赖动脉导管开放维持肺循环血流者忌高浓度给氧，因高浓度氧促使导管收缩，减少肺血流量而无助于改善缺氧。

（4）预防感染性心内膜炎　做过体-肺转流的患者易合并此并发症，因此应重视牙齿的保健和积极治疗牙齿的病灶。

（5）预防上呼吸道感染，避免去公共场所。

（6）指导可以合作的患儿做深呼吸和咳嗽训练，认真与患儿家属做好术前的沟通。

● **该患儿手术后护理包括哪些方面？**

答：（1）密切观察有无发生呼吸窘迫综合征　呼吸窘迫综合征是 TOF 根治术后的一种严重的并发症，临床主要表现为急性进行性呼吸困难、发绀、血痰（喷射性血痰或血水样痰）和难以纠正的低氧血症。胸部 X 线片显示两肺纹理增多，边缘模糊，X 线片呈毛玻璃状，透明度明显减低，肺野呈均匀一致的白色。主要是由于肺血管发育不良患者术后肺血管过度灌注，此外室间隔缺损（VSD）残余分流以及术中回血过多，左心引流不畅也是原因之一。防治方法是对于肺内侧支循环较多者术中采用深低温低流量的方法，保证左心引流通畅，其处理如下。

① 充分给氧，及时纠正酸中毒：适当延长呼吸机辅助通气时间，呼吸机设置为潮气量 $10ml/kg$，呼吸频率 $10\sim15$ 次/min（婴幼儿 $25\sim30$ 次/min），呼吸比为（$1.5\sim2$）:1，FiO_2 为 $45\%\sim60\%$（注：四联症患者对缺氧耐受较强，尽量不要长时间用纯氧，以免加重肺损害），呼气末正压通气（PEEP）$5\sim10cmH_2O$（注：PEEP 从 $4cmH_2O$ 开始，每 2h 加 $2cmH_2O$，忌瞬间加大 PEEP 值，以免引起肺泡破裂而发生气胸）。据血气分析结果调节呼吸机参数，维持 $PaCO_2$ 在 $35\sim45mmHg$，$PaO_2>65mmHg$。特别注意气道压的变化，如肺顺应性低，气道压 $>25cmH_2O$，而 $PaCO_2>45cmH_2O$，可不大加潮气量而加快呼吸频率。

② 严格控制出入水量，适当提高胶体渗透压：补液量以不超过 $2\sim3ml/(kg\cdot h)$ 为宜或维持负平衡，输液速度采用微量泵控制。遵医嘱加强利尿，补充白蛋白和血浆，维持胶体渗透压在 $17\sim20mmHg$，以减少肺渗出，促使肺间质液体回流到血液内。

③ 保持呼吸道通畅，及时吸出呼吸道分泌物：吸痰次数不宜过频，并尽量使患者保持安静，防止躁动。同时应采取一切措施预防因长时间机械通气导致的呼吸机相关性肺炎。

（2）加强循环监护，防治低心排血量综合征　低心排血量综合征（low cardiac output sydrome，LCOS）是 TOF 根治术后常见的并发症之一。TOF 患者因病情复杂，手术时间长，体外循环并发症多等使 LCOS 发生率高，为主要死亡原因。

护士须严密监测心率（HR）、动脉血压（ABP）的变化，术后早期遵医嘱应用多巴胺、多巴酚丁胺、米力农、硝酸甘油及酚妥拉明（立其丁）等血管活性药物，以增强心肌收缩力、改善泵功能与末梢循环和心肺功能，预防发生低心排血量；术后早期补足血容量，以补充胶体溶液为主，维持中心静脉压（CVP）15～16mmHg，根据尿量、出入量、HR、ABP、CVP 等具体情况决定补充晶体液或全血、血浆、白蛋白等，严格限制液体入量和限制短时间内的快速补液，防止发生因容量负荷过度而导致的低心排血量综合征。

定时监测血电解质，特别是血钾浓度，维持血钾 3.5～4.5mmol/L，及时纠正水电解质失衡。

记录每小时出入量，保证尿量不少于 1ml/(kg·h)，并间歇应用小剂量呋塞米（速尿）排出体内多余的水分，保持循环功能稳定。

由于手术的打击，TOF 根治术后患者右心功能差，常会出现胸腔积液、肝大、腹腔积液等，应密切观察肝脏大小、叩诊胸腹部，并配合医师做相应处理。

（3）防治出血及心脏压塞的发生　TOF 患者自身凝血机制差，侧支循环丰富，体外循环时间长，凝血因子、血小板破坏较多以及手术复杂等都可导致术后出血及心脏压塞。术后应严密观察 HR、ABP、CVP、血氧饱和度（SpO_2）的变化，保持引流管通畅，特别是术后当日应每 15～30min 挤压引流管，必要时持续低负压吸引，并留意单位时间内引流量及性质，防止发生心脏压塞。如血性引流液连续 3h＞4～5ml/(kg·h)，且无减少的趋势，应考虑有胸内活动性出血的可能。当引流量多却突然减少或引流不畅、经挤压无效，出现循环恶化时，应考虑心脏压塞的可能，需做好第二次开胸的准备。

（4）心律失常的观察与处理　严密监测心律变化，术后早期易出现室上性心动过速，多因心肌损伤和缺氧所致，通过改善通气和按医嘱应用洋地黄类药物治疗后多可缓解。晚期出现室上性心动过速，则多由于右心室高压引起，需要再次手术补片加宽右心室流出道。

● **该患儿出院前应给予哪些出院指导？**

答：（1）告知家属正确、耐心、细致照顾病患，交代患儿活动范围、活动量、活动方法，强调活动由少到多，逐渐适应正常人生活。宜平卧，防止发生术后鸡胸。

（2）严格按医嘱服用强心利尿药，强调服药的重要性，不可随意服药或增减剂量，以免发生危险。

（3）食用营养价值高、易消化食品，适当限制盐的摄入量，少量多餐，食量不可过饱，更不可暴饮暴食，以免加重心脏负担。

（4）教会家属观察用药后反应，如尿量、脉搏、体温、皮肤颜色有无改变等，并告知复诊时间及所带资料。

【护理查房总结】

法洛四联症是临床上最常见的紫绀型先天性心脏病。为减少该疾病的病死率，挽救患者生命，提高此类患者的生命质量，预防和减少手术后并发症，我们应该做到以下几个方面。

（1）及时确诊疾病，在条件许可下尽早实施手术治疗。

（2）积极改善患者的缺氧症状，积极处理患者的缺氧发作，改善心肌营养及组织器官的缺氧状态。

（3）加强术后呼吸系统和循环系统的监测，预防和减少手术后并发症。

（4）术后强调患者要注意休息，适量运动，忌剧烈活动，饮食应低盐、高营养、易消化、少量多餐。

（周建辉　邱素维）

查房笔记

病例 8 · 冠心病

【病历汇报】

病情 患者男性，70岁，因"反复活动后胸闷，胸痛11年，加重半个月，为行手术治疗"收入住院。患者2001年发现高血压，收缩压最高达180mmHg，一直口服降压药。现血压维持正常，患者发病以来精神可，饮食、睡眠、大小便正常。患者无糖尿病史，无肝炎史，无结核病史，无手术史及外伤史，无过敏史，无血制品输注史。患者自诉2001年因突发胸痛、胸闷、出冷汗、呕吐就诊于当地医院，当时行心电图、心肌酶、肌钙蛋白等检查后诊断为"冠心病，急性下壁心肌梗死"，给予溶栓、扩张冠状动脉、抗凝血、降血脂治疗后症状明显缓解，未行手术治疗出院。出院后一直口服阿司匹林、丹参片等药物，患者反复出现活动后胸闷、胸痛，每次持续1～2min，含服救心丸后缓解，无头晕及头痛，无抽搐及晕厥，无恶心及呕吐。半个月前患者胸闷、胸痛症状加重，口服救心丸无明显缓解，为此就诊于当地医院，行心电图、胸部X线片、冠脉造影、心脏彩超等检查后诊断为"冠心病"，当时给予阿司匹林、氯吡格雷、单硝酸异山梨酯片、美托洛尔、贝那普利、血塞通、氟伐他汀等药物治疗，患者症状明显缓解。由于患者冠脉多支多处严重狭窄，不宜介入治疗，当地医院建议患者到上级医院接受手术治疗。

护理体查 T 37℃，P 80次/min，R 20次/min，BP 120/60mmHg，体重63kg。营养良好，神志清楚，自主体位，慢性病容。

辅助检查 冠脉造影示右冠状动脉优势型，左主干整体狭窄，近中段狭窄75%，远端狭窄95%。左前降支开口及近段狭窄80%～90%，近段及1～3对角支开口狭窄80%～90%，间隔支开口狭窄85%，左回旋支全程狭窄90%～99%，后侧壁支闭塞；右冠状动脉开口及近端狭窄 90%，近段以远处完全闭塞，前降支、间隔支与右冠状动脉形成丰富的侧支循环 2 级。

入院诊断　冠心病（心肌梗死型），不稳定型心绞痛，陈旧性下壁心肌梗死，前列腺增生。

主要的护理问题　有生命体征改变的可能，潜在并发症（出血、低心排血量综合征、心律失常），呼吸形态改变，活动无耐力，知识缺乏，恐惧。

目前主要的治疗措施　充分休息，吸氧，给予密切监护，解除疼痛；溶解血栓，消除心律失常，积极治疗心力衰竭和控制休克，完善术前准备。

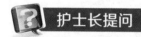

护士长提问

● 什么是冠心病？

答：冠心病又称冠状动脉粥样硬化性心脏病（atherosclerotic coronary artery disease，CAD）是冠状动脉内膜脂质沉着，局部结缔组织增生，纤维化或钙化，形成粥样硬化斑块，造成管壁增厚，管腔狭窄或阻塞，使冠状动脉血流不同程度地减少，心肌血氧供应与需求失去平衡而导致的心脏病，主要侵犯冠状动脉主干及其近段分支。

● 冠心病可分为哪几种类型？

答：（1）隐匿型　患者有冠状动脉硬化，但病变较轻或有较好的侧支循环，或患者痛阈较高因而无疼痛症状。

（2）心绞痛型　在冠状动脉狭窄的基础上，由于心肌负荷的增加引起心肌急剧的、短暂的缺血与缺氧的临床综合征。

（3）心肌梗死型　在冠状动脉病变的基础上，发生冠状动脉供血急剧减少或中断，使相应的心肌严重而持久的急性缺血导致心肌坏死。

（4）心力衰竭型　心肌纤维化，心肌的血供长期不足，心肌组织发生营养障碍和萎缩，或大面积心肌梗死后，纤维组织增生所致。

（5）猝死型　患者心脏骤停的发生是由于在动脉粥样硬化的基础上，发生冠状动脉痉挛或栓塞，导致心肌急性缺血，造成局部电生理紊乱，引起暂时的严重心律失常所致。

● **导致冠心病的常见因素有哪些?**

答：（1）血脂异常　与动脉粥样硬化形成关系最密切的血脂异常为总胆固醇、甘油三酯、低密度脂蛋白或极低密度脂蛋白增高。

（2）高血压　高血压患者患病较血压正常者高 3～4 倍，冠心病患者 60%～70% 有高血压史。

（3）吸烟。

（4）糖尿病。

（5）肥胖，缺少活动。

（6）家族史。

● **冠心病的治疗原则是什么?**

答：（1）非手术治疗　充分休息，吸氧，给予密切监护，解除疼痛；溶解血栓，消除心律失常，积极治疗心力衰竭和控制休克。

（2）介入治疗　经皮冠状动脉腔内成形术及冠脉内支架置入术。

（3）手术治疗　行冠状动脉旁路移植术。

● **该患者的术前护理措施有哪些?**

答：（1）心理护理　注意观察患者的不良情绪，及时疏导并强调避免情绪激动的重要性，减轻患者的思想负担，避免精神紧张诱发的急性心肌梗死。

（2）饮食　指导患者少食多餐，宜进食低脂、低盐、高维生素食物。

（3）指导患者学会手术后必须施行的活动，如训练有效的咳嗽、深呼吸，腹式呼吸，翻身及肢体的运动等有利于减少手术后并发症。

（4）术前 3 周戒烟，合并呼吸道感染或呼吸功能不全者，应配合医师完成相应的治疗，以控制感染，改善呼吸功能。

（5）监测上下肢血压，控制患者血压在正常范围内，心率维持在 60～80 次/min，控制空腹血糖在 7.5mmol/L 以下。

（6）保证充分的睡眠和休息。

● 该患者术后应注意哪些方面的护理？

答：（1）镇静、保温　术后镇静、镇痛，能减轻患者术后应激反应引起的高血压、心率增快，从而减少心肌氧耗。遵医嘱应用异丙酚 5～15ml/h 静脉泵入。术后早期维持适当的体温（37℃），有助于减轻应激反应的程度。

（2）维持循环稳定　观察神志、皮肤色泽、四肢温度、脉搏强弱、静脉充盈情况及尿量。患者清醒、安静，四肢温暖，脉搏洪大表示心排血量足够；四肢厥冷、黏膜苍白、少尿，常指示组织灌注不足。循环不稳定，特别是低血压或高血压未及时纠正，容易引起围手术期心肌梗死。故术后应严密监测动脉压、中心静脉压（CVP），重危患者放置 Swan-Ganz 漂浮导管测量心排血量。维持 CVP 在 6～12mmHg，肺毛细血管楔压（PCWP）在 10～15mmHg，血细胞比容＞30%，血红蛋白在 100g/L 以上。术后早期出现的高血压，需遵医嘱及时应用血管扩张药硝普钠或硝酸甘油，并给予适当镇静。术后维持适合患者自身的血压（即要参考术前的基础血压），对术前合并高血压者，术后血压控制以不低于术前血压的 20～30mmHg 为宜。

（3）积极防治心律失常　术后心电监测固定一个 R 波向上的导联，并每日描记 18 导联 ECG 1 次。及时观察各种原因引起的心肌缺血，T 波及 ST 段改变和各种心率、心律等异常。冠状动脉旁路移植术后，常见的心律失常有房性早搏、房颤和室性早搏，可能是由于心肌缺血、低血钾、酸中毒和再灌注损伤等所致。术后应及时进行血气分析及血清电解质的监测，特别注意纠正低血钾、低氧血症和酸中毒。拔除气管插管后可遵医嘱口服 β 受体阻滞药以预防室上性心动过速，心率最好控制在 60～80 次/min；对多发室性早搏及时给予利多卡因或胺碘酮。

（4）呼吸道管理 冠状动脉旁路移植术后早期死亡的重要原因之一是肺功能衰竭。因该类手术患者术前往往就有不同程度的老年性慢性支气管炎或通气功能障碍，所以应特别注意监测呼吸功能和支持呼吸：术后常规辅助呼吸 6～8h，以减轻心脏做功和提高氧供，如血氧分压低，可加用 5cmH₂O 的 PEEP。循环稳定，血气分析正常、肌力恢复正常后可脱离呼吸机。如拔除气管插管后动脉血氧分压（PaO₂）低，可采用鼻塞和面罩给氧。拔除气管插管后，加强呼吸系统管理，协助翻身、拍背，指导患者主动咳嗽、咳痰，保持呼吸道通畅，预防肺不张。

（5）尽早服用阿司匹林，拔除气管插管 1h 后服用阿司匹林0.1g，术后常规予以阿司匹林、氯吡格雷抗凝血治疗。

● 患者手术后可能会出现哪些并发症？

答：（1）围术期心肌梗死 术后局灶性心肌梗死对患者影响较轻或不易被发现。严重时能引发低心排血量综合征或心律失常。所以术后应注意：观察有无心绞痛发作，如出现无原因的心率增快，血压下降；全导联 ECG 示有 ST 段及 T 波的改变或出现心肌梗死的 ECG 特征；肌钙蛋白检查升高等。梗死范围小，无其他临床表现，不需要特殊处理；梗死范围大，有低心排血量综合征表现者，按低心排血量综合征处理。

（2）出血 心血管外科术后出血是较常见的并发症，发生率为3%～5%。做好引流管的护理，确保引流管通畅，以防积血残留在胸腔或心包腔内。密切观察引流液的速度和颜色。如果引流液浓如血液，出血量＞4～5ml/（kg•h）且连续 3h 以上不减少，则应警惕术后大出血。大量出血用纤维蛋白原和钙剂等止血作用较强的药物后引流液突然减少，必须警惕急性心脏压塞。

（3）低心排血量综合征 主要表现为左心房压和中心静脉压升高，血压低，心率快，末梢凉，尿量＜0.5ml/（kg•h），混合静脉血氧饱和度＜60%。其原因是术前严重的左心室功能不全（EF＜40%）、缺血性心肌病、巨大室壁瘤、合并严重的瓣膜病，伴有心源性休克的急症手术；术中心肌保护欠佳以及围手术期发生纠正心肌梗死。处理方式为病因处理；积极补充血容量，纠正水、电解质及酸碱平衡紊乱和低氧血症；及时、合理、有效地应用正性肌力药物；经皮主动脉内球囊反搏（IABP）。

● **患者的出院指导应包括哪些内容？**

答：（1）合理饮食，控制体重　饮食以低脂肪高蛋白、低盐（每日食盐量＜6g，不吃或少吃咸菜及腌制品）、高纤维素为宜，限制膳食中的高热量食品如脂肪、甜食等，增加水果、蔬菜的摄入。适当增加体育活动，如行走、慢跑、体操等，一般应每日坚持，以达到热量收支平衡控制肥胖的目的。

（2）保健　术后一般恢复大约需要6周；胸骨愈合约3个月。在恢复期内，要避免胸骨受到较大的牵张，如举重物、抱小孩、拉重物、移动家具等，并应注意以下几点。

① 保持正确姿势：当身体直立或坐位时，胸部应尽可能挺起，将两肩稍向后展，保持这种姿势在术后早期可能感觉有点不适。但如不这样，以后挺胸站立时，胸部会有被勒紧的感觉。

② 两上肢水平上抬：可使上肢肌肉保持一定的张力，避免肩部僵硬。出院后的1个月内，每日坚持2次做两上肢水平上抬是很重要的。

③ 护袜：在恢复期内，穿弹力护袜能改善下肢血液供应，并减少体液在下肢聚集。在手术后4～6周内，离床活动时穿上，回到床上休息时再脱出。

（3）生活　术后2周左右如自我感觉恢复良好，可以开始做家务劳动，如清理桌面灰尘、管理花木、帮助准备食物等。回家后的头几周，应注意安静，避免与感冒或患感染的人接触，避免被动吸烟。

（4）服药指导　指导患者注意以下几点。

① 要知道服用每种药物的名称和外观。

② 遵照医师的指导，按时服用药物。

③ 未经医师准许，勿擅自停用或加用药物。

（5）复诊　术后3～6个月复查1次。如出现心绞痛或心功能不全等应及时到医院就诊。

【护理查房总结】

　　冠心病是一种常见的心脏病，严重影响了患者的生活质量，控制冠心病的关键在于预防。因此应该指导患者做到以下几点。

　　（1）生活有规律，避免过度紧张；保持足够的睡眠，培养多种情趣；保持情绪稳定，避免紧张、焦虑、情绪激动或发怒。

　　（2）适当的体育锻炼，不但能预防肥胖，改善心肺功能，增强应变能力；还能减少高脂血症、糖尿病、高血压、高黏血症和血栓形成的发生。锻炼的方式因人而异，一般以太极拳、散步、气功为宜。

　　（3）合理的饮食、良好的卫生习惯对防止冠心病的发生和进展有重要作用。以素食、青菜、水果为主要饮食，将会降低血胆固醇、脂蛋白水平。多喝茶，及早戒烟，日饮酒不宜超过 25ml。

　　（4）积极防治老年慢性疾病，如高血压病、高脂血症、糖尿病等，这些疾病与冠心病关系密切。

　　（5）定期检查，注意病情变化。如心绞痛急性发作，应当地休息，服药治疗，如冠心苏合香丸、麝香保心丸、速效救心丸；或含化硝酸异山梨酯（消心痛）、硝苯地平（心痛定）、硝酸甘油片；必要时吸氧，心情紧张者服地西泮辅助治疗。

（周建辉　邱素维）

查房笔记

病例 9 · 风湿性心脏病

✿【病历汇报】

病情　患者女性，61 岁，因"气促、胸闷伴恶心 2 个月"入院。2 个月前出现气促、胸闷，尤以活动后加重，伴有恶心，无呕吐，无咳嗽咳痰于 1 天前就诊于本院急诊科。心脏彩超示二尖瓣前、后瓣脱垂并关闭不全，诊断为"二尖瓣关闭不全"，为求进一步治疗收入本科。患者既往体健，患病以来精神一般，食欲、睡眠差，2 个月体重减轻 8kg。有"胃炎"病史，否认高血压、糖尿病史，无肝炎、结核病史，无手术史及外伤史，无过敏史，无血制品输注史。

护理体查　T 37℃，P 88 次/min，R 20 次/min，BP 127/82mmHg，体重 56kg。发育正常，营养良好，神志清楚，自主体位，步入病房，体查合作。心前区无隆起，心尖搏动位于左侧第 5 肋间锁骨中线外侧 0.5cm，触诊心尖搏动正常，位置同上，无震颤，无心包摩擦感，心率 88 次/min，心律齐，心尖区可闻及Ⅲ/Ⅳ级收缩期吹风样杂音，可向左腋下传导。无心包摩擦音，无异常血管征。

辅助检查　心脏彩超示二尖瓣前、后脱垂并关闭不全（部分腱索断裂）；左心房、左心室大，肺动脉及下腔静脉正常高值；三尖瓣及肺动脉瓣轻度反流；左心功能（EF 54%）。胃镜示非萎缩性胃炎伴糜烂。

入院诊断　二尖瓣脱垂并关闭不全，心功能Ⅲ级。

主要的护理问题　低效性呼吸形态，心排血量减少，活动无耐力，疼痛，知识缺乏。

目前主要的治疗措施　休息，强心、利尿，纠正水电解质紊乱及心律失常，改善全身及心功能状况。

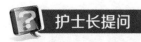

护士长提问

● **二尖瓣关闭不全的常见病因是什么？**

答：（1）风湿热所致的风湿性心脏病是发展中国家最常见的原因。

（2）黏液退行性变的二尖瓣病变是西方国家单纯二尖瓣关闭不全的最主要原因。

（3）细菌性心内膜炎造成二尖瓣赘生物或穿孔以及其他原因所致的腱索断裂、乳头肌功能不全、二尖瓣脱垂等也是常见的病因。

● **二尖瓣关闭不全的病理生理改变有哪些？**

答：由于二尖瓣两个瓣叶闭合不全，左心室收缩时一部分血液反流入左心房，使排入体循环的血液量减少；而左心房因血量增多，压力随之升高，逐渐发生代偿性扩大或肥厚。在舒张期，左心房过多的血量流入左心室，使之负荷加重，亦逐渐扩大或肥厚。随着左心房、左心室扩大，二尖瓣瓣环、瓣叶相应扩大，加重二尖瓣关闭不全，并导致肺静脉淤血，肺循环压力升高，引起右心衰竭，左心室长期负荷加重，最终导致左心衰竭。

● **若该患者出现心力衰竭，应给予哪些急救措施？**

答：（1）立即取端坐位或身体前倾，双下肢下垂。

（2）立即给予高浓度面罩给氧，湿化瓶内加入 50% 乙醇，以消除呼吸道泡沫，病情严重者立即行气管插管，用呼吸机治疗。

（3）给予吗啡 10mg 肌注镇静，以减轻呼吸困难，减少氧耗。

（4）迅速利尿，减轻心脏负担。

（5）排除洋地黄中毒后，给予毛花苷 C 注射液（西地兰）进行强心治疗。

（6）应用扩血管药物，减轻容量负荷，缓解肺水肿。

● **该疾病的治疗原则是什么？**

答：强心、利尿，纠正水电解质紊乱及心律失常，改善全身及心功能状况。症状明显、心功能受影响、心脏扩大者，应及时在体外循环下行心脏直视手术。

● **该疾病常见的手术方法有哪些?**

答:(1)二尖瓣修复成形术,适用于瓣膜病变轻、活动度较好的患者。

(2)二尖瓣置换术,适用于二尖瓣严重损坏,不宜实行二尖瓣修复成形者。

● **该患者的术前护理有哪些?**

答:(1)改善心功能,纠正水钠潴留 嘱患者减少活动,多卧床休息。遵医嘱应用强心、利尿、血管扩张药物,增加心肌收缩力并降低心脏负荷。注意观察药物的疗效及毒性作用。

(2)维持水、电解质平衡,防治心律失常 由于长期服用利尿药,体内血清总钾特别是细胞内钾浓度降低,低钾易引起心律失常或洋地黄中毒,因此术前补钾很重要。维持血钾浓度在 4mmol/L 以上。氯化钾溶液口感差,可与果汁混合服用;不能耐受者改用控释片,指导患者要完整吞服。补钾的同时注意补镁。

(3)改善肺功能,纠正慢性缺氧 对于病史长、年龄大、存在明显肺循环高压表现(如肺间质水肿、肺动脉高压)或慢性阻塞性肺疾病的患者应给予氧疗,一般低流量(1～2L/min)吸氧 60min,3 次/日,并可同时雾化吸入。指导患者掌握腹式深呼吸及咳嗽排痰方法,以便术后配合。

(4)控制合并症,预防并发症 对伴有高血压、高脂血症、糖尿病者,控制血压、血脂或血糖在合适范围。口腔黏膜、皮肤及呼吸道感染是导致患者发生感染性心内膜炎的潜在因素。指导患者防治呼吸道感染,积极治疗慢性感染病灶。

(5)加强营养,纠正负氮平衡 鼓励患者进食,补充足够的热量、蛋白质、维生素,增强机体抵抗力,增加对手术的耐受力。心功能欠佳的患者,限制钠盐的摄入。营养不良甚至心源性恶病质者应积极加强营养支持,间歇静脉输注适量的新鲜血或血浆。

(6)做好心导管及造影等特殊检查的护理 严密观察患者伤口

渗血情况，沙袋压迫止血 24h，并注意观察肢体颜色及动脉搏动，预防血栓形成。

（7）备皮、交叉合血、药物过敏试验，并测量身高、体重、计算体表面积等。

（8）心理护理 心脏瓣膜手术复杂，危险性大，并发症多，费用高，特别是瓣膜置换术后需终身服用抗凝血药，护士应根据每个患者的心理特点作出针对性的心理疏导，帮助患者树立战胜疾病的信心。

① 鼓励患者描述内心的感受，帮助其克服紧张、恐惧情绪。

② 与手术成功的患者交流，增加对手术的信心。

③ 参观术后监护室，熟悉术后环境，减轻术后焦虑。

④ 争取家属最大的支持。

● **瓣膜置换术后常见的并发症有哪些？**

答：（1）出血和心脏压塞。

（2）心律失常。

（3）人工瓣膜心内膜炎。

（4）瓣周漏。

（5）低心排血量综合征。

（6）肾损伤。

● **患者手术后应注意哪些方面的护理？**

答：（1）术后常规监测体温、呼吸、血压、心电图、血氧饱和度等，维护心功能，增强心肌收缩力，降低外周阻力，提高心排血量。维持水电解质平衡，瓣膜置换后对血钾要求很严格，一般血清钾要维持在 4～5mmol/L，防止低钾造成心律失常。

（2）为改善氧合，减少呼吸做功，减轻心脏负担，瓣膜置换手术后常规使用呼吸机支持呼吸。拔除气管插管后，要积极拍背体疗，指导患者深呼吸及有效咳嗽咳痰，预防和控制呼吸道感染。

（3）严密观察患者肢体活动情况，防止血栓脱落随血流进入脑血管，形成脑栓塞，主要表现为突发偏瘫或单肢瘫。术后观察患者的意识、瞳孔、运动及感觉有无异常，防止手术引起的脑损伤。

（4）保持引流管通畅，并且严密观患者引流液颜色和性状，每小时记录引流量，如引流量＞4～5ml/(kg·h)，连续 3h 无减少趋势，颜色鲜红，有较多血块，并伴有血压下降、脉搏增快等低血容量的表现，应考虑有活动性出血，应通知医师进行处理。

（5）瓣膜置换术后要注意监听瓣膜音质，警惕人工瓣膜功能异常。

● 该患者的出院指导包括哪些内容？

答：（1）进食高蛋白、高维生素、易消化的食物，注意营养搭配、均衡饮食，避免长期单独使用维生素 K 含量高的食物（如菠菜、土豆），禁服含参类中药。

（2）根据心功能的恢复逐渐增加活动量。术后 3 个月内以静养为主，1 年内避免重体力活动，保持心情愉悦，适当参加娱乐活动。

（3）定期复查，3 个月内应进行一次全面复查，注意自我监测，出现下面情况及时就诊：皮肤黏膜出血点甚至青紫、瘀斑，牙龈出血，血尿，月经量过多等出血倾向；出现昏厥、偏瘫或肢体疼痛、苍白，此时怀疑是抗凝药物不足而致血栓形成或肢体栓塞症状；瓣膜音响异常，突发心悸、脉搏脱落等；出现呼吸困难、气促、下肢水肿等；发热。

（4）指导患者自我监测心率、尿量及药物不良反应。

（5）预防上呼吸道感染。

● 人工瓣膜置换术后需进行抗凝治疗，如何进行相应的护理？

答：（1）术后 48～72h，拔除心包、纵隔引流管后开始行抗凝治疗。一般首次服用华法林 3～5mg。每日或隔日抽血监测国际标准化比值（international normalized ratio，INR），找出合适药量后每周检测一次。如反复测定 INR 都很稳定（一般西方人 INR 维持在 2.0～3.0，亚洲人维持在 1.5～2.5），可 2～4 周测定 1 次，最长可 3 个月 1 次。

（2）抗凝治疗期间严密观察有无抗凝不足或抗凝过量，及时发现并协助医师积极处理。抗凝过量易出血，不足则易诱发血栓形成或血栓脱落造成栓塞。

① 监测患者有无抗凝不足引发的血栓形成和栓塞征象，如突发偏瘫或单肢瘫，伴意识障碍或失语等脑血管或四肢血管栓塞症状、心力衰竭、心脏瓣膜音响异常等。

② 监测患者有无出血倾向，如皮肤出血点或瘀斑、鼻衄、牙龈出血、血尿、呕（咯）血、便血甚至颅内出血等。若出现定位体征应通知医师，同时做好开颅手术的一切准备。

（3）避免使用影响体内抗凝血药效的药物。

① 增强抗凝作用的药物：使肠道维生素 K 合成减少的广谱抗生素；竞争血浆蛋白结合点的阿司匹林、磺胺、丙磺舒；使维生素 K 吸收减少的液状石蜡等；抑制降解华法林的酶类如氯霉素、甲硝唑、乙醇等；协同抗凝作用的阿司匹林、对乙酰氨基酚；干扰血小板功能的水杨酸类、保泰松、氯丙嗪、苯海拉明。

② 减弱抗凝血药作用的药物：在肠道与抗凝血药相结合的考来烯胺（消胆胺）；促进肝药酶活性并加快其代谢的药物，如利福平、灰黄霉素；提高凝血因子含量的雌激素、口服避孕药等。

（4）勿长期单独食用维生素 K 含量高的食物，如菠菜、白菜、菜花、豌豆、胡萝卜、马铃薯、猪肝、蛋等。含维生素 K 丰富的食物能降低药效。

（5）腹泻、呕吐可影响药物吸收；而肝病及心力衰竭时肝淤血可使维生素 K 合成减少，华法林用量亦应减少。

（6）避免影响检验结果的因素。

① 采血时间：应在服药后血药浓度高峰时间采血。

② 化验误差：化验存在技术误差，可疑有误者应重复化验。

● 如何对接受瓣膜置换手术患者进行出院指导？

答：（1）机械瓣膜置换术后的患者需终身进行抗凝治疗，置入生物瓣膜术后抗凝治疗 3～6 个月，若伴有心房纤颤或既往有左心房血栓者，需长期或终身进行抗凝治疗。定时定量服用，不可漏服或补用。定期测定 INR，根据检测结果调整药物剂量。

（2）购买抗凝血药时注意是否与以前所服用药物属同一厂家、批号、剂型，否则需重新调整服药量。一次购买不要太多，服药时注意药物的失效日期、剂量，有无潮解、发霉、变质。

（3）如有腹泻、呕吐时，及时检测 INR。因其他疾病就诊时告知医师病史及所服用抗凝血药的剂量，避免使用对抗凝血药药效有影响的药物。若需做其他外科手术，应暂停服用抗凝血药物，而改用肝素等短效药物抗凝并及时监测 INR。术前、术中及术后均应使用抗生素，防止感染。

（4）月经期、妊娠及分娩指导

① 月经期如出血量不多，可不变抗凝血药用量。如出血量过多，按检验结果，可考虑注射维生素 K。出血量大或出血不止者在调整抗凝血药量的同时，应就诊于妇产科。

② 不适宜妊娠的育龄妇女尽可能采用避孕措施，避免人工流产。确需妊娠的妇女怀孕前复查并征得医师同意。一般术后 2 年心脏功能恢复良好者方可考虑妊娠。妊娠期间仍需抗凝治疗，在妇产科和心内科相互配合下，做好分娩与接生的准备。前期（头 3 个月）和预产期前 1～2 周停用华法林，改用皮下注射肝素。分娩24～48h 后如无出血迹象，应重新开始服用抗凝血药。

（5）继续治疗指导　按医嘱服用强心利尿药，注意补钾，指导患者自我监测心率、尿量及药物的毒性作用。

（6）预防感染　预防上呼吸道感染。如发生皮肤疖肿、呼吸道、牙龈炎等感染病症应及时使用足量短程抗生素，同时注意所用药物不应影响抗凝血药的作用。尽量避免应用阿司匹林类解热镇痛药，以免与抗凝血药出现协同作用而诱发出血。

（7）风湿热的防治　瓣膜置换术不能根除风湿热及风湿热对心脏的影响。因此，瓣膜置换术后特别是青少年应给予长效青霉素预防。一般每月注射 1 次，持续 3～5 年。每次注射都应做青霉素皮试。增强体质，防止溶血性链球菌感染。一旦有风湿热出现，立即加强抗感染、抗风湿治疗。

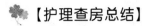

【护理查房总结】

风湿性心脏病行瓣膜置换手术后由于并发症多，恢复时间较长，患者精神压力大，因此应注意以下几点。

（1）加强对患者术后呼吸系统、循环系统及神经系统方面的监护，及时发现并且积极治疗各种术后可能出现的并发症。

（2）保持各引流管的通畅，密切观察引流液的情况，发生异常应积极处理。

（3）嘱患者严格按医嘱进行抗凝治疗，按时复诊。

（4）应予高蛋白、高维生素、低盐、易消化食物，注意休息，适量运动，增强身体抵抗力，避免感冒。

（周建辉　邱素维）

查房笔记

病例 10 • 重症肺炎

【病历汇报】

病情　患者女性，57 岁，因"胸闷、胸痛 12 天，心肺复苏后为加强监护及治疗"入 ICU。患者合并肺部感染，既往有糖尿病史，否认肝炎、结核、伤寒等传染病史，否认药物过敏史、输血史。

护理体查　T 39.3℃，P 125 次/min，R 34 次/min，BP 88/68mmHg，SpO_2 95%。持续泵入镇静药镇静，保留经口气管插管，呼吸机辅助呼吸，双肺叩诊呈清音，听诊呼吸音稍粗，双肺可闻及少许散在湿啰音。

辅助检查　肺部 CT（图 2-5）示双肺渗出性病变；血象高。血气分析示 pH 7.51，$PaCO_2$ 36mmHg，PaO_2 47mmHg，BE 0.3mmol/L。

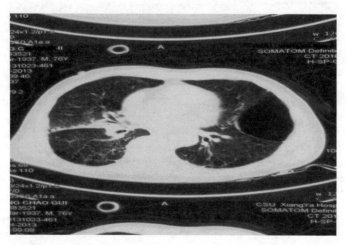

图 2-5　肺部 CT

双肺渗出性病变（重症肺炎）

入院诊断　重症肺炎；心肺复苏术后；糖尿病。

主要的护理问题　清理呼吸道低效，语言沟通障碍，体温升高，有感染的危险，有口腔黏膜改变的危险，有皮肤受损的危险，躯体移动障碍。

目前主要的治疗措施 治疗上予以有创机械通气，加强气道管理，适时纤维支气管镜检查并清理气道，必要时行气管切开；追踪细菌学依据，调整抗感染方案；给予限制性液体治疗方案，注意维持水、电解质酸碱平衡；留置胃管加强营养，注意预防反流、误吸。

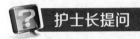 护士长提问

● **针对该患者的护理问题有哪些？**

答：（1）气体交换受损　与肺部感染有关。

（2）清理呼吸道无效　与呼吸道分泌物过多痰液黏稠、无力排痰有关。

（3）体温过高　与肺部感染有关。

（4）潜在并发症　感染性休克。

（5）活动无耐力　与长期卧床有关。

（6）疼痛　胸痛与肺部炎症累及壁层胸膜有关。

● **若该患者发生感染性休克，该如何处理？**

答：如发生感染性休克应立即通知医师，并备好物品，积极配合抢救。

（1）体位　患者取仰卧中凹位，有利于呼吸和静脉血回流。

（2）加大吸氧浓度　及时调整呼吸机氧浓度参数，加大氧浓度，维持 $PaO_2 > 60mmHg$，改善缺氧状况。

（3）积极处理原发病。

（4）补充血容量　快速建立两条静脉通道，遵医嘱给予右旋糖酐或平衡液以维持有效血容量，降低血液黏滞度，防止弥散性血管内凝血；监测中心静脉压，作为调整补液速度的指标。

（5）纠正酸碱平衡失调　有明显酸中毒者可应用5％碳酸氢钠

静滴，随时监测患者一般情况、血压、尿量、尿比重、血细胞比容等。

（6）用药护理　遵医嘱输入多巴胺、间羟胺等血管活性药物，根据血压调整滴速，以维持收缩压在 90～100mmHg 为宜，保证重要脏器的血液供应，改善微循环。输注过程中注意预防液体外渗而造成局部组织坏死；联合使用广谱抗菌药物控制感染时，注意药物疗效和不良反应。

● **该患者目前长期机械通气，应采取哪些措施预防呼吸机相关性肺炎？**

答：（1）如无禁忌证，应将床头抬高 30°～45°。

（2）建议氯己定（洗必泰）漱口或口腔冲洗，每 2～6h 1 次。

（3）严格掌握气管插管或切开适应证，使用呼吸机辅助呼吸的患者应优先考虑无创通气。

（4）吸痰时应严格执行无菌操作。吸痰前、后，医务人员应注意手卫生。

（5）呼吸机螺纹管每周更换 1 次，有明显分泌物污染时则应及时更换；螺纹管冷凝水应及时倾倒，不可直接倾倒在室内地面，不可使冷凝水流向患者气道；湿化器添加水应使用无菌注射用水，每天更换。

（6）每日唤醒，每天评估是否可以撤机，减少插管天数。

（7）每班监测气囊压力，对建立人工气道的患者推荐予持续声门下吸引。

● **危重患者呼吸监测的项目有哪些？**

答：（1）一般项目。

（2）机械通气。

（3）肺功能。

（4）呼吸动力学。

（5）组织氧合状态。

（6）病原菌。

● **危重患者呼吸监测的重点有哪些？**

答：（1）监测临床表现 呼吸频率与节律；胸廓运动的变化；皮肤黏膜的颜色、湿度、温度、水肿程度；神志的变化；血压、心率、尿量等。

（2）氧输送与组织氧合状态的指标、氧交换效率的指标、肺泡二氧化碳通气量的指标、肺功能的指标。

（3）监测酸碱平衡与水、电解质。

● **机械通气时监测的项目有哪些？**

答：（1）气管插管和气管切开的监护 测定气囊压力、容量。

（2）吸入氧浓度及气道的温度、湿度测定。

（3）通气量的监测 呼出气量、无效潮气量、有效潮气量、每分钟有效通气量等。

（4）通气有关压力的监测 气道压、吸气峰压、平台压、平均气道压、吸气阻力、PEEP，胸肺部顺应性等。

● **在对该患者实施肠内营养时应注意什么？**

答：（1）妥善固定胃管，每班交接胃管插入深度，预防脱管。

（2）行肠内营养时采用匀速持续滴注的方式，逐渐增加输注速度和输液量，营养液输注时应适当加温，一般保持 37～38℃为宜。

（3）注意操作卫生，管饲后用温水冲洗管道。

（4）胃内喂养时应定时检查胃潴留量，喂养后 2h，胃内残留 >200ml 为胃潴留，应根据患者情况减慢输注速度或暂停肠内营养。

（5）经鼻饲管喂养时应注意口腔护理。

（6）吸痰时观察有无反流，翻身时暂停饮食，抬高床头 >30°～45°，以预防反流。

● **重症肺炎的诊断标准有哪些？**

答：中国 2015 年成人 CAP（community-acquired pneumonia，社区获得性肺炎）指南采用新的简化诊断标准：符合下列 1 项主要标准或≥3 项次要标准均可诊断为重症肺炎。

（1）主要标准

① 气管插管需要机械通气。

② 感染性休克积极液体复苏后仍需要血管活性药物。

（2）次要标准

① 呼吸频率≥30 次/min。

② PaO_2/FiO_2≤250mmHg。

③ 多肺叶浸润。

④ 意识障碍和（或）定向障碍。

⑤ 血尿素氮≥7mmol/L。

⑥ 低血压需要积极的液体复苏。

为什么需要对该患者进行镇静治疗？

答：镇痛与镇静治疗是特指应用药物手段以消除患者疼痛，减轻患者焦虑与躁动，催眠并诱导顺行性遗忘的治疗。

ICU 的重症患者处于强烈的应激环境之中，其常见的原因包括以下几种。

（1）自身严重疾病的影响　患者因为病重而难以自理，各种有创诊治操作，自身疾病的疼痛。

（2）环境因素　患者被约束于床上，灯光长明，昼夜不分，各种噪声，睡眠剥夺，邻床患者的抢救或去世等。

（3）隐匿性疼痛　气管插管以及其他各种插管，长时间卧床。

（4）对疾病预后的担忧以及对死亡的恐惧等。

因此，对该患者进行镇痛镇静治疗可以消除或减轻其疼痛与不适，减少不良刺激，使其不感知或者遗忘其在危重阶段的多种痛苦，并不使这些痛苦加重其病情或影响其接受治疗。

如何对该患者进行镇静评估？

答：镇静评估可以采用主观评估及客观评估两种方法。临床上常用主观评估法，可以采用 Ramsay 评分对其进行镇静评估。见表 2-3。

表 2-3　Ramsay 镇静评分标准

分数/分	描述
1	患者焦虑、躁动不安
2	患者配合,有定向力、安静
3	患者对指令有反应
4	嗜睡,对轻叩眉间或大声听觉刺激反应敏捷
5	嗜睡,对轻叩眉间或大声听觉刺激反应迟钝
6	嗜睡,无任何反应

● 该患者的护理要点有哪些?

答:(1)密切观察病情　监测血压、体温、脉搏和呼吸。观察精神症状,是否有神志模糊、昏睡和烦躁等;观察有无休克早期症状,如烦躁不安、反应迟钝、尿量减少等;注意痰液的色、质、量变化;密切观察各种药物作用和副作用。

(2)环境　保持病室环境舒适,空气流通,适宜的温湿度,温度以 18~22℃为宜,相对湿度以 60%~65%为宜。嘱患者注意保暖,以免着凉。尽量使患者安静,避免各种突发性噪声。

(3)人工气道管理　保持呼吸道通畅,加强气道温湿化,按需吸痰,吸痰前可适当加大镇静药用量以及调高氧气浓度以避免引起患者氧饱和度下降。常规进行口腔护理,预防呼吸机相关性肺炎。

(4)机械通气护理　每班监测气囊压力,及时倾倒冷凝水,呼吸机管路在无明显污染状态下每 7 天更换,若出现呼吸机报警应及时分析原因并处理,定时记录呼吸机各项监测指标。

(5)发热护理　发热要采取相应的降温措施。发热可使机体代谢加快,耗氧量增加,使机体缺氧加重,故应监测体温,警惕发生高热惊厥。

(6)及早进行肠内营养　详见上文相关内容。

（7）心理护理　重症肺炎病情重，患者多有喘憋、胸闷、呼吸困难等症状且伴有恐惧感和濒死感。尤其处于 ICU 特殊的环境，各种抢救设备更加重了患者的恐惧感，护士应为患者做好心理护理，用通俗易懂的语言和患者进行沟通，介绍各种检查治疗的目的及配合方法，提高患者的依从性。

● **如何进行预防重症肺炎的健康指导？**

答：（1）积极预防上呼吸道感染，如避免受凉、过度劳累。天气变化时及时增减衣服，感冒流行时少去公共场所。

（2）减少异物对呼吸道的刺激，鼓励患者戒烟。

（3）适当锻炼身体，增加户外活动，保持生活规律、心情愉快，增强机体抵抗力，增强免疫功能，尤其是呼吸道的抗病能力。

（4）多进高蛋白、高热量、高维生素、易消化的食物。新鲜水果和蔬菜提供维生素 C，能帮助身体抵抗疾病。在康复期间仍要多喝流食，同时要吃清淡而富营养的食物。多食鱼和蛋等富含维生素 A 的食物，对保持呼吸道黏膜的健康非常重要。

（5）居室通风，定时换气，以保持室内空气新鲜，减少致病微生物的浓度。

❀【护理查房总结】

重症肺炎是 ICU 常见的危重病之一。我们一定要知道对这类危重症疾病的监测要点和护理，预防及减少并发症。应特别注意以下几点。

（1）明确诊断，根据病情进展情况实施针对性的护理措施。

（2）密切观察患者生命体征变化，发现病情变化及时配合抢救，预防感染性休克。

（3）严格监测患者出入水量，维持水电解质平衡。

（4）加强气道管理，保持呼吸道通畅，按需吸痰，预防呼吸机相关性肺炎。

（5）及早进行肠内营养支持，预防反流和误吸。

（6）准确进行镇静评估。

（曹　岚　李　丽）

查房笔记

病例 11 · 重度哮喘

🍀【病历汇报】

病情 患者女性，23 岁，因"突发咳嗽、咳痰伴喘息 1 天，加重 2h"入院。诉 1 天前因受凉后出现咳嗽、喘息伴低热，在外院经过积极治疗，未见明显缓解，2h 前上述症状加重，呈端坐呼吸，不能平卧，持续不能缓解，伴大汗，遂就诊本院。既往有支气管哮喘病史。

体查 P 119 次/min，R 33 次/min，BP 175/95mmHg，烦躁不安，端坐呼吸，大汗淋漓，双肺可闻及大量哮鸣音和干啰音，心率 119 次/min，奇脉，双下肢无水肿。

辅助检查 心电图示窦性心动过速。血气分析示 pH 7.13，氧分压 49mmHg，二氧化碳分压 55mmHg，血氧饱和度（SaO_2）78%。胸部 X 线检查示肺过度膨胀，肺野透亮度增加。支气管激发试验阳性。

入院诊断 重度哮喘。

主要的护理问题 气体交换受损，清理呼吸道无效，恐惧，知识缺乏，潜在感染。

目前主要的治疗措施 卧床休息，氧疗，解痉，平喘，适当补液，缓解气道阻塞，保持呼吸道通畅。

❓ 护士长提问

● 根据以上病历摘要，该患者的诊断依据是什么？

答：患者 1 天前有受凉感冒为诱因，出现呼吸道感染症状，随之出现大汗，端坐呼吸，双肺大量哮鸣音和干啰音，有奇脉，支气管激发试验阳性以及血气分析结果符合重度哮喘指标。

● **什么是支气管哮喘？**

答：支气管哮喘是由多种细胞（嗜酸性粒细胞、肥大细胞、T 淋巴细胞、中性粒细胞、气道上皮细胞等）和细胞组分参与的气道慢性炎症性疾病。

● **重度哮喘的临床表现有哪些？**

答：（1）症状

① 发作性伴哮鸣音的呼气性呼吸困难或胸闷、咳嗽。

② 端坐呼吸，干咳或大量白色泡沫痰，甚至发绀。

③ 讲话时只能说单字，甚至不能讲话，焦虑烦躁，大汗淋漓。

（2）体征

① 胸部过度充气，呼吸音延长。有广泛哮鸣音，极重症哮喘发作时可减弱或消失（静寂胸）。

② 呼吸频率＞30 次/min、辅助呼吸肌活动及吸气性三凹征，甚至出现胸腹矛盾运动。

③ 心率＞120 次/min、奇脉、颜面发绀等。

● **对此类患者，应该做出哪些应急处理？**

答：（1）缓解气道阻塞，保持呼吸道通畅。

（2）纠正低氧血症及高碳酸血症。及时给氧，必要时建立人工气道。

（3）恢复肺功能，辅助呼吸。

（4）控制感染，预防复发、恶化及并发症。

● **我们应该做出的急救护理措施有哪些？**

答：（1）提供舒适体位　半坐卧位。

（2）评估患者的呼吸及循环功能　心率、呼吸节律、呼吸音、黏膜、口唇颜色等。

（3）判断缺氧情况，合理氧疗　重度哮喘患者常伴有不同程度的低氧血症，在急性发作时，要迅速给予高流量的吸氧。

（4）建立静脉通路，遵医嘱给药。

● **在给该患者吸氧时应注意哪些问题？**

答：应注意观察患者的反应和血气分析变化。

（1）若出现 CO_2 潴留征象，应控制吸氧浓度，防止 $PaCO_2$ 进一步升高。

（2）若 $PaCO_2 > 80mmHg$，将会抑制呼吸中枢，可引起脑水肿、昏迷。

（3）注意观察有无发生气胸和纵隔气肿，特别是气管插管后，患者突然出现胸痛，伴有呼吸困难，应立即做好胸部 X 线片检查和急救的检查。

● **此类哮喘患者病情好转出院后，仍面临着随时发病的可能，在出院时该对患者进行怎样的健康教育？**

答：（1）定量雾化吸入器（MDI）使用方法如下。

① 介绍 MDI 的结构，每次使用前应摇匀药液，深呼气至不能再呼出时，张开口腔，将 MDI 喷嘴放入口中，闭口包住咬嘴，经口缓慢吸气，在吸气开始时以手指按压喷药，至吸气末屏气 5～10s，使较小的雾粒沉降在气道远端，然后缓慢呼气，休息 3min 后可再使用一次。

② 患者应反复练习，直至正确掌握。

③ 指导患者雾化吸入药物后漱口，减少口咽部雾滴的刺激。

④ 患者应学会清洗、保存和更换 MDI 的方法。

（2）识别和避免诱发因素。

（3）遵医嘱用药。

（4）进行有效呼吸，咳出痰液。

（5）学会急救措施。

🍀 **【护理查房总结】**

重度哮喘是指哮喘急性发作，经常规治疗症状不能改善或继续恶化，常呈持续性哮喘表现。或暴发性发作，短时间进入危重状态、发展为呼吸衰竭，并出现一系列并发症，危及生命。对此类患者我们需要鉴别与心力衰竭患者的不同之处，及时准确地做出对症处理。除了以上提到的要点外，还应观察患者的神情变化，适时给予恰当的心理支持，与家属进行交流沟通，让家人给予患者慰藉。

（韩业琼 张 琼）

查房笔记

病例 12 · 急性呼吸窘迫综合征

🍀【病历汇报】

病情 患者女性，63岁，因"反复咳嗽6年，气促3年，加重1个月，摔倒致右股骨颈骨折后呼吸困难2天余"入院，诊断为"干燥综合征，肺间质病变并感染，肺动脉高压"，予以积极抗感染、降低肺动脉压、止咳、平喘等对症支持治疗后，患者咳嗽、咳痰明显好转。2天前，因摔倒致右股骨颈骨折后呼吸困难逐渐加重，为加强监护及治疗进入ICU。

护理体查 T 36.4℃，P 110次/min，R 44次/min，BP 138/85mmHg，SpO_2 92%。持续泵入镇静药镇静，保留经口气管插管，呼吸机辅助呼吸 [PEEP 15cmH_2O，吸入氧浓度（FiO_2）60%]，实施肺保护性通气，双肺呼吸音粗，可闻及湿啰音和哮鸣音，双下肺呼吸音低。

辅助检查 床旁胸部X线片（图2-6）示双肺呈"白肺"改变，较前明显进展。血气分析示pH 7.46，$PaCO_2$ 63mmHg，PaO_2 64mmHg，BE 18.6mmol/L。

入院诊断 急性呼吸窘迫综合征（ARDS）；干燥综合征，肺间质病变并感染；股骨颈骨折。

主要的护理问题 清理呼吸道低效，躯体移动障碍、语言沟通障碍，有口腔黏膜改变、皮肤受损的危险。

目前主要的治疗措施

（1）治疗上予以有创机械通气，给予适当镇静，降低氧耗。

（2）予以抗感染、护心、镇痛、降肺动脉压、抗凝治疗。

（3）严格保持液体出入量平衡，注意电解质平衡、维持内环境稳定等对症支持治疗。

（4）留置胃管加强营养，注意预防反流、误吸。

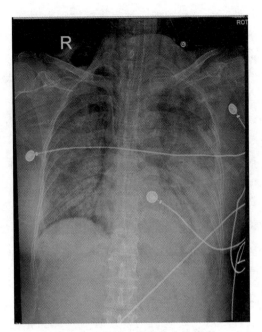

图 2-6　肺间质弥漫性渗出性病变

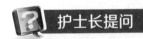

● **该患者诊断为 ARDS 的依据是什么?**

答：患者因肺间质病变并感染入院，由于摔倒致右股骨颈骨折后出现进行性呼吸困难转入 ICU，有明显呼吸急促、呼吸窘迫、低氧血症的特征，根据肺氧合指数<200mmHg，床旁胸部 X 线片示双肺呈"白肺"改变，较前明显进展。根据各项临床体征及辅助检查结果，结合 ARDS 诊断要点可确诊为 ARDS。

● **ARDS 主要有哪三个病理阶段?**

答：ARDS 的三个病理阶段是渗出期、增生期和纤维化期。

● **什么是 ARDS? 其临床表现有哪些?**

答：ARDS 是急性肺损伤的严重阶段。ARDS 是由心源性以外的各种内、外致病因素导致的急性、进行性呼吸困难。临床上以呼吸急促、呼吸窘迫、顽固性低氧血症为特征。主要病理特征为肺微血管的高通透性所致的高蛋白质渗出性肺水肿和透明膜形成，可伴有肺间质纤维化，病理生理改变以肺顺应性降低、肺内分流增加及通气/血流比例失调为主。

临床表现：除原发病的表现外，常在原发病起病后 7 天内（大多数发生于 72h 内）突然出现进行性呼吸窘迫、气促、发绀，不能被通常的氧疗所改善，也不能用其他心肺原因所解释。常伴有烦躁、焦虑、出汗。早期多无阳性体征，中间可闻及细湿啰音，后期可闻及水泡音及管状呼吸音。

● ARDS 的治疗目标包括哪些？

答：ARDS 的治疗目标为改善肺氧合功能，纠正缺氧，保护器官功能，防治并发症和治疗基础疾病。

● 为什么该患者需实施肺保护性通气？

答：由于 ARDS 主要表现为常规吸氧难以纠正的顽固性低氧血症，故该患者早期应用机械通气，以提供充分的通气和氧合，支持器官功能。但由于 ARDS 病变的不均匀性，传统的机械通气潮气量可以使顺应性较好的处于非下垂位肺区的肺泡过度充气而造成肺泡破坏，称为容积伤。同时，处于下垂位肺区的已经萎陷的肺泡可由于机械通气使之反复开放和关闭造成剪切力损伤，使肺损伤进一步加重。因此该患者的机械通气需采用肺保护性通气。

● 该患者实施肺保护性通气的主要措施有哪些？

答：（1）呼吸末正压（PEEP）　适当的 PEEP 可以使萎陷的小气道和肺泡重新开放，减轻肺泡水肿，从而改善肺泡弥散功能和通气/血流比例，减少分流，达到改善氧合功能和肺顺应性的目的。但 PEEP 可增加胸腔正压，减少回心血量，影响通气/血流比例，因此需从低水平开始，先用 $5cmH_2O$，逐渐增加到合适水平，一般为 $8\sim18cmH_2O$，以维持 $PaO_2 > 60mmHg$ 而 $FiO_2 < 60\%$。

（2）小潮气量（low tidal volume）　由于 ARDS 导致肺泡萎陷和功能性残气量减少，有效参与气体交换的肺泡数减少，因此，要求以小潮气量通气，以防止肺泡过度充气。通气量为 $6\sim 8ml/kg$，使吸气压控制在 $30\sim 50cmH_2O$ 以下。可允许一定程度的 CO_2 潴留和呼吸性酸中毒（pH $7.25\sim 7.30$），酸中毒严重时应适当补碱。

（3）通气模式的选择　目前尚无统一的标准。压力控制通气可以保证气道吸气压不超过预设水平，避免肺泡过度扩展而导致呼吸机相关性肺损伤。它是较常用的模式。反比通气的吸气相长于呼气相，与正常呼、吸比例相反，可以改善氧合，当与压力控制通气联合使用时，延长的吸气时间可以产生一延长的低压气流，从而改善气体的弥散功能。

● **如何对该患者实施液体管理？**

答：一般 ARDS 患者不宜输胶体液，因内皮细胞受损，毛细血管通透性增加，胶体液可渗入间质加重肺水肿。大量出血患者必须输血时，最好输新鲜血，用库存 1 周以上的血时应加用微过滤器，避免发生微小血栓而加重 ARDS。为了减轻肺水肿，需要以较低的循环容量来维持有效循环，保持双肺相对"干"的状态。在血压稳定的前提下，出入液量宜呈轻度负平衡。适当使用利尿药可以促进肺水肿的消退。必要时需放置肺动脉导管监测肺动脉楔压（PAWP），指导液体管理。

● **该患者的监护要点有哪些？**

答：（1）观察病情变化　密切监测生命体征，尤其是监测呼吸频率、节律、深度的变化，准确记录出入量，合理安排输液速度，避免入量过多加重肺水肿。肠内营养时应注意观察有无胃内潴留，对有消化道出血的患者可进行肠外营养，注意监测血糖变化。

（2）机械通气的护理

① 选择合适的机械通气模式：在机械通气时应适时调节压力水平。尽可能使 ARDS 患者保留一定程度的自主呼吸，与控制通气相比，这样能显著改善肺重力依赖区的通气，避免发生肺不张；

改善肺通气血流比；减少正压通气对血流动力学的影响；减少镇静肌松药的使用；并在一定程度上影响机械通气和住 ICU 的时间。

② 合理调节通气参数：呼吸末正压（PEEP）和潮气量（VT）的调节在 ARDS 的机械通气中占有最为重要的地位，是实施肺保护性通气策略的最主要参数。

③ 密切监测：机械通气期间要严密监测呼吸机的工作状况，根据患者病情变化及时判断和排除故障，保证有效通气。严格限制潮气量和气道压，密切监测氧合指标及呼吸窘迫改善情况，密切观察有无呼吸机相关性肺损伤。

④ 严格掌握吸痰时机：评估吸痰指征，按需吸痰，PEEP 对维持肺泡的开放状态具有重要意义，吸痰时最好不要断开呼吸机，应尽量采用密闭式吸痰。

（3）心理护理　由于患者健康状况发生改变，不适应环境，患者易出现紧张不安、悲痛、易激动、治疗不合作，在护理患者时应注意加强心理护理，同情理解患者的感受，消除心理紧张和顾虑，对不能语言沟通的患者，可应用图片、文字、手势等多种方式与患者交流。

● **该患者的饮食护理计划是什么？**

答：该患者机体处于高代谢状态，应补充足够的营养。由于在禁食 24～48h 后可以出现肠道菌群异位，且全静脉营养可引起感染和血栓形成等并发症，因此宜早期开始胃肠营养。在行胃肠营养时床头应抬高 30°～45°，鼻饲前确认胃管是否在胃内，检查胃内是否有潴留物，以避免食物反流。

🍀【护理查房总结】

急性呼吸窘迫综合征是 ICU 常见的危重病之一，我们一定要知道对这类危重症疾病的监测要点和护理，预防及减少并发症。应特别注意以下几点。

（1）明确诊断，根据病情进展情况实施针对性的护理措施。

（2）密切观察患者生命体征变化，发现病情变化及时配合抢救，赢得抢救时机，提高抢救成功率。

（3）加强翻身拍背，保持呼吸道通畅，按需吸痰。

（4）加强气道管理，预防呼吸机相关性肺炎。

（5）及早进行营养支持，预防反流和误吸。

（6）准确评估镇静状态。

（曹　岚）

查房笔记

病例 13 · 呼吸衰竭

【病历汇报】

病情 患者男性，27 岁，因"尿量减少、间断咯血 1 年余，胸痛、胸闷、气促 3 天"入院。既往体健，否认"肝炎、结核、伤寒"病史，否认"糖尿病、心脏病"病史，无手术外伤史。

护理体查 T 38.7℃，P 104 次/min，R 25 次/min，BP 179/97mmHg，SpO_2 89%。神志清楚，精神差，间断咯血，无创呼吸机辅助呼吸，双肺呼吸音稍低，可闻及湿啰音，双下肢无明显水肿。

辅助检查 胸部正侧位片示左下肺感染；双肺内点状密度增高影，呈弥漫性分布；感染；左侧胸腔积液，心包积液。动脉血气分析示 pH 7.37，$PaCO_2$ 25mmHg，PaO_2 57mmHg，BE −9.4mmol/L。

入院诊断 肺出血-肾炎综合征；肺部感染，呼吸衰竭。

主要的护理问题 清理呼吸道低效，睡眠形态紊乱，体温升高，活动无耐力，有感染的危险，焦虑。

目前主要的治疗措施

（1）治疗上予以无创呼吸机辅助呼吸，垂体后叶素止血，B 超引导下行胸腔穿刺引流术，减轻胸水压迫肺通气。

（2）患者高热考虑感染可能性大，完善感染相关检查，指导抗生素使用。

（3）患者肾衰竭，需行血液净化肾脏替代治疗。

（4）予以营养支持、护心、补充白蛋白减轻水肿等对症治疗，主要维持内环境稳定。

护士长提问

● 为什么该患者诊断为呼吸衰竭？

答：患者因间断咯血 1 年入院，因肺泡出血影响氧气弥散功能，导致氧合差，胸部 X 线片示左侧大量胸腔积液，可致限制性通气障碍，这些均是导致呼吸衰竭的表现，且根据影像学结果显示双肺内点状密度增高影，呈弥漫性分布，血气分析结果显示 PaO_2 57mmHg，因此可确诊为呼吸衰竭。

● 该患者属于Ⅰ型呼吸衰竭还是Ⅱ型呼吸衰竭，为什么？

答：临床上根据动脉血气分析可将呼吸衰竭分为Ⅰ型呼吸衰竭和Ⅱ型呼吸衰竭。该患者属于Ⅰ型呼吸衰竭。

（1）Ⅰ型呼吸衰竭 仅有缺氧，无 CO_2 潴留，血气分析特点为 $PaO_2 < 60mmHg$，$PaCO_2$ 降低或正常，见于换气功能障碍。

（2）Ⅱ型呼吸衰竭 既有缺氧，又有 CO_2 潴留，血气分析特点为 $PaO_2 < 60mmHg$，$PaCO_2 > 50mmHg$，系肺泡通气不足所致。

根据该患者血气分析结果的特点：$PaCO_2$ 25mmHg，PaO_2 57mmHg，可判断该患者属于Ⅰ型呼吸衰竭。

● 什么是呼吸衰竭？

答：呼吸衰竭简称呼衰，是指各种原因引起的肺通气和（或）换气功能严重障碍，以致在静息状态下亦不能维持足够的气体交换，导致低氧血症伴（或不伴）高碳酸血症，进而引起一系列病理生理改变和相应临床表现的综合征。由于临床表现缺乏特异性，明确诊断需依据动脉血气分析，若在海平面、静息状态、呼吸空气条件下，动脉血氧分压 $(PaO)_2 < 60mmHg$，伴有或不伴有二氧化碳分压 $(PaCO_2) > 50mmHg$，并除外心内解剖分流和原发于心排血量降低等因素所致的低氧，即可诊断为呼吸衰竭。

● 呼吸衰竭常见的临床表现有哪些？

答：（1）呼吸困难 多数患者有明显的呼吸困难，急性呼吸衰竭早期表现为呼吸频率增加，病情严重时出现呼吸困难，辅助呼吸肌活动增加，可出现三凹征。

（2）发绀 是缺氧的典型表现。当 SpO_2 低于 90％时，出现口唇、指甲和舌发绀。另外，发绀的程度与还原型血红蛋白含量有关，因此红细胞增多者发绀明显，而贫血患者则不明显。

（3）精神神经症状 急性缺氧可迅速出现精神错乱、狂躁、昏迷、抽搐等症状。慢性呼吸衰竭随着 $PaCO_2$ 升高，出现先兴奋后抑制症状。兴奋症状包括烦躁不安、昼夜颠倒、甚至谵妄。CO_2 潴留加重时导致肺性脑病，出现抑制症状，表现为表情淡漠、肌肉震颤、间歇抽搐、嗜睡、甚至昏迷等。

（4）循环系统表现 多数患者出现心动过速，严重缺氧和酸中毒时，可引起周围循环衰竭、血压下降、心肌损害、心律失常甚至心脏骤停。CO_2 潴留者出现体表静脉充盈、皮肤潮红、温暖多汗、血压升高；慢性呼吸衰竭并发肺心病时可出现体循环淤血等右心衰竭表现。因脑血管扩张，患者常有搏动性头痛。

（5）消化和泌尿系统表现 严重呼吸衰竭时可损害肝、肾功能，并发肺心病时出现尿量减少。部分患者可引起应激性溃疡而发生上消化道出血。

● 呼吸衰竭处理的原则是什么？

答：呼吸衰竭处理的原则是在保持呼吸道通畅条件下，迅速纠正缺氧、CO_2 潴留、酸碱失衡和代谢紊乱，防治多器官功能受损，积极治疗原发病，消除诱因，防治和治疗并发症。

● 该患者目前首优的护理问题是什么？护理目标是什么？该采取哪些护理措施？

答：（1）首优的护理问题 潜在并发症（重要脏器缺氧性损伤），这与低氧血症有关。

（2）护理的目标 纠正低氧血症，改善缺氧症状。

（3）护理措施 关键是密切观察病情，正确实施氧疗，必要时予无创机械通气，采取合适体位，随时积极配合抢救，促进有效通气，给予心理支持。具体措施如下。

① 氧疗：根据缺氧状况给予正确的氧疗措施，该患者有严重的低氧血症，可给予患者高流量面罩给氧，如氧合仍未改善，给予无创呼吸机辅助通气，严密观察氧疗效果，根据血气分析结果随时调整参数。

② 体位、休息与活动：帮助患者取舒适且有利于改善呼吸状态的体位，一般呼吸衰竭的患者取半卧位或坐位，趴伏在床桌上，借此增加辅助呼吸肌的效能，促进肺膨胀。为减少体力消耗，降低氧耗量，患者需卧床休息，并尽量减少自理活动和不必要的操作。

③ 促进有效通气：指导患者进行缩唇呼吸，通过腹式呼吸时膈肌的运动和缩唇呼吸促使气体均匀而缓慢地呼出，以减少肺内残气量，增加有效通气量，改善通气功能。

④ 病情监测：该患者需应用心电监护严密监测生命体征，尤其是血氧饱和度的变化，观察和记录每小时尿量和液体出入量，记录 24h 出入水量，监测动脉血气分析和生化检查结果，了解电解质和酸碱平衡情况。

⑤ 心理支持：该患者因呼吸困难、预感病情危重、可能危及生命，会产生紧张、焦虑情绪，应多了解和关心患者的心理状况，经常巡视患者，指导患者应用放松、分散注意力和引导性想象技术，以缓解患者的紧张和焦虑。

⑥ 配合抢救：备齐有关抢救用品，发现病情变化，随时做好抢救准备，提高抢救成功率。

该患者因氧合差予以无创呼吸机辅助通气，在无创通气期间，护士应如何实施护理？

答：(1) 无创通气前患者宣教　应用无创通气前，应做好患者的解释工作，说明无创通气的重要性、工作原理、可能出现的感受及配合要领等，以取得其配合。要充分做好患者的心理护理，消除其紧张、恐惧感。

(2) 选择合适的面罩及护理　根据患者的脸型选择合适的面罩，并妥善固定好面罩，以减少漏气发生。

(3) 卧位　患者取头高位或半卧位（头部抬高 30°以上），这样有利于保持气道的通畅。餐后 2h 宜取半卧位，以防止误吸。

(4) 严密观察患者的体温、脉搏、呼吸、神志、尿量等变化。定时做血气分析，根据血气分析结果及时调整呼吸机参数。另外，还需观察有无胃肠胀气，对于有误吸可能的患者可在行无创正压通气前先给予胃管减压。

（5）监测呼吸机工作情况　机械通气后应监测通气量是否恰当，同时观察漏气量、压力水平等指标。

（6）保持呼吸道通畅　无创通气治疗前或治疗中协助患者翻身拍背，鼓励其有效咳嗽、咳痰，告知患者要增加水的摄入，以防呼吸道干燥。

（7）观察并处理面罩引起的并发症　无创通气期间，定时检查面罩有无漏气，检查患者鼻/面部皮肤有无发红及破溃、鼻黏膜有无充血，询问患者有无口鼻干燥、胃肠胀气、眼部刺激等异常不适，及时采取调整面罩松紧度等。

● **针对该患者应进行哪些健康指导？**

答：（1）疾病知识指导　向患者及家属讲解疾病的发生、发展和转归。

（2）呼吸锻炼的指导　教会患者有效咳嗽、咳痰技术，如缩唇呼吸、腹式呼吸、体位引流、拍背等方法，提高患者的自我护理能力，加速康复。

（3）活动与休息　根据患者的具体情况指导患者制订合理的活动和休息计划。

（4）增强体质，避免诱因　鼓励患者进行呼吸功能锻炼，指导患者合理安排膳食，加强营养，避免吸入刺激性气体，避免劳累、情绪激动等不良刺激。

（5）呼吸衰竭的征象及处理　若有气促、发绀加重等变化，及时与医护人员沟通。

❀【护理查房总结】

呼吸衰竭是 ICU 常见的危重病之一，我们一定要知道对这类危重症疾病的急救和护理，严密监测病情变化，随时抢救准备。应特别注意以下几点。

（1）明确诊断，准备判断呼吸衰竭的分型，根据病情实施正确的氧疗。

（2）密切观察患者生命体征变化，随时做好气管插管和机械通气的准备，发现病情变化及时配合抢救，赢得抢救时机，提高抢救成功率。

（3）加强翻身拍背，保持呼吸道通畅，促进痰液引流。

（4）指导患者进行呼吸功能锻炼。

（曹　　岚）

查房笔记

病例 14 · 急性肺栓塞

【病历汇报】

病情 患者女性，62 岁，因"突发呼吸困难 1 天伴胸痛"急诊入院。既往有骨盆骨折，腰椎骨折，长期卧床史。

护理体查 T 38.8℃，P 146 次/min，R 40 次/min，BP 80/45mmHg，患者神志模糊，四肢皮肤湿冷，SpO_2 测不到，口唇发绀，咳嗽咳痰，痰中带血丝。

辅助检查 动脉血气分析示 SaO_2 88％，PaO_2 45mmHg，$PaCO_2$ 60mmHg。血浆 D-二聚体示 $598\mu g/L$。胸部 X 线片示肺纹理稀疏、纤细，提示肺动脉栓塞。

入院诊断 多发性骨折；右胫骨髓内钉内固定术后；急性肺栓塞。

主要的护理问题 潜在并发症（重要脏器缺氧性损伤，再栓塞），恐惧。

目前主要的治疗措施 绝对卧床休息，吸氧，扩容、抗凝，促进栓子溶解和降低血小板活性，适当镇静、镇痛等对症治疗，同时密切注意病情变化。

❓ 护士长提问

● **什么是肺栓塞？**

答：肺栓塞（PE）是内源性或外源性因栓子阻塞肺动脉引起肺循环功能障碍的临床和病理生理综合征，包括肺血栓栓塞症、脂肪栓塞综合征、羊水栓塞、空气栓塞、肿瘤栓塞和细菌栓塞等。

应立即给予该患者什么样的急救措施？

答：（1）建立静脉通路。

（2）予以休克体位并保暖，尽量减少搬动。

（3）保持呼吸道通畅，予以吸氧，或遵医嘱予以无创呼吸机辅助通气。

（4）遵医嘱予以镇痛、溶栓等对症治疗。

什么是肺血栓栓塞症？

答：肺血栓栓塞症（PTE）是指来自静脉系统或右心的血栓阻塞肺动脉或其分支所致的疾病，以肺循环（含右心）和呼吸功能障碍为主要临床表现和病理生理特征，是最常见的肺栓塞类型，通常所称的肺栓塞即 PTE。

发生肺栓塞的高危人群有哪些？

答：高龄、肥胖、心脏病、肿瘤、妊娠与分娩、手术后、长期卧床、活动受限等人群。

肺血栓栓塞症三联征的表现是什么？

答：肺血栓栓塞症三联征的表现是胸痛、咯血、呼吸困难。

诊断肺栓塞的"金标准"是什么？

答：肺动脉造影是诊断肺栓塞的"金标准"。

对该患者如何进行病情监测？

答：监测呼吸及重要脏器的功能状态，以提供诊断信息并指导治疗。

（1）呼吸状态　严密监测患者的呼吸频率及幅度、血氧饱和度、动脉血气变化。

（2）意识状态　监测患者有无烦躁不安、嗜睡、意识模糊、定向力障碍等脑缺氧的表现。

（3）循环状态　监测患者的心率、血压变化，有无颈静脉充盈度增高以及下肢水肿等表现。

（4）心电活动　严密监测患者的心电图的动态变化。

（5）凝血功能监测　注意观察牙龈、皮肤黏膜、大小便颜色以及有无头痛、呕吐、瞳孔变化、意识改变等出血症状。

● **下肢周径的测量方法是什么？**

答：下肢周径的测量方法为大、小腿周径的测量点分别为髌骨上缘以上 15cm 以及髌骨下缘以下 10cm 处，双侧下肢周径相差 1cm 有临床意义。

● **对该患者如何进行出院指导？**

答：（1）服用抗凝血药期间要定期复查凝血指标。

（2）服药期间忌酒，食物应富含维生素 K 等，但避免短时间大量进食。

（3）定期随访，定时服药。

（4）自我观察出血倾向。

（5）注意下肢活动，长期卧床患者进行床上活动，不能自主活动者可进行被动肢体活动。

（6）病情有变化时及时就医。

❀【护理查房总结】

急性肺栓塞是重症医学科的常见病。急性肺栓塞的发病病因有很多，如血栓、心脏病、肿瘤、妊娠分娩、脂肪栓塞、空气栓塞等，我们一定要掌握对这类危重症疾病的急救及监测重点，为医师诊断和治疗提供可靠信息，挽救患者生命，预防及减少并发症。

（1）保持呼吸道通畅，重点观察患者呼吸频率及节律变化，掌握无创呼吸机的监测要点。

（2）在溶栓、抗凝治疗过程中应注意监测凝血功能，注意观察牙龈、皮肤黏膜、大小便颜色以及有无头痛、呕吐、瞳孔变化、意识改变等出血症状。

（3）患者应绝对卧床休息，保持大便通畅，避免便秘、咳嗽等，以免增加腹腔内压。

（4）保证正确采集标本，特别是凝血功能检查。

（曹　岚）

查房笔记

病例 15 · 上消化道大出血

【病历汇报】

病情 患者男性，因"呕血1500ml伴晕厥"入院。经过输血补液止血治疗血压由60/30mmHg升至105/60mmHg，但胃管内仍有暗红色液体流出。十二指肠球部溃疡病史30年，1992年曾行溃疡穿孔修补术。

护理体查 P 105次/min，BP 105/60mmHg，神志清楚。腹平软，腹部无压痛，无反跳痛，肠鸣音活跃。

辅助检查 血常规示血红蛋白（Hb）76g/L，血细胞比容（Hct）22.5%。急诊胃镜示十二指肠球部活动性渗血。

入院诊断 十二指肠球部溃疡大出血。

主要的护理问题 体液不足、活动无耐力、焦虑、潜在并发症（窒息）。

目前主要的治疗措施 卧床休息，严密观察病情并记录出入水量、积极止血，保证血容量，必要时完善术前准备。

❓ 护士长提问

● **根据以上病历摘要，该患者的诊断依据有哪些?**

答：（1）急诊胃镜检查，发现十二指肠球部活动性渗血，既往十二指肠球部溃疡病史及溃疡穿孔修补术史，基本上排除食管-胃底静脉曲张出血、胃癌出血等常见上消化道出血原因，诊断十二指肠球部溃疡出血成立。

（2）十二指肠球部溃疡病史30年，1992年曾行溃疡穿孔修补术。现在出现大出血，且经过输血补液止血治疗血压升至105/60mmHg，手术指征明确，建议急诊手术。

什么是上消化道大出血？

答：上消化道大出血是指屈氏韧带以上的食管、胃、十二指肠、上段空肠以及胰管和胆管的出血，并且24h失血量为血容量的20％或需输血1000ml以上的出血。

该病的临床表现有哪些？

答：（1）呕血、黑粪 为上消化道出血的特征性表现，患者均有黑粪，但不一定有呕血，有呕血者一定伴有黑粪，呕血多为棕褐色，呈咖啡渣样。

（2）失血性周围循环衰竭 头晕、心悸、出汗、恶心、口渴、乏力、精神萎靡、烦躁不安、意识模糊等，患者排便或排便后易晕倒在地。皮肤湿冷、脉细速、血压下降、心动过速等。

（3）发热 一般不超过38.5℃，可持续3～5天。

（4）氮质血症 上消化道出血后血中尿素氮的浓度升高，一般于一次出血后数小时血尿素氮升高，3～4日后恢复正常。

如何初步判断上消化道出血的速度和出血量？

答：（1）上消化道出血的临床表现主要取决于出血的速度和出血量的多少。如果出血很急，量很多，则往往既有呕血又有便血，呕血多为鲜红色并常伴有血凝块，便血也多呈鲜红色。如果出血较慢，量较少，则常出现黑粪，粪便呈柏油样黑亮；较少出现呕血，呕血多表现为咖啡渣样。

（2）出血量在5～10ml时，粪便潜血阳性而颜色无明显改变，为隐性出血；出血量在60～100ml时，排出柏油样便，为显性出血；成人出血量在1000ml以上或引起循环状态改变的急性出血，称为大出血。

（3）上消化道出血病情严重程度的分级，见表2-4。

表2-4 上消化道出血病情严重程度的分级

分级	年龄/岁	伴发病	失血量/ml	血压/mmHg	脉搏/(次/min)	血红蛋白/(g/L)	症状
轻度	<60	无	<500	基本正常	正常	无变化	头晕

续表

分级	年龄/岁	伴发病	失血量/ml	血压/mmHg	脉搏/(次/min)	血红蛋白/(g/L)	症状
中度	<60	无	500～1000	下降	>100	70～100	晕厥、口渴、少尿
重度	>60	有	>1500	收缩压<80	>120	<70	四肢冷、少尿、意识模糊

● 该病的急救和治疗主要有哪些?

答:急救与治疗如下。

(1) 急救措施　卧位,保持呼吸道通畅,必要时吸氧,活动性出血期禁食。建立静脉通路,迅速补充血容量,包括输液、输血,根据患者失血量和中心静脉压决定输液量和速度。必要时先用右旋糖酐或其他血浆代用品。

(2) 止血措施

① 药物止血:生长抑素、奥曲肽等是常用静脉药物。去甲肾上腺素(4～8)mg+100ml冰生理盐水口服,以及云南白药、垂体后叶素等。

② 食管-胃底静脉曲张破裂出血者可采用三腔二囊管压迫止血或内镜下注射硬化剂到曲张的静脉止血。

③ 胃内降温止血法:用冷盐水反复洗胃。

(3) 手术治疗　经内科积极治疗而不能止血者应尽早考虑手术治疗。

● 该患者现在有无手术指征? 该病的手术指征是什么?

答:该病例诊断基本明确,暂时还没有急诊手术的指征。胃十二指肠溃疡大出血的急诊手术指征如下。

(1) 出血速度快,短期内就出现休克或较短时间内需要输入较大量的血液才能维持血压和血细胞比容(Hct)。

(2) 内科治疗无效。

(3) 年龄在60岁以上伴有动脉硬化症,表示自行止血的可能性很小，对失血的耐受差。

（4）胃镜显示动脉搏动性出血，溃疡底部血管显露或局部血块黏附，预示再出血的危险很大。

（5）不久前发生过类似大出血或出血并发急性穿孔和瘢痕性幽门梗阻。

辅助检查：血常规示中度贫血，胃镜提示球部的活动性渗血。既往有溃疡穿孔的病史，综上所述，该患者并不符合急诊手术的指征，可继续予内科非手术治疗，如补液和输血，防止和继续纠正休克症状；胃管中灌入冰生理盐水和去甲肾上腺素，收缩小血管，以起到控制活动性渗血的目的。

● **在治疗和护理当中需要密切观察的要点有哪些？**

答：（1）观察血压、体温、脉搏、呼吸的变化。

（2）在大出血时，每 15～30min 测脉搏、血压，有条件者使用心电血压监护仪进行监测。

（3）观察神志、末梢循环、尿量、呕血及便血的色、质、量。

（4）有头晕、心悸、出冷汗等休克表现，及时报告医师对症处理并做好记录。

● **如何判定是否存在活动性消化道出血？**

答：（1）患者症状好转、脉搏及血压稳定、尿量＞30ml/h，提示出血停止。

（2）提示存在活动性出血的症状与体征

① 呕血或黑粪次数增多，呕吐物呈鲜红色或排出暗红色血便，或伴有肠鸣音活跃。

② 经快速输液输血，周围循环衰竭的表现未见明显改善。

③ 红细胞计数：血红蛋白测定与 Hct 继续下降，网织红细胞计数持续增高。

④ 补液与尿量足够的情况下，血尿素氮持续或再次增高。

⑤ 胃管抽出物有较多新鲜血。

● **该病有哪些需要特别的注意事项？**

答：（1）消除紧张情绪，积极配合治疗，保证睡眠，减少和消除外界的刺激，以减少出血，促进止血。

（2）出血应卧床休息，头侧向一边，保持呼吸道通畅，防止呕血吸入气道。

（3）加强口腔护理，保持皮肤清洁，预防并发症。

（4）插三腔二囊管的患者积极认真配合治疗及护理。

（5）患者学会自我护理，消除各种出血诱因，如避免过度疲劳，控制饮食等。

【护理查房总结】

上消化大出血是一种致命性急症，其临床表现主要取决于失血速度、失血量、出血部位和同时合并的其他疾病，严重者可发生休克和急性肾前性肾功能衰竭，需要迅速诊断和处理。对此类患者，应掌握以下护理要点。

（1）上消化道出血患者出血量的判断以及病情严重程度的分级。

（2）活动性出血的临床表现。

（3）消化道大出血的紧急处理原则与措施。

（4）消化道出血患者的饮食与生活指导。

（韩业琼　李　丽）

查房笔记

病例 16 • 重症肝炎

【病历汇报】

病情 患者女性，32 岁，因"乏力、纳差、尿黄 4 天，神志不清 1 天"入院。门诊以病毒性肝炎（乙型）急性重型并肝性脑病收住院。既往体健，否认肝炎家族史及接触史。

护理体查 T 36.2℃，P 91 次/min，R 25 次/min，BP 117/76mmHg，呈昏迷状，全身皮肤、黏膜黄染明显，巩膜黄染明显，可见肝掌（图 2-7）和蜘蛛痣（图 2-8）。瞳孔等大等圆，对光反应存在。

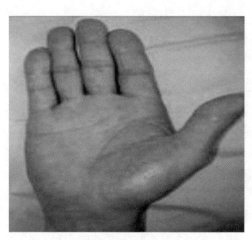

图 2-7 肝掌

辅助检查 肝功能示总胆红素（TBIL）214.2μmol/L，ALT 2660U/L，AST 907U/L，胆固醇 1.69mmol/L，总胆汁酸 439mmol/L，胆碱酯酶 2040U/L，血氨 113.9mmol/L。

入院诊断 病毒性肝炎（乙型），急性重型肝炎并肝性脑病。

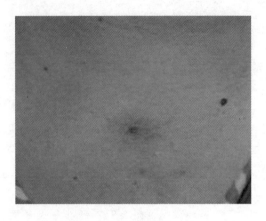

图 2-8　蜘蛛痣

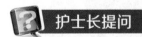　　急性意识障碍，与血氨增高有关；营养失调，与精神障碍、胃肠道不适有关；潜在并发症，如多器官衰竭、出血、感染、休克、腹水等。

目前主要的治疗措施　　卧床休息，密切观察病情，补充白蛋白，护肝，促进肝细胞再生，抗感染，抗病毒，维持电解质及酸碱平衡等对症支持治疗。

护士长提问

● 什么是重型肝炎（肝衰竭)？

答：重型肝炎（肝衰竭）是由多种因素引起肝细胞严重损害，导致其合成、解毒和生物转化等功能发生严重障碍，出现以黄疸、凝血功能障碍、肝性脑病和腹水等为主要表现的一种临床综合征。

● 什么是急性重型肝炎？

答：急性重型肝炎是指原来无肝病者肝脏受损后短时间内发生的一种潜在可逆性的综合征，临床表现以凝血酶原时间延长和精神活动障碍为特征。

● **对该患者如何进行病情监测？**

答：（1）严密监测生命体征变化，保持呼吸道通畅。

（2）观察意识及瞳孔情况。

（3）观察有无颅内压增高的表现　有无头痛、恶心、呕吐、血压身高、四肢肌肉紧张、两侧瞳孔大小不等等表现。

（4）观察有无出血倾向　有无牙龈出血、皮肤瘀点和瘀斑等表现，并注意大小便颜色变化。

（5）观察黄疸的变化。

（6）观察腹水情况。

（7）观察皮肤变化，预防压力性损伤的发生。

● **什么是肝性脑病？肝性脑病的临床表现是什么？**

答：肝性脑病，是严重肝病或门-体分流引起的以代谢紊乱为基础的中枢神经系统功能失调的综合征，以智力减退、意识障碍、行为失常和昏迷为主要临床表现。

肝性脑病的临床表现可根据意识障碍程度、神经系统表现和脑电图改变分为四期。

（1）0期（潜伏期）　无性格、行为异常，无神经系统病理征，脑电图正常，在心理测试或智力测试中有轻微异常。

（2）1期（前驱期）　轻度性格改变和精神异常，可有扑翼样震颤，脑电图多异常。

（3）2期（昏迷前期）　嗜睡，行为异常（如衣冠不整、随地大小便），言语不清、书写障碍、定向障碍等明显的神经系统体征，有扑翼样震颤，脑电图有特征性异常。

（4）3期（昏睡期）　以昏睡和精神错乱为主。各种神经体征持续存在或加重，扑翼样震颤存在，脑电图有异常表现，锥体束征呈阳性。

（5）4期（昏迷期）　神志完全丧失，不能唤醒。扑翼样震颤无法引出，脑电图明显异常。

● **该患者的饮食护理计划是什么？**

答：（1）该患者需要留置胃管进行鼻饲，鼻饲低脂、高热量、低盐的流质饮食，或静脉补充葡萄糖供给热量，应忌食蛋白质，因摄入的蛋白质可在肠内细菌和消化酶的作用下产生氨，可被肠道吸收进入脑组织，从而加重病情，足够的葡萄糖除提供热量和减少组织蛋白分解产氨外，又有利于促进氨与谷氨酸结合形成谷氨酰胺而降低血氨，清醒后可逐步增加蛋白质饮食。

（2）患者床头应抬高 $30°\sim45°$，鼻饲前要确定胃管是否在胃内，检查是否有胃潴留，避免反流误吸。

● **重型肝炎患者常见的并发症有哪些？**

答：（1）肝性脑病。

（2）肝肾综合征。

（3）出血。

（4）腹水。

（5）肝肺综合征。

（6）感染。

（7）脑水肿。

● **重症肝炎患者出现神志改变时应考虑哪些因素？**

答：（1）肝性脑病。

（2）低血糖。

（3）低钠性脑水肿。

（4）脑血管意外。

（5）消化道出血。

（6）低血压、休克。

（7）应用精神类药物等。

● **如何进行预防肝性脑病的健康教育？**

答：（1）患者意识清醒后，及时向患者及家属介绍肝性脑病的病因及诱发因素。

（2）指导患者及家属合理饮食，不滥用伤肝药物，保持大便通畅，避免各种感染，应进行戒烟戒酒等预防肝性脑病的措施。

（3）让患者及家属认识到有效的自我护理可使病情稳定，延缓发展。

（4）指导患者家属识别病情变化，特别是思维过程变化、性格行为异常等应及时就诊，及早治疗。

【护理查房总结】

重症肝炎是重症医学科的常见病，我们一定要掌握对这类危重症疾病的护理及监测重点，为医师诊断和治疗提供可靠信息，挽救患者生命，预防及减少并发症。

（1）保证患者的休息，休息有利于肝细胞的恢复。

（2）遵循饮食治疗原则。

（3）昏迷患者保持呼吸道通畅，做好生活护理，适当约束，避免发生吸入性肺炎、压力性损伤和其他感染。

（4）保持大便通畅，肝性脑病者禁用肥皂水灌肠。

（5）禁用镇痛、麻醉、安眠和镇静药，以免掩盖病情。

（张　琼）

查房笔记

病例 17 · 原发性肝癌

【病历汇报】

病情　患者男性，42 岁，因"原发性肝癌在全麻下行同种异体原位肝脏移植术"术毕转入本科。既往有乙肝小三阳病史。

护理体查　T 35.5℃，P 132 次/min，R 12 次/min，BP 105/62mmHg。患者麻醉未醒，保留气管插管，导管距门齿 23cm，呼吸机辅助呼吸，留置腹腔引流管、温氏引流管、T 管、胃管、导尿管、漂浮导管、桡动脉置管、右锁骨下中心静脉置管。

辅助检查　血生化检查：ALT 531U/L，AST 371U/L，总蛋白（TP）48.8g/L，白蛋白（ALB）37.6g/L，TBIL 64.9μmol/L。凝血功能：凝血酶原时间（PT）22.9s，活化部分凝血酶时间（APTT）86.9s，凝血酶时间（TT）27.3s。血气分析：pH 7.38，PaO_2 162mmHg，$PaCO_2$ 42mmHg，BE−5mmol/L，HCO_3^- 24mmol/L。

入院诊断　病毒性肝炎（乙型），肝硬化；原发性肝癌。

主要的护理问题　焦虑；恐惧，与不适应环境及担心预后有关；舒适的改变，与术后伤口疼痛有关；潜在并发症（移植肝无功能）；感染等。

目前主要的治疗措施　保暖、镇静、呼吸机辅助呼吸，补充白蛋白，抗感染，使用免疫抑制药，维持内环境稳定等对症支持治疗，同时密切观察病情变化。

？　护士长提问

● **该患者入科后，该如何处理？**

答：（1）遵医嘱予以呼吸机辅助呼吸，连接心电监护仪，了解患者心率、血压、血氧饱和度、体温及呼吸状态，并湿化气道，注意保暖。

（2）了解患者的病情　气道情况、术中循环情况、术中出血及输血情况、术中用药情况等。

（3）了解患者的静脉通路情况及正在使用的药物，特别是血管活性药物，要了解配制浓度计算及输注速度，输注血制品时要注意是否有输血反应。

（4）了解患者的管路情况，确定各个管路名称并做好标记，查看此时引流液的量、性状并标记，妥善固定各管路并标记位置，预防意外脱管。

（5）了解患者术中体位及患者皮肤情况，容易受压部位应予以保护。

（6）遵医嘱监测 CVP、有创动脉压、连接漂浮导管监测每搏输出量（CO）、肺动脉压（PAP）、肺动脉楔压（PCWP）等。

（7）交接患者的物品、药品并登记。

（8）完善各种护理记录。

● **该患者在早期管理中的监测重点是哪些？**

答：（1）神志。

（2）体温。

（3）呼吸功能　自主呼吸频率、节律，血氧饱和度，呼吸机参数是否达到拔管指征。

（4）循环功能　心率、血压、CVP、CO、PA 等。

（5）出入量　尿量、腹腔引流液、胆汁。

（6）腹围。

（7）管路管理　妥善固定，预防管路脱落。

● **急性排斥反应的临床表现有哪些？**

答：畏寒、发热、乏力、精神萎靡、烦躁、肝区疼痛，皮肤黏膜出现黄疸或黄疸加重，胆汁减少，胆汁颜色变浅等。

● **如何监测血药浓度？**

答：抽血时间在最后一次用药后的 12h，以免影响测定结果。

● **肝移植术后常见的并发症有哪些？**

答：（1）移植肝无功能。

（2）术后低血压。

（3）心律失常。

（4）水、电解质紊乱。

（5）感染。

● **移植肝功能不良的表现是什么？如何观察移植肝功能？**

答：（1）移植肝脏功能不良表现为黄疸、转氨酶原升高、凝血酶原时间延长、低蛋白血症、腹水、脑病、电解质和酸碱失衡等表现。

（2）观察移植肝功能的指标有胆汁合成的数量和质量、器官有无水肿、颜色是否异常、有无再灌注不良、有无花斑状的再灌注、尿量、体温等。

● **该患者的饮食护理计划是什么？**

答：术后第三日胃肠功能恢复后给低温、低脂肪、高热量、高维生素的流质饮食，逐渐至半流质、正常饮食，注意观察患者有无腹胀、腹泻、呕吐等情况，若无不适表现，则应鼓励患者进食。

● **对该患者如何进行出院指导？**

答：（1）严格按照医嘱服药。

（2）告知患者掌握服药的剂量、时间、次数、方法。

（3）生活规律，适当活动，避免劳累。

（4）定期随访 术后前半年，每月随访 1 次，术后后半年，每 2 个月随访 1 次，术后第二年，每 3 个月随访 1 次，术后第三年，每年随访 1～2 次。

（5）一旦感觉异常，应立即就医。

【护理查房总结】

原发性肝癌肝移植术后在重症医学科较少见，我们一定要掌握对这类危重症疾病的监测重点及护理，为医师诊断和治疗提供可靠信息，挽救患者生命，预防及减少并发症。

（1）予以患者保护性隔离及保暖。

（2）保持呼吸道通畅，掌握脱机拔管的指征。

（3）妥善固定各类导管，预防意外脱管。

（4）严密监测胆汁、腹腔引流及尿量的量、性状，胆汁的产生是移植肝功能良好的依据。

（5）注意监测凝血功能 引流液的量、性状变化，大小便颜色的变化，全身黏膜有无出血点、瘀斑，注意神志及肢体活动。

（曹　岚）

查房笔记

病例 18 · 重症胰腺炎

🍀【病历汇报】

病情 患者男性，36 岁，因"大量饮酒后突然出现中上腹持续性胀痛，向腰背部放射，伴腹胀、恶心、呕吐 2 天"急诊入院。既往体健，否认结核、肝炎、糖尿病等病史。

护理体查 T 38.5℃，P 112 次/min，R 30 次/min，BP 94/70mmHg，SpO_2 93%。神志清楚，急性痛苦面容，进行性呼吸窘迫、发绀、中上腹压痛，腹胀明显，伴恶心、呕吐，并有肌紧张、反跳痛、肠鸣音减弱，移动性浊音阳性。

辅助检查 尿淀粉酶 645U/L，血淀粉酶 53U/L。血糖 9.7mmol/L。白细胞计数 $14.2×10^9$/L，中性粒细胞 91.5%，血沉 68mm/h，超敏 C 反应蛋白（h-CRP）156mg/L。尿常规示潜血试验（BLD＋镜检）示 RBC 少量。血脂肪酶 55U/L。腹部 CT（图 2-9）检查胰腺体积明显增大，密度下降。

入院诊断 急性出血坏死性胰腺炎（重症急性胰腺炎）。

主要的护理问题 气体交换受损；疼痛；有体液不足的危险；体温过高；营养失调，低于机体需要量；恐惧/紧张；知识缺乏；潜在并发症。

目前主要的治疗措施 入院后立即给予氧疗、液体复苏、维持水电解质平衡、抑酸和抑酶、抗感染治疗、禁食、持续胃肠减压、动态监测体温、心率、血压、呼吸、血氧饱和度、CVP、血糖（BS）变化，监测尿量、膀胱压、胃液性质、肠鸣音及神志变化。

❓ 护士长提问

● **该患者的诊断依据是什么？**

答：患者为重症急性胰腺炎，其诊断依据如下。

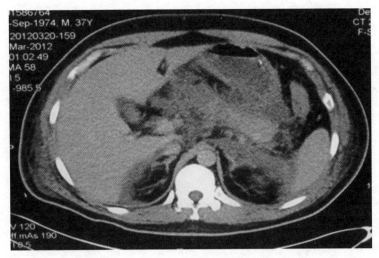

图 2-9　重症胰腺炎

（1）大量饮酒史。

（2）急性持续中上腹痛、腹胀，伴向腰背部放射。

（3）恶心、呕吐。

（4）出现血流动力学和呼吸功能的改变。

（5）血清各胰酶水平升高。

（6）增强 CT 扫描示胰腺增大。

根据病史以及临床症状与体征，可以明确诊断为"重症急性胰腺炎"。

● **什么是重症急性胰腺炎？其病因有哪些？**

答：（1）重症急性胰腺炎（SAP）也称急性出血坏死性胰腺炎，是指因多种原因导致胰酶在胰腺内被激活后引起胰腺组织自身消化，以胰腺实质出血、坏死为主要病理特征的重症炎症反应。

（2）病因

① 胆道疾病：胆道结石、胆道感染、胆道蛔虫症等（我国常见）。

② 胰管阻塞。

③ 酗酒和暴饮暴食（国外常见）。

④ 其他：手术与创伤、内分泌与代谢障碍（高脂血症、高钙血症）、感染、药物、遗传变异等。

⑤ 特发性胰腺炎（病因不明）。

● 重症急性胰腺炎的病程大致分为几期？

答：重症急性胰腺炎的全病程大体可以分为三期，但不是所有患者都有三期病程，有的只有第一期，有的有二期，有的有三期。

（1）急性反应期　自发病至两周，可有休克、呼吸功能障碍、肾功能障碍和脑病等并发症。

（2）全身感染期　发病两周至 1 个月，以全身细菌感染、深部真菌感染或双重感染为其主要临床表现。

（3）残余感染期　时间为发病 1 个月以后，主要临床表现为全身营养不良，存在后腹膜或腹腔内残腔，常引流不畅，窦道经久不愈，伴有消化道瘘。

● 该患者处于哪期？目前主要的护理问题有哪些？

答：患者处于急性反应期。目前主要的护理问题如下。

（1）气体交换受损　与急性肺损伤、呼吸面积减少，肺氧合功能障碍有关。

（2）疼痛　与胰腺及其周围组织炎症、水肿或出血坏死有关。

（3）有体液不足的危险　与炎性渗出、出血、呕吐、禁食等有关。

（4）体温过高　与胰腺炎症、坏死和继发感染有关。

（5）营养失调：低于机体需要量　与恶心、呕吐、禁食和应激消耗、代谢紊乱有关。

（6）恐惧/紧张　与病情进展急骤或腹痛剧烈有关。

（7）知识缺乏　缺乏相关疾病防治及康复的知识。

（8）潜在并发症　感染、急性肾衰竭、心功能不全、水电解质和酸碱平衡紊乱、弥散性血管内凝血（DIC）、急性呼吸窘迫综合征（ARDS）等。

为何患者需要禁食、胃肠减压？

答：胃肠减压是利用负压吸引和虹吸的原理，将胃管自口腔或鼻腔插入，通过胃管将积聚于胃肠道的气体及液体吸出、减压。禁食、胃肠减压的目的如下。

（1）减轻患者呕吐、腹痛、腹胀。

（2）减少对胃肠刺激，从而减少胃肠分泌，使胰液分泌减少，缓解炎症。

（3）减少食物进入胃、小肠，减少阻塞，降低胰管内压力，利于胰液排泄。

该患者监测腹腔内压力的意义是什么？如何监测？

答：腹腔内压力（intra-abdominal pressure，IAP，简称腹内压）是临床诊断和治疗疾病重要的生理学参数之一。腹腔内压力对判断 SAP 病情严重程度、选择手术时机有重要的提示作用。正常腹腔内压力主要是由腹腔内脏器的静水压产生，正常情况下，腹腔内压力值为 0～7mmHg，平均为 0mmHg，和大气压相近。腹腔内压力受多种因素的影响，与患者身体质量指数有关，且受既往腹部手术的影响。腹腔内压力测量有直接法和间接法。直接法通过一个插到腹腔内导管连接到一个压力换能器来测量腹内压。间接测量方法包括：胃内压测定、膀胱内压测定及通过股静脉插管间接测定下腔静脉压等。临床常用膀胱测压法间接测定腹内压，具有无创、使用方便、无并发症等优点。当腹内压＞12mmHg 时即腹腔高压（IAH）。IAH 一般分为四级：Ⅰ级为腹腔内压力在 12～15mmHg；Ⅱ级为腹腔内压力在 16～20mmHg；Ⅲ级为腹腔内压力在 21～25mmHg；Ⅳ级腹腔内压力大于 25mmHg。腹腔内压力增加到一定程度，一般来讲，当腹腔内压力持续＞20mmHg 时，就会引发脏器功能障碍，出现腹腔间隔室综合征（abdominal compartment syndrome，ACS）。本综合征常是暴发性急性胰腺炎的重要合并症及死亡原因之一。简便、实用的测量腹腔内压力的方法是经导尿管膀胱测压法注入小于 25ml 生理盐水，注射完毕 30～60s 等膀胱肌肉松弛后，于呼气末读数，测得平衡时水柱的高度即为腹腔内压力，测量 3 次，取平均值。

🍀【护理查房总结】

重症急性胰腺炎（SAP）属于急性胰腺炎的特殊类型，是一种病情险恶、并发症多、病死率较高的急腹症，占整个急性胰腺炎的 10％～20％。通过这次查房，我们对 SAP 有了进一步的认识，同时明确了患者存在的主要护理问题、应采取的护理措施和护理重点。

（1）早期容量复苏应注意生命支持、观察生命体征的变化、保证有效血容量、纠正水电解质和酸碱平衡失调。

（2）严密监测神志、生命体征和腹部体征的变化、血流动力学相关指标，记录 24h 出入水量。

（3）加强气道管理，预防肺部感染。

（4）加强营养支持，包括肠内和肠外营养。

（5）有效的心理支持必不可少，应帮助患者树立战胜疾病的信心。

（6）给予健康指导，帮助患者及家属掌握有关疾病的病因和诱因及预防、治疗和护理知识，消除诱发胰腺炎的因素。

（曹　岚）

查房笔记

病例 19 · 糖尿病酮症酸中毒

🌿【病历汇报】

病情　患者男性，75 岁，因"全身乏力、疲倦、厌食、恶心、呕吐 2 天，神志改变 1 天"入科。2 天前因 1 型糖尿病出现全身乏力、疲倦、厌食、恶心、呕吐入院。今晨出现神志改变转入 ICU。既往有多次"糖尿病酮症酸中毒"而入院治疗。

护理体查　T 37.2℃，P 112 次/min，R 21 次/min，BP 140/85mmHg，呈嗜睡状，脱水貌，全身皮肤干，弹性差，呼气末闻及烂苹果味。

辅助检查　血糖 31mmol/L，血酮体 5.0。血气分析示 pH 7.12，血钾 5.5mmol/L。尿素氮 13.1mmol/L，肌酐 115.0μmol/L。

入院诊断　糖尿病、糖尿病酮症酸中毒。

主要的护理问题　活动无耐力，与糖代谢障碍有关；有感染的危险，与血糖高及机体抵抗力低下有关；潜在并发症（低血糖反应）。

目前主要的治疗措施　胰岛素治疗、补液、纠正酸中毒、积极抗感染等对症支持治疗，同时密切观察病情变化。

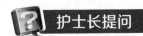
护士长提问

● **什么是糖尿病酮症酸中毒？**

答：糖尿病酮症酸中毒（DKA）是糖尿病最常见的急症，是体内胰岛素严重缺乏引起的高血糖、高血酮、代谢性酸中毒的一组临床综合征。最常发生于 1 型糖尿病患者。临床表现以发病急、病情重、变化快为其特点。

● **糖尿病酮症酸中毒的急诊处理原则是什么？**

答：建立静脉通路，遵医嘱尽快补液以恢复血容量，纠正失水状态，降低血糖，纠正电解质及酸碱平衡失调，消除诱因，防治并发症。

糖尿病酮症酸中毒患者常见的并发症有哪些？

答：（1）休克　严重失水，血容量减少和微循环障碍未能及时纠正，可导致低血容量性休克。

（2）严重感染　是本症常见的诱因，也可继发于本症后。

（3）心力衰竭、心律失常　补液过多可导致心力衰竭和肺水肿，血钾过低、过高均引起心律失常，应注意预防和治疗。

（4）肾衰竭　肾灌注量减少引起少尿或无尿，严重者发生急性肾衰竭。

（5）脑水肿　严重酸中毒、失水、缺氧、体循环及微循环障碍可导致脑细胞水肿。

（6）胃肠道反应　酸中毒引起呕吐或伴有急性胃扩张者。

对该患者如何进行病情监测？

答：（1）严密监测心率、呼吸、血压的变化，注意保暖。如心率明显加快 140～160 次/min，呼吸加深加快，说明酮症酸中毒仍未改善。

（2）观察神志、瞳孔变化，预防脑水肿。

（3）遵医嘱监测血糖变化；胰岛素治疗期间，注意预防低血糖。

（4）观察患者皮肤、黏膜、声调变化，脱水严重会出现皮肤黏膜干燥，继而出现口干、声嘶、语调深沉等。

（5）监测尿量变化，记录 24h 出入水量。

（6）遵医嘱正确采集血标本，为调整治疗方案提供数据。

（7）做好静脉输液的监测与护理。

该患者的饮食护理计划是什么？

答：该患者需要留置胃管进行鼻饲，鼻饲清淡少盐、低脂、低胆固醇、适量蛋白质、高膳食纤维食物，少量多餐，可多鼻饲温开水，禁甜食及碳水化合物高的食物，多食富含硒、钙、B 族维生素、维生素 C 的食物。

● **糖尿病酮症酸中毒的发病诱因是什么？**

答：（1）感染 是最常见的诱因，以肺部感染和泌尿道感染多见。

（2）胰岛素治疗中断或不适当减量。

（3）应激状态 如心肌梗死、外伤、手术、妊娠分娩、精神刺激等。

（4）饮食失调或胃肠疾患 过多进食高糖或高脂食物、酗酒、呕吐、腹泻、高热等导致严重脱水。

● **如何进行预防糖尿病酮症酸中毒的健康教育？**

答：（1）遵医嘱用药，不可自行停药或减量，学会自我监测血糖，维持血糖在 11.2mmol/L 以下。

（2）饮食要有规律，多饮水，防止暴饮暴食，按糖尿病饮食标准控制好饮食。

（3）注意心理平衡，避免精神、情绪过分激动。

（4）防止各种感染，注意休息，保持体力，避免疲劳。

（5）根据体力情况适当进行体育活动。

（6）注意个人卫生。

（7）定时复诊，如感不适，及时就医。

❀ **【护理查房总结】**

糖尿病酮症酸中毒是内科急症，是重症医学科的常见病，我们一定要掌握对这类危重症疾病的护理及监测重点，为医师诊断和治疗提供可靠信息，挽救患者生命，预防及减少并发症。

（1）建立静脉通路，最好是在同侧肢体建立两条通路，一路快速输液，一路输注胰岛素，保证胰岛素匀速输注。在对侧肢体测血压和进行标本的采集，保证检验结果的准确性。

（2）输液过程中注意患者生命体征变化，预防心力衰竭及肺水肿。

（3）遵医嘱准确足量地使用胰岛素，注意监测血糖变化，预防发生低血糖反应。

（4）预防感染，定时为患者翻身、拍背，注意护理口腔、会阴部，保持皮肤清洁及完整。

（5）重视患者的健康宣教，强调饮食治疗及按时用药的重要性。

（向海燕）

查房笔记

病例 20 · 低血糖休克

【病历汇报】

病情 患者男性，65 岁，因"多语、躁动不安和行为异常 3h"于 2019 年 3 月 20 日 11 时入院。既往有 2 型糖尿病 5 年，口服格列齐特（达美康）和二甲双胍，空腹血糖控制在 6.0mmol/L 左右，有原发性高血压 3 年，口服依那普利，血压控制在 130/80mmHg 左右，否认有精神障碍疾病，近期无精神创伤，性格开朗。于 3h 前，患者清晨空腹锻炼后，逐渐出现多语、躁动不安、情绪激动、时哭时笑等异常行为，家人急诊送往当地镇医院，考虑为精神障碍，予地西泮（安定）10mg、苯巴比妥（鲁米那）0.1g 肌内注射后约 1h，无效，遂急诊本院，同时予氟哌啶醇 10mg 肌内注射。

护理体查 T 36.7℃，P 116 次/min，R 28 次/min，BP 135/82mmHg，神志恍惚，多语，躁动不安，情绪激动，时哭时笑，四肢不停舞动，全身无出汗，五官端正，双瞳孔等大等圆，直径 3mm，对光反应灵敏，其余脑神经检查均未见异常，颈软，双肺（—），心界达左锁骨中线外 1cm，心率 116 次/min，律齐，无杂音。腹（—），四肢肌力、肌张力正常。腱反射正常，病理征未引出，凯尔尼格征（—），布鲁津斯基征（—），双侧掌颌反射（±），其余检查不配合。

辅助检查 头颅 CT 示脑萎缩，左侧基底核腔隙性脑梗死。快速测血糖示 2.52mmol/L。

入院诊断 低血糖休克。

主要的护理问题 意识障碍，代谢失调。

目前主要的治疗措施 立即给予高渗葡萄糖静脉注射。

❓ 护士长提问

● **导致低血糖的原因有哪些?**

答：（1）胰岛素用量过多或病情好转后未及时减少胰岛素用量。

（2）由于开会、外出参观、长期不吃早餐、收工较晚等原因使进食或加餐较平常时间推迟。

（3）活动量明显增加未相应加餐或减少胰岛素用量。

（4）进食量减少，没及时相应减少胰岛素用量。

（5）注射混合胰岛素的比例不当［鱼精蛋白锌胰岛素（PZI）比普通胰岛素（RI）多1～2倍］且用量较大，常出现白天尿糖多而夜间低血糖。

（6）在胰岛素作用达到高峰之前没有按时进食或加餐。

（7）情绪从一直比较紧张转为轻松愉快时。

（8）出现酮症后，胰岛素量增加，而进食量减少。

（9）PZI用量过多。

（10）加剧低血糖的药物。

● **该患者现在主要的治疗是什么?**

答：立即予50%葡萄糖注射液60ml静脉注射，同时，予10%葡萄糖注射液500ml静脉滴注，约30min后，血糖逐渐升至4.5mmol/L，症状逐渐好转，约1.5h后待症状消失、血糖稳定维持在5.5mmol/L左右时，停止静脉滴注葡萄糖。

● **治疗该患者的注意事项有哪些?**

答：（1）最理想的是给予葡萄糖片或含有葡萄糖的饮料，最好不用巧克力。

（2）胰升糖素不如注射葡萄糖溶液迅速；反复短期应用可能会失效；不宜用磺脲类药物引起的低血糖；对空腹过久或酒精导致的低血糖可能无效。磺脲类药物引起的低血糖症应观察较长的时间；血糖纠正后神志仍未恢复者，可能有脑水肿或脑血管病变。

怎样预防低血糖的发生？

答：对于低血糖症必须做到"防重于治"，并且预防低血糖发作是治疗糖尿病低血糖最佳治疗措施。在低血糖预防中应该注意做到以下几点。

（1）合理使用胰岛素和口服降糖药。

（2）生活规律，养成良好的生活习惯。

（3）注意适量运动。

（4）自我血糖监测能够明显减少低血糖的发生率。

（5）糖尿病患者外出时应注意随身携带食物和急救卡片。

（6）警惕夜间低血糖。夜间低血糖的症状：①噩梦；②出汗，汗湿衣服；③晨起头痛；④晨起乏力。夜间发生低血糖往往是非常危险的，有的甚至会因为低血糖而在睡梦中失去生命。怀疑有夜间低血糖存在时，应该在凌晨2～3时检测血糖。证实低血糖后可做以下处理：睡前少量加餐或调整晚间胰岛素剂量。

低血糖的临床表现有哪些？

答：（1）自主（交感）神经过度兴奋表现　出汗、饥饿、感觉异常、流涎、颤抖、心悸、紧张、软弱无力、面色苍白、心率加快、四肢冰凉、收缩压轻度升高等。

（2）脑功能障碍的表现　是大脑缺乏足量葡萄糖供应时功能失调的一系列表现。初期可表现为精神不集中，思维和语言迟钝，头晕，嗜睡，视物不清，步态不稳，可有幻觉、躁动、易怒、行为怪异等精神症状。后期可出现昏迷，如持续得不到纠正，常不易逆转甚至死亡。

低血糖症的确立标准是什么？

答：根据低血糖典型表现，即 Whipple 三联征，可确定：①低血糖症状；②发作时血糖≤2.8mmol/L；③供糖后低血糖症状迅速缓解。

🍀【护理查房总结】

在临床上低血糖症比较常见，且可预防。低血糖发作对人体身心健康，尤其对中枢神经系统可造成损伤，甚至死亡。因此积极预防尤为重要。由于低血糖症病因的多样性和复杂性，因而预防措施千差万别。应指导患有糖尿病的患者，随时携带糖块及急救卡在身上，以备遇到紧急情况及时获救。

（韩业琼　张　琼）

查房笔记

病例 21 ● 甲状腺功能危象

❁【病历汇报】

病情　患者女性，41 岁，因"腹泻、畏寒、寒战、高热，伴烦躁、神志不清 1 天"急诊入院。11 年前因"结节性甲状腺肿伴甲状腺功能亢进"行"甲状腺手术"（具体不详）。1 年前患者出现心悸、呼吸困难、怕热、多汗、消瘦、大便次数增多、便稀、突眼、闭经。

护理体查　颈部甲状腺左右叶大小约 $8.0cm \times 6.0cm \times 5.0cm$、$7.5cm \times 5.5cm \times 5.5cm$，表面不光滑，质地中等，界线尚清，活动差。基础代谢率为 $45\% \sim 49\%$。

辅助检查　促甲状腺激素（TSH）为 0.497mIU/L，血清总三碘甲状腺原氨酸（TT_3）为 $2.382\mu g/L$，血清总甲状腺素（TT_4）为 $316.142\mu g/L$，游离三碘甲状腺原氨酸（FT_3）$>48pmol/L$，血清游离甲状腺素（FT_4）$>80pmol/L$。颈部超声波提示双侧甲状腺结节性肿大。

入院诊断　甲状腺功能危象。

主要的护理问题　营养失调，活动无耐力，应对无效。

目前主要的治疗措施　卧床休息，抑制甲状腺激素的合成，降低周围症状对甲状腺激素的敏感性。

❓ 护士长提问

● 该患者现在出现了哪种情况？此时关键的治疗及处理措施有哪些？

答：出现了甲状腺危象，应该予如下处理。

（1）尽快阻止甲状腺激素的释放。

（2）阻断甲状腺激素的合成。

（3）阻断甲状腺激素的外周作用。

（4）抑制高肾上腺素症状。

（5）进行全身的支持治疗和控制患者失代偿状态。

（6）寻找和去除诱因。

该病的诱因有哪些？

答：（1）各种疾病因素　包括感染、血管意外、肺栓塞、内脏梗死等因素。

（2）内分泌因素　包括低血糖、糖尿病酮症酸中毒、高渗非酮症昏迷。

（3）药物因素　放射性碘治疗、过早撤除抗甲状腺药物、服用过多甲状腺激素、碘造影剂。

（4）其他因素　包括手术、创伤、分娩和烧伤、应激等。

甲状腺危象的临床表现有哪些？

答：甲亢危象的典型临床表现为高热、大汗淋漓、心动过速、频繁呕吐及腹泻、极度消耗、谵妄、昏迷。最后死于休克、心肺功能衰竭、黄疸及电解质紊乱。

（1）体温　急骤上升，高热39℃以上，大汗淋漓，皮肤潮红，继而汗闭，皮肤苍白和脱水。高热是甲亢危象与重症甲亢的重要鉴别点。

（2）中枢神经系统　精神改变，极度烦躁不安，谵妄，嗜睡，最后昏迷。

（3）心血管系统　心动过速，常达160次/min以上，与体温升高程度不成比例。可出现心律失常，如早搏、室上性心动过速、心房纤颤、心房扑动或房室传导阻滞等，也可以发生心力衰竭。最终血压下降，陷入休克。一般有甲亢性心脏病者较易发生危象，一旦发生甲亢危象也促使心脏功能恶化。

（4）胃肠道　食欲极差，恶心，频繁呕吐，腹痛、腹泻甚为突出，每日可达十数次，体重锐减。

（5）肝脏　肝脏肿大，肝功能不正常，导致肝细胞功能衰竭，出现黄疸。黄疸的出现是预后不好的征兆。

（6）电解质紊乱　最终患者有电解质紊乱，约半数患者有低钾血症，1/5 患者有低钠血症。

少部分甲亢危象患者的临床表现不典型，其特点是表情淡漠、嗜睡、反射降低、低热、恶病质、明显无力、心率慢、脉压小，突眼和甲状腺肿常是轻度的，最后陷入昏迷而死亡。临床上称为淡漠型甲亢危象。

【护理查房总结】

甲状腺危象起病急、发展快、病情复杂、受累脏器多、病死率高。因此，在术后 48h 内一定要严密观察病情变化，经常巡视病房，做好床头交接班，及时发现危象先兆，防患于未然。一旦发生，立即报告医师，并建立静脉通道，及时、准确给药，口服药要亲自给患者服下。做好心理护理，消除患者的焦虑、恐惧心理，避免情绪激动。患者出院时，要嘱患者注意休息，保持精神愉快，心境平和。如遇大喜大悲时，要控制情绪。同时加服甲巯咪唑5～10mg；按时服药，定期复查。

（韩业琼）

查房笔记

病例 22 • 弥散性血管内凝血

❀【病历汇报】

病情 患者女性，28 岁，孕 4 产 1，因"停经 39 周⁺、不规律腹痛 8h"入院。患者无诱因出现阴道出血，鲜红色，伴少许血凝块，阴道流水 2h。

入院后宫缩不规则，予缩宫素静脉滴注。12：40 在侧切、胎吸下娩出一男婴。产后出血约 200ml，给予缩宫素 20U 泵注，子宫收缩良好，BP 144/72mmHg。13：10 患者出现意识障碍，BP 下降至 60/35mmHg，阴道持续流出大量不凝血，实验室检查示血小板 $80 \times 10^9/L$，凝血酶原时间 18s，血浆纤维蛋白原 1.2g/L，D-二聚体水平升高，考虑为羊水栓塞、弥散性血管内凝血（DIC），积极予以输血、补液、强心、利尿、升压、纠酸、维持水电解质酸碱平衡、抗感染等治疗，阴道流血难以控制，行子宫次全切除术。18h 后患者出血逐渐停止，血压回升，神志清楚，各脏器功能恢复。

护理体查 T 36.8℃，P 82 次/min，R 25 次/min，BP 135/80mmHg，SpO_2 96%。心肺正常。头先露，左枕前位临产。

辅助检查 实验室检查示血小板 $80 \times 10^9/L$，凝血酶原时间 18s，血浆纤维蛋白原 1.2g/L，D-二聚体水平升高。

入院诊断 宫内妊娠 39 周⁺、羊水栓塞、弥散性血管内凝血（DIC）。

主要的护理问题 体液不足，与出血有关；有出血的危险；潜在并发症（皮肤完整性受损）；知识缺乏。

目前主要的治疗措施 去除病因，改善微循环，补充血容量，维持水电解质酸碱平衡，恢复凝血和纤溶的正常的动态平衡。

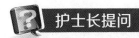 护士长提问

● **什么是弥散性血管内凝血？主要分为几期？**

答：（1）弥散性血管内凝血是一种发生在许多疾病基础上，由致病因素激活凝血及纤溶系统，导致全身微血栓形成，继而凝血因子大量消耗并继发纤溶亢进，引起全身出血及微循环衰竭的临床综合征。

（2）DIC通常分为三期，其病理生理特点及临床表现见表2-5。

表 2-5　DIC 各期的病理生理特点及临床表现

分期	病理生理特点	临床表现
高凝期	凝血系统被激活,血中凝血酶量增多,导致微血栓形成	血液处于高凝状态
消耗性低凝期	凝血因子和血小板因消耗而减少,继发纤维蛋白原减少,纤溶过程逐渐加强	出血
继发性纤溶亢进期	纤溶系统异常活跃,纤维蛋白降解产物形成且具有很强的抗凝作用	出血十分明显

● **弥散性血管内凝血的主要临床表现有哪些？**

答：弥散性血管内凝血的主要临床表现如下。

（1）出血　出血是 DIC 最初和最常见的临床表现，患者可有多部位出血倾向，如紫癜、瘀斑、皮下血肿、采血部位出血、手术创面出血、外伤性出血和内脏出血等。

（2）微循环障碍（休克）　广泛的微血栓形成使回心血量明显减少，加上广泛出血造成的血容量减少等因素，使心排血量减少，加重微循环障碍而引起休克。

（3）多器官功能障碍　由于 DIC 发生的原因和受累脏器及各脏器中形成微血栓的严重程度不同，故不同器官系统发生代谢与功能障碍或缺血性坏死的程度也可不同，受累严重者可导致脏器功能不全甚至衰竭。

（4）贫血　由于出血和红细胞破坏，DIC 患者可伴有微血管病

性溶血性贫血。

弥散性血管内凝血的治疗原则是什么？

答：由于 DIC 病情复杂，应采用综合措施进行防治。主要原则是要恢复体内正常的凝血和抗凝血的平衡，具体原则如下。

（1）治疗原发病　积极预防和治疗引起 DIC 的原发性疾病是防治 DIC 的根本措施。如及时有效地控制感染、积极治疗产科意外、积极抗休克治疗等。

（2）改善微循环　及时纠正微循环障碍，改善组织灌注对治疗 DIC 具有重要意义，其中包括补充血容量、解除血管痉挛、纠正酸中毒、应用血管活性药物、增强心功能。

（3）恢复凝血和纤溶的正常的动态平衡　临床上 DIC 时凝血和纤溶两个病理过程往往交错在一起，但治疗以抗凝为主，即使在后期以纤溶为主的 DIC 患者也不主张单独使用抗纤溶药物。应用最广的抗凝血药物是肝素，它不仅可以抑制凝血系统的活化，还能促进纤溶、保护内皮细胞和减轻炎症反应。肝素对已形成的血栓无清除作用。继发性纤溶带来大量出血时，可应用纤溶抑制剂来抑制纤溶酶活性。临床上常将肝素与 6-氨基己酸（纤溶酶抑制剂）并用，治疗持续性凝血和过度纤溶，以便恢复正常的凝血与纤溶的平衡。

鉴于患者目前状况，应属于 DIC 的哪期？其主要病理生理机制是什么？

答：（1）属于 DIC 纤溶亢进期。

（2）主要病理生理机制　羊水中含有丰富的凝血（凝血活酶）物质，进入母血后易引起 DIC。发生 DIC 时，血中大量凝血物质消耗，血中纤维蛋白原下降，同时羊水中又含有纤溶激活酶，激活纤溶系统，使血液由高凝状态迅速转入纤溶状态，发生血液不凝而致休克，甚至死亡。

该患者的监护要点有哪些？

答：（1）患者绝对卧床休息，使用床栏，防止坠床。

（2）给予高蛋白、富含维生素、易消化的流质、半流质饮食。消化道出血时，应禁食；昏迷患者给予鼻饲。

（3）密切观察意识、瞳孔、血压、心率、呼吸及尿量、尿液颜色、尿比重。

（4）做好口腔、皮肤护理。

（5）密切观察有无出血倾向，如皮肤、黏膜、胃肠或肾出血。观察有广泛出血倾向时，延长穿刺部位压迫的时间；鼻出血时，可用 0.1％盐酸肾上腺素棉球或碘仿纱布填塞鼻腔；高热时，禁用酒精物理降温。

（6）遵医嘱及时采集血标本并送检。

（7）备齐抢救药物和器械，随时准备抢救患者。

> **根据该患者现在的情况，其首优的护理问题是什么？针对该问题应采取哪些主要护理措施？**

答：患者首优的护理问题为体液不足，与出血有关，主要护理措施如下。

（1）加强病情观察

① 观察出血症状：可有广泛自发性出血，皮肤黏膜瘀斑，伤口、注射部位渗血，内脏出血如呕血、便血、泌尿道出血、颅内出血意识障碍等症状。

② 观察出血部位，评估出血量、出血速度。

③ 同时注意脉搏、血压、尿量等情况的变化。

（2）做好抢救准备　建立有效的静脉通路，备好抢救仪器设备和物品。如患者出现烦躁、头痛、恶心、呕吐等颅内压增高症状，或出现呕血等消化道出血症状，必须予紧急处理。

（3）尽量减少创伤性检查和治疗　静脉注射时，止血带不宜扎得过紧，争取一针见血，操作后用无菌干棉球压迫穿刺部位至少5min。保持鼻腔湿润，防止鼻出血。口腔护理时动作应轻柔，防止牙龈出血。

（4）保持呼吸道通畅　因肺毛细血管内微血栓形成，患者可出现呼吸困难、咯血、严重发绀。因此应加强气道管理，保持呼吸道通畅，改善缺氧，预防并发症。

（5）心理支持　对于清醒患者，出血往往导致其出现紧张、焦虑、恐惧或悲观等不良情绪。护士应多鼓励、关心患者。抢救工作应迅速而有条不紊，及时清理血迹、污物，以减少对患者的不良刺激，缓解患者的紧张情绪。

（6）健康宣教　根据 DIC 的病因、诱因、治疗或原发性疾病等情况做相关指导和健康教育，促进患者的康复。

【护理查房总结】

弥散性血管内凝血是产科严重的并发症，通过此次查房我们探讨了 DIC 的定义、分期、临床表现、治疗原则相关知识，明确了监测重点和首优的护理问题，共同探讨了切实可行的护理措施。作为责任护士，应密切观察病情，根据患者的病情及时修正护理计划，切实落实护理措施，预防并发症。

（曹　岚）

查房笔记

病例 23 · 急性出血性疾病

【病历汇报】

病情 男性，学龄儿童，急性起病。因"扭伤 1 天后不能行走，关节疼痛、肿大、畸形，皮下出血"入院。昨天下午玩耍时不慎扭伤左下肢踝关节处后，不能行走，关节疼痛、肿大、畸形，皮下出血不止。

护理体查 T 36.5℃，P 90 次/min，意识清楚，不能行走，左下肢踝关节疼痛，肿大畸形，皮下出血不止。双下肢肌力正常，病理征阴性。

辅助检查 影像学检查示骨骼、关节结构正常。凝血功能检查示凝血时间延长，凝血酶原消耗不良，凝血因子Ⅷ的促凝活性部分减少，凝血活酶生成试验异常，出血时间、凝血酶原时间和血小板正常。

入院诊断 血友病。

主要的护理问题 出血，疼痛，躯体移动障碍，有损伤的危险。

目前主要的治疗措施 卧床休息、输注凝血因子止血。

护士长提问

● **什么是血友病？**

答：血友病是一组遗传性凝血功能障碍的出血性疾病，包括 A、B 型，分别缺乏凝血因子Ⅷ、凝血因子Ⅸ。其共同特点是终身、轻微损伤后的长时间出血。该患儿为血友病 A，是血友病患者中最常见的，是由于凝血因子Ⅷ的促凝活性部分减少而形成的性连锁隐性遗传性疾病，又称抗血友病球蛋白缺乏症。男性患者，有或无家族史，有家族史者符合性连锁隐性遗传规律，女性患者极少见。

此类患者最有效的治疗方法是什么？

答：现今凝血因子替代疗法为主要疗法，即补充缺失的凝血因子。主要方法如下。

（1）新鲜冰冻血浆（含有人体血液中所有的凝血因子），根据病情每日每次 200～400ml 不等。

（2）血浆冷沉淀物（主要含凝血因子Ⅷ及纤维蛋白原等，其中凝血因子Ⅷ浓度较血浆高 5～10 倍），根据病情，每次每日输注 10～20IU（国际单位）不等。

（3）凝血酶原复合物（含凝血因子Ⅹ、凝血因子Ⅸ、凝血因子Ⅶ、凝血因子Ⅱ），为一般的替代治疗。

（4）血液提取的凝血因子Ⅷ浓缩制剂，或基因重组活化的凝血因子Ⅷ制剂（不同厂家，规格不同）。凝血因子的使用方法：根据凝血因子Ⅷ的凝血活性，可以根据如下公式：

首次输入活化凝血因子Ⅷ（或凝血因子Ⅸ）剂量（IU）＝体重×所需提高的活性水平(％)÷2。最低止血要求凝血因子Ⅷ水平达 20％以上，出血严重或欲行中型以上手术者，应使凝血因子Ⅷ或凝血因子Ⅸ活性水平达 40％以上。

（5）重组的人活化凝血因子Ⅶ（rFⅦa，活化的七因子）可用于预防或治疗凝血因子Ⅷ或凝血因子Ⅸ缺乏的严重血友病患者的出血，常用剂量是 90g/kg，每 2～3h 静脉注射，直至出血停止。

针对患者肿大的左踝关节，可以采取哪些有效的对症措施？

答：可以用绷带加压包扎或者沙袋等局部压迫和冷敷止血。

血友病患者常见的护理问题有哪些？

答：（1）出血　与血液中缺乏凝血因子有关。

（2）疼痛　与关节腔出血和肌肉创伤性损伤有关。

（3）躯体移动障碍　与关节腔积血、关节强直畸形有关。

（4）有损伤的危险　与缺乏凝血因子、患儿年龄幼小不能识别危险因素有关。

● 患者住院期间，应观察的要点有哪些？

答：（1）观察有无自发性或轻微受伤后出血现象，如皮下大片瘀斑、肢体肿胀、皮肤出血、关节腔出血、关节疼痛、活动受限等。

（2）观察有无深部组织血肿压迫重要器官或重要脏器出血，如腹痛、消化道出血、颅内出血。

（3）观察实验室检查结果，如凝血时间、部分凝血酶原时间纠正试验等。

● 如何有效地对患者做好健康教育？

答：最主要的是告知患者预防出血比替代治疗更重要，包括以下内容。

（1）加强宣教，避免剧烈活动，鼓励适当体力活动。

（2）避免使用抗血小板药物。

（3）避免肌内注射。

（4）如需手术应在术前补充所缺乏的凝血因子。

（5）有条件者应定期预防性补充相应凝血因子等。

（6）血友病是许多有创操作的禁忌证，如拔牙、骨穿、外科手术等。在未给予凝血因子输注干预前，避免盲目进行操作。

❀【护理查房总结】

血友病是女性携带导致下一代男性发病，可以进行妊娠后的产前诊断，进行优生优育。对血友病患者家人特别是女性患者，应做基因检测。对于有家族史但无基因携带的女性，妊娠后可以放心地按正常程序分娩。而对于女性携带者，最好在妊娠后（一般 12～14 周内）做性别鉴定，若胎儿为女性，就可以安心做正常的足月分娩；如果胎儿为男性，则需要进行羊水穿刺等提取 DNA 检测血友病的严重程度，或者通过脐带血（在妊娠 16～18 周后）取样以测定凝血因子的缺乏程度，根据实际情况确定是否进行治疗性流产手术，特别是胎儿凝血因子严重缺乏的孕妇，应尽早终止妊娠。此外，随着目前第三代试管婴儿技术的发展，可对基因携带者的女性进行体外受精，通过对受精卵的体外遗传学检测，确定有无基因携带，从而在众多的胚胎中，挑选出最健康的无基因携带的女性胚胎植入到妈妈的子宫内，以确保生出一个健康的宝宝。

此外，血友病患者的家庭治疗在国外已广泛应用。血友病患者及其家属应接受相关疾病的病理、生理、诊断及治疗知识的教育，家庭治疗最初应在专业医师的指导下进行。除传授注射技术外，还包括血液病学、矫形外科、精神、心理学以及艾滋病、病毒性肝炎的预防知识等。

（韩业琼）

查房笔记

病例 24 · 急性肾功能损伤

【病历汇报】

病情 患者女性，60 岁，因"呕吐、腹痛 4 天，水肿、尿少 2 天"入院。4 天前进食"生草鱼胆 1 枚"，1h 后出现恶心、呕吐、腹痛，呕吐胃内容物多次，排水样便十余次。2 天前眼睑、双下肢水肿，渐蔓延至全身，伴尿少、全身黄染。曾在当地予以"催吐"治疗，无明显好转而转入急诊就诊。

护理体查 T 36℃，P 92 次/min，R 22 次/min，BP 160/90mmHg，呈嗜睡状，颜面、双下肢水肿，巩膜及全身皮肤黄染。肝右肋下 2 横指，移动性浊音（＋）。

辅助检查 尿素氮（BUN）49.7mmol/L，肌酐（Cr）836U/L，ALT 1134U/L，AST 301U/L，总胆红素 93.7μmol/L，直接胆红素 74μmol/L，间接胆红素 19.7μmol/L。

入院诊断 急性鱼胆中毒，急性肝、肾功能损伤。

主要的护理问题 营养失调，有感染的危险。

目前主要的治疗措施 立即清除肾毒性物质，进行血液灌流，纠正水电解质失衡，控制入量，护肝、护肾治疗。

护士长提问

● **该患者的诊断依据是什么？**

答：该患者有进食生鱼胆史，之后出现血肌酐、尿素氮明显上升、尿量明显减少，并且出现眼睑、双下肢水肿。根据病史、临床表现，结合生化检查，可确诊为急性肾损伤（以往称为急性肾功能衰竭）。

● **应立即给予该患者什么急救措施？**

答：立即予以清除肾毒性物质，进行血液灌流，控制入量，避免应用和处理外源性肾毒性物质的治疗措施。

什么是急性肾功能损伤？

答：急性肾功能损伤是指由于各种疾病原因引起肾功能在短期内（数小时或数天）急剧下降的临床综合征，其血肌酐平均每日增加≥44.2μmol/L。

按发病机制急性肾功能损伤可分为几类？各类的常见原因有哪些？

答：广义的急性肾功能损伤分为肾前性、肾性和肾后性三类。狭义的急性肾功能损伤是指急性肾小管坏死。肾前性急性肾损伤的常见病因包括血容量减少、有效动脉血容量减少和肾内血流动力学改变。肾后性急性肾损伤的特征是急性尿路梗阻。肾性急性肾损伤有肾实质损伤。

急性肾功能损伤的主要临床表现有哪些？

答：根据临床表现一般将急性肾功能损伤分为少尿期、多尿期和恢复期三个阶段。主要表现为少尿或无尿、氮质血症、高钾血症和代谢性酸中毒。

（1）少尿或无尿期 凡24h尿量少于400ml者称为少尿，少于100ml者称为无尿。本期的主要临床表现如下。

① 少尿或无尿。

② 系统症状：根据病情、脏器损害及合并水、电解质、酸碱平衡紊乱严重程度而异。

③ 生化及电解质异常：除血肌酐、血尿素氮上升外，酸中毒、高钾血症最为常见。

（2）多尿期 少尿期后尿量逐渐增加，当每日尿量超过500ml时，即进入多尿期。其主要表现为：①多尿；②水、电解质紊乱；③氮质血症。

（3）恢复期 多尿期历时1～3周后病程进入恢复期。尿量逐渐恢复正常，3～12个月肾功能逐渐复原，大部分患者肾功能可恢复到正常水平，只有少数患者转为慢性肾功能衰竭。此期患者尿量和血中非蛋白氮含量都基本恢复正常。水、电解质和酸碱平衡紊乱及其所引起的症状也完全消失。但是，肾小管功能需要经过数月才能完全恢复正常；因而在恢复期的早期，尿的浓缩和尿素等物质的消除等功能仍可以不完全正常。

● **如何治疗急性肾损伤？**

答：（1）纠正可逆性病因，预防医源性损伤　急性肾损伤首先要纠正可逆的病因，例如各种外伤、心力衰竭、急性失血，积极处理血容量不足、休克和感染等，停用影响肾灌注或有肾毒性的药物。

（2）维持体液平衡　每天补液量应为显性失液量加上非显性失液量减去内生水，应坚持"量出为入"的原则，控制液体入量。

（3）饮食和营养　补充营养以维持机体的营养状况和正常代谢，有助于损伤细胞的恢复和再生，提高存活率。

（4）高钾血症　密切监测血钾的浓度，当血钾超过 6.5mmol/L，心电图表现异常变化时，应予以紧急处理

① 予 10％葡萄糖酸钙 10～20ml，稀释后缓慢静注（不少于 5min）。

② 5％碳酸氢钠液 100～200ml 静脉输注以碱化尿液并同时促使钾离子向细胞内移动。

③ 50％葡萄糖液 50ml 加普通胰岛素 10U 缓慢静注。

④ 钠型离子交换树脂 15～30g 口服，每天 3 次。

⑤ 以上措施无效时，透析治疗是最有效的治疗。透析指征是：a. 急性肺水肿；b. 高钾血症（血清钾≥6.5mmol/L 或心电图提示高钾）；c. 高分解代谢型，即每日尿素氮上升≥14.3mmol/L、肌酐上升≥177μmol/L、钾上升≥1～2mmol/L；d. 如为非高分解代谢型，但有少尿或无尿 2 天以上、血尿素氮≥21.4mmol/L、血肌酐≥442μmol/L、CO_2 结合率≤13mmol、肌酐清除率≤7～10ml/min；e. 有尿毒症症状，如恶心、呕吐、意识障碍等。

（5）代谢性酸中毒　应及时处理，对严重酸中毒者立即开始透析。

（6）感染　一旦出现感染迹象，应尽早根据细菌培养和药物敏感试验选用对肾无毒或毒性低的药物。

（7）心力衰竭　药物治疗以扩血管为主，应用减轻前负荷的药物。容量负荷过重的心力衰竭最有效的治疗是透析治疗。

（8）血液净化治疗　明显尿毒症综合征，包括心包炎、严重脑病、高钾血症、严重代谢性酸中毒、容量负荷过重且对利尿药无效者，均是透析治疗指征，其目的包括以下。

① 及早清除体内过多的水分、毒素。

② 纠正高钾血症和代谢性酸中毒。

③ 减少并发症和病死率。

④ 放宽对液体、热量、蛋白质及其他营养物质摄入量的限制，有利于肾损伤细胞的修复和再生。

（9）多尿期的治疗　尿量明显增多后应注意是否发生失水和低血钾，控制氮质血症，治疗原发病和防治各种并发症，对已进行透析治疗者，应酌情适当维持透析治疗。此期患者往往十分虚弱，抵抗力极低，容易发生感染，必须积极予以防治。逐渐增加高质量的蛋白质的摄入，贫血严重者可输血。

（10）恢复期的治疗　积极补充营养，给予高蛋白、高糖、高维生素饮食。加强调养和适当增加活动量，避免过度劳累和使用肾损害药物。

> **该患者目前首优的护理问题是什么？目标是什么？该采取哪些护理措施？**

答：（1）首优的护理问题　水、电解质、酸碱平衡失调，与鱼胆对肾组织造成损害致急性肾功能损害有关。

（2）目标　维持水、电解质、酸碱平衡。

（3）护理措施　关键是密切观察病情，根据病情及医嘱及时使用血液灌流术，正确应用药物，减轻肾脏负担，具体措施如下。

① 休息与体位：绝对卧床休息以减轻肾脏负担，抬高水肿的下肢。

② 维持与监测水、电解质、酸碱平衡：坚持"量出为入"的

原则，严格记录 24h 出入液量，监测水、电解质变化，密切观察有无高钾血症的表现，同时将出入量的记录方法、内容告诉患者，以便得到患者的充分配合。

③ 积极做好血液净化治疗前后的护理：血液净化前向患者介绍有关知识，消除患者的恐惧心理，取得配合，评估患者整体情况；净化过程中密切观察患者生命体征及有无出现并发症；治疗后注意观察有无失衡综合征、出血等情况。

④ 营养护理：限制钠盐，加强营养，对能进食的患者，给予高效价的优质蛋白，监测反映机体营养状况的指标是否改善。

⑤ 对症护理：对于有恶心、呕吐的患者，可遵医嘱使用镇吐药，适时给予适量食物，并做好口腔护理，增进食欲。不能以口进食者可用鼻饲或静脉补充营养物质等。

⑥ 防止感染：监测感染征象，准确留取各种标本如痰液、尿液、血液等。有条件时将患者安置在单人房间，病室应定期通风；各种检查治疗严格无菌操作，避免不必要的检查，特别注意有无留置静脉导管和留置导尿管等部位的感染；注意口腔、会阴部皮肤的卫生，定期翻身，指导有效咳嗽。

⑦ 用药：遵医嘱合理使用对肾无毒性或毒性低的药物，并观察药物的疗效和不良反应。

● **该患者的饮食护理计划是什么？**

答：（1）对能进食的患者，给予高生物效价的优质蛋白质及含钾量低的食物，蛋白质摄入量以 $0.8g/(kg \cdot d)$ 为宜，并适量补充必需氨基酸。同时给予高碳水化合物、高脂肪饮食，保证热量供给，保持机体的正氮平衡。

（2）不能以口进食者，可用鼻饲或静脉补充营养物质。少尿期患者严格记录 24h 出入液量，坚持"量出为入"的原则补充入液量。恢复期患者应多饮水或遵医嘱及时补液和补钠等，防止发生脱水、低钾和低钠血症。

● **如何进行预防急性肾损伤的健康教育？**

答：（1）疾病知识　积极治疗引起肾小管坏死的原发病；禁用

库存血；避免妊娠、手术和外伤；避免接触重金属和工业毒物等。学会自测尿量、体重；教会患者识别高血压脑病、左心衰竭、高钾血症及代谢性酸中毒的表现；定期随访，监测肾功能、电解质等。

（2）生活指导　指导患者合理安排活动和休息，劳逸结合，防止劳累；严格遵守饮食计划，加强营养，避免发生负氮平衡；注意个人清洁卫生，避免感冒。

❀【护理查房总结】

急性肾损伤是急危重症病之一，与原发病、患者年龄、肾功能受损程度、是否早期诊断和早期治疗、透析、有无多器官功能衰竭等并发症有关。直接死于急性肾衰竭本身少见，主要死因在于原发病和并发症，尤其是多器官功能衰竭、感染，故在治疗和护理过程中应严密观察病情，详细记载患者的出入量，强调监测肾功能、尿量的重要性，严格无菌操作。

（曹晓霞）

查房笔记

病例 25 · 出血性脑卒中

【病历汇报】

病情 患者男性，59 岁，因"突发神志不清，左侧肢体无力伴言语障碍 2h"入院。患者于晨起感右侧肢体无力并跌倒在地伴大小便失禁，呼之不应，无呕吐，即送本院急诊抢救室。既往无类似发作史，有高血压病史 10 年，治疗情况不详。无糖尿病及冠心病病史及家族史，否认结核、肝炎等传染病病史。无食物及药物过敏史。无疫区、疫水接触史。喜饮酒，每天半瓶白酒，不吸烟。

护理体查 T 37.6℃，P 74 次/min，R 20 次/min，BP 210/130mmHg。浅昏迷，双侧瞳孔等大等圆，对光反应灵敏。发育正常，营养中等。双侧胸廓对称，呼吸运动均匀，双肺呼吸音清晰。

辅助检查 三大常规、肝肾功能、血糖、血脂正常；头颅 CT 示左侧壳核、外囊区有条状高密度影，约 5.0cm×2.5cm×2cm，透明膈稍向右移，各脑室较宽。

入院诊断 脑出血（左侧壳核出血）。

主要的护理问题 急性意识障碍、脑疝。

目前主要的治疗措施 入院后立即给予硝普钠、20%甘露醇和地塞米松等治疗，予卧床休息、保持呼吸道通畅，控制血压，控制脑水肿，维持生命体征和防治并发症。

护士长提问

● **什么是脑出血？**

答：脑出血是指非外伤性脑实质内血管破裂引起的出血。

● **患者诊断脑出血的依据是什么？**

答：诊断依据为头颅 CT 检查。

壳核出血的临床表现有哪些？

答：壳核出血的临床表现与血肿的部位和血肿量有关，中大量出血时常见的症状主要表现为内囊受损引起的对侧偏瘫，还可有双眼向病灶一侧凝视，偏身感觉障碍等。出血量大时影响脑脊液的循环，压迫脑组织产生短时间内昏迷，呼吸、心搏受影响，甚至出现短时间内死亡，出血量小时仅表现为肢体症状，临床上较为多见。

脑出血与脑梗死的鉴别要点是什么？

答：（1）脑出血患者多有高血压和脑动脉硬化病史，而脑梗死患者多有短暂性脑缺血发作或心脏病史。

（2）脑出血多在情绪激动或用力的情况下发病，而脑梗死多在安静休息时发病。

（3）脑出血发病急、进展快，常在数小时内达高峰，发病前多无先兆。而脑梗死进展缓慢，常在1～2天后逐渐加重，发病前常有短暂性脑缺血发作病史。

（4）脑出血患者发病后常出现头痛、呕吐、颈项强直等颅内压增高的症状，血压亦高，意识障碍重。脑梗死发病时血压多较正常，亦无头痛、呕吐等症状，神志清楚。

（5）脑出血患者腰穿脑脊液压力高，多为血性，而脑梗死患者脑脊液脑压力不高，清晰无色。

（6）脑出血患者中枢性呼吸障碍多见，瞳孔常不对称，或双瞳孔缩小，眼球同向偏斜、浮动。脑梗死患者中枢性呼吸障碍少见，瞳孔两侧对称，眼球少见偏斜、浮动。

（7）脑出血的CT表现为高密度阴影，而脑梗死的表现为低密度阴影。

脑出血与脑梗死的治疗原则有什么不同？

答：（1）脑出血的治疗原则　降低颅内压和控制脑水肿以防止脑疝形成。

（2）脑梗死的治疗原则　改善脑循环，防止血栓进展，挽救缺血半暗带，减少梗死范围，减少脑水肿，防止并发症。

● **在脑出血患者降压中应用硝普钠的注意事项有哪些？**

答：硝普钠静脉滴注不可与其他药物配伍，滴注宜避光，配制后 8h 内使用，溶液变色应立即停用。用药期间须严密监测血压、血浆氰化物浓度。

● **如何判断患者的昏迷程度？**

答：详见第一章病例 10 的相关内容。

● **脑出血急性期的主要死因是什么？**

答：脑出血急性期的主要死因是脑疝。

● **该患者的紧急救护要点是什么？**

答：（1）绝对卧床。

（2）控制高血压。

（3）保持呼吸道通畅、预防肺部感染。

（4）降低颅内压力。

（5）低温治疗。

（6）预防再出血。

（7）保持营养、水电解质、酸碱平衡。

（8）积极防治并发症。

（9）24h 后颅脑 CT 常规复查。

● **脑出血患者调控血压的原则是什么？**

答：（1）脑出血患者降压宜缓慢进行，尤其是在高血压脑出血的急性期，降压幅度多主张在 20% 左右，将平均动脉压（MAP）缓慢控制在 130mmHg 以下。

（2）降压治疗要求做到个体化。

（3）维持平稳降压，避免血压波动，故急性期的降压治疗最好采用控制药量的方法（如微泵控制给药）；尽可能避免肌注利舍平，以防血压下降过快导致脑缺血。目前短效降压药已逐渐被长效药物所取代。

（4）在降压的同时，注意保护靶器官，心脑肾功能是否得到有效的保护将直接影响预后。

● 脑出血急性期的常见并发症有哪些？

答：（1）脑疝。

（2）肺部感染。

（3）上消化道出血。

（4）脑积水。

（5）泌尿道感染。

（6）癫痫发作。

（7）多器官功能衰竭。

● 该患者目前的首优护理问题是什么？应该采取哪些护理措施？

答：（1）该患者目前的首优护理问题　急性意识障碍，与脑出血、脑水肿所致大脑功能受损有关。具体采取的护理措施如下。

（2）休息与安全　急性期患者应绝对卧床休息4～6周，不宜长途运送及过多搬动，翻身时应保护头部，动作轻柔，以免加重出血，抬高床头15°～30°，促进脑部血液回流，减轻脑水肿。神志不清、躁动及合并精神症状者加护栏、适当约束，防止跌伤，必要时给予少量镇静药。

（3）急性期给予患者低脂、高蛋白、高维生素、高热量食物。

（4）严密观察体温、脉搏、呼吸、血压、瞳孔、意识等变化。若血压升高，脉搏减慢甚至呕吐，则为颅内压升高的表现，密切注意神志、瞳孔变化，立即报告医师，进行脱水、降颅压处理，防止发生脑疝。

（5）保持床单位干燥整洁，保持皮肤卫生，尤应注意眼角膜、外阴及臀部清洁，每日用温水擦拭，每2h翻身拍背1次，按摩骨凸及受压处，预防压力性损伤。

（6）舌根后坠明显时，取侧卧位；及时清除气管内分泌物，合并呼吸节律或深度改变时，做好气管插管或气管切开的准备，确保呼吸道通畅。

（7）保持瘫痪肢体功能位置，足底放托足板或穿硬底鞋，防止足下垂。

【护理查房总结】

脑卒中发生前会有短暂性脑缺血发作，发生于完全性脑卒中之前的数小时、数天、数周和数月，患者有如下表现时应警惕：突然发生的单眼或双眼视物模糊或视力下降，面部或单侧或双侧肢体的麻木、无力或瘫痪，表达言语或理解言语困难，眩晕，失去平衡或不能解释的摔倒，吞咽困难，头痛或某种不能解释的头痛。脑卒中是急症，与心脏病发作一样，应在卒中后几小时内进行治疗，"时间就是大脑"。脑卒中急性期的患者药物治疗同时，应注意开展康复治疗，以免错过康复的最好时机。

（李　丽）

查房笔记

病例 26 • 过敏性休克

【病历汇报】

病情 患者男性，62 岁，因"发热、咳嗽、咳痰 4 天"入院。入院诊断为肺部感染，予以抗感染治疗。入院当天予以生理盐水 100ml＋头孢噻肟钠 2.0g 静脉滴注，滴速为 40 滴/min，当输入约 30ml 时，患者诉头晕、胸闷继而大汗、神志不清。

护理体查 BP 60/40mmHg。

辅助检查 胸部 X 线示肺纹理紊乱、增粗。

入院诊断 过敏性休克，肺部感染。

主要的护理问题 体液不足。

目前主要的治疗措施 抗休克、抗过敏以及抗感染治疗。

护士长提问

该患者可能出现了什么病情变化？依据是什么？

答：该患者可能出现了过敏性休克，依据是患者在使用头孢菌素类抗生素过程中出现了头晕、胸闷既而大汗、神志不清，血压 60/40mmHg 等休克症状。

如何对该患者进行紧急救护？

答：（1）立即停药，使患者就地平卧；报告医师，就地抢救。

（2）立即皮下注射 0.1％盐酸肾上腺素 0.5～1ml（患儿酌减），如症状不缓解，可每隔 30min 予皮下或静脉注射 0.5ml，此药是抢救过敏性休克的首选药物。

（3）氧气吸入 当呼吸受抑制时，应立即进行口对口人工呼吸，并予尼可刹米等呼吸兴奋药；喉头水肿影响呼吸时，立即准备气管插管或行气管切开术。

（4）抗过敏　遵医嘱立即给予地塞米松 5～10mg 静脉注射或氢化可的松 200mg 加 5％或 10％葡萄糖 500ml 静脉滴注。

（5）静注 10％葡萄糖注射液扩充血容量，并根据病情给予升压药物如多巴胺、间羟胺等。

（6）予抗组胺类药　如异丙嗪 25～30mg，或苯海拉明20～40mg。

（7）发生呼吸、心搏骤停，立即行心肺复苏。

（8）密切观察患者生命体征、尿量及其他病情变化，注意保暖，并做好病情动态记录。患者未脱离危险之前不宜搬动。

● **过敏性休克常用的药物有哪些？首选的药物是什么？**

答：过敏性休克常用的药物有肾上腺素；糖皮质激素（地塞米松、氢化可的松）；抗组胺类药物（异丙嗪、氯苯那敏）；血管活性药（多巴胺、间羟胺）。病情较重者迅速补充血容量如右旋糖酐、生理盐水、人体白蛋白。首选的药物为肾上腺素。

● **该患者的首优护理问题是什么？**

答：该患者的首优护理问题　体液不足，与大汗及使用头孢菌素类药物引起心、肺等脏器衰竭有关。

● **药物过敏的发病机制是什么？**

答：药物过敏反应的基本原因在于抗体的相互作用。药物作为一种抗原，进入机体后，有些个体体内会产生特异性抗体（IgE、IgG 及 IgM），使 T 淋巴细胞致敏，当再次应用同类药物时，抗原抗体作用于致敏的淋巴细胞上，引起过敏反应。

● **常见的药物过敏反应有哪些？**

答：（1）皮肤过敏反应　皮肤瘙痒、荨麻疹、皮丘疹、严重者可发生剥脱性皮炎。

（2）呼吸过敏反应　可引起哮喘或促发原有的哮喘发作。呼吸道阻塞症状，由喉头水肿和肺水肿引起表现为胸闷、气促、呼吸困难、发绀等。

（3）循环衰竭症状　由于周围血管扩张，导致循环血量不足，表现为面色苍白，全身出冷汗，脉弱、血压下降、烦躁不安（青霉素过敏的主要表现）。其他药物反应有的可引起暂时性血压偏高。

（4）中枢神经系统症状　因脑组织缺氧所致，表现为头晕、抽搐、大小便失禁等。

（5）消化系统过敏反应　可引起过敏性紫癜，以腹痛和便血为主要症状。

（6）其他反应　胃肠道不适、恶心、呕吐、浑身无力、畏光等。

● 过敏药物急救盒内应常备哪些物品？

答：过敏药物急救盒内应常备肾上腺素 1 支、地塞米松 1 支、2ml 注射器 1 个、砂轮 1 个。

● 应该在哪些地方对该患者进行药物过敏标识？

答：（1）在临时医嘱单上用红笔写明药物皮试阳性结果并双签名。

（2）在患者一览表左上角用红笔注明过敏药物的名称。

（3）床头输液挂钩上挂上标注有药物名称"×××过敏"标记牌。

（4）将皮试阳性结果记录在护理记录和医嘱上，并进行书面交班、口头交班。

（5）在患者的门、急诊病例本封面上用红笔标明。

❀【护理查房总结】

在给患者应用药物前应询问患者用药史、过敏史，并按要求做过敏试验。对需做皮试的药物而既往有过敏史者禁忌做该药物的过敏试验。做药物过敏试验前要警惕发生过敏反应，治疗盘内备过敏抢救盒。同时，正确实施药物过敏试验，过敏试验药液的配制、皮内注入剂量及试验结果判断都应要求正确操作，过敏试验阳性者禁用。抗生素类药物应现用现配，特别是青霉素水溶液在室温下极易分解产生过敏物质，引起过敏反应，还可使药物效价降低，影响治疗效果。药物过敏试验阴性，第一次注射后观察 20～30min，注意观察患者有无过敏反应，以防发生迟发型过敏反应。并告知患者，以后禁用该类药物。

（李　丽　李益龙）

查房笔记

病例 27 • 脓毒症与多器官功能衰竭

🍀【病历汇报】

病情 患者女性，58 岁，因"术后 5 天出现呼吸困难，无尿 10h"入院。患者因升结肠穿孔、弥漫性腹膜炎在当地医院行升结肠穿孔修补术、回肠造瘘术，术后 5 天出现呼吸困难，10h 前出现无尿。既往体健，否认结核、肝炎、糖尿病等病史。

护理体查 T 38.6℃，P 132 次/min，R 22 次/min，BP 88/60mmHg，SpO_2 85%。神志清楚，腹部膨隆，未见肠型及蠕动波，右侧中腹部可见一引流管，有淡黄色脓性引流液引出，肝脾未触及，全腹压痛、反跳痛明显，右下腹部尤重，移动性浊音阳性，肠鸣音减弱，双下肢轻度水肿。

辅助检查 腹部 B 超示腹腔大量积液，胆囊内胆泥形成。实验室检查示 WBC 33.1×10^9/L，中性 69.53%；血尿素氮 27mmol/L，肌酐 653μmol/L，超敏 C 反应蛋白（h-CRP）112mg/L。血气分析示 PaO_2 60mmHg，$PaCO_2$ 35mmHg，PaO_2/FiO_2 为 246mmHg。胸部 X 线片见高密度阴影。

入院诊断 结肠穿孔修补、回肠造瘘术后；脓毒症；多器官功能衰竭。

主要的护理问题 腹胀腹痛，排泄形态异常，气体交换受损，营养失调，体温过高，潜在并发症（水、电解质和酸碱平衡失调），焦虑。

目前主要的治疗措施 给予气管插管，机械通气改善氧合，液体复苏，予抗感染、升压、纠正酸中毒、维持水电解质酸碱平衡、营养支持等治疗，持续床旁血液净化治疗。

❓ 护士长提问

● **什么是脓毒症？按照其严重程度可分为几类？**

答：脓毒症（sepsis）是指由感染引起的全身炎症反应综合征

(systemic inflammatory response syndrome，SIRS)，临床上证实有细菌存在或有高度可疑感染灶。按脓毒症严重程度可分脓毒症、严重脓毒症（severe sepsis）和脓毒性休克（septic shock）。严重脓毒症，是指脓毒症伴有器官功能障碍、组织灌注不良或低血压。脓毒性休克，是指严重脓毒症给予足量的液体复苏后仍然伴有无法纠正的持续性低血压，也被认为是严重脓毒症的一种特殊类型。

● **什么是多器官功能衰竭？其发病机制是什么？**

答：（1）多器官功能衰竭（multiple organ failure，MOF）是指机体在经受严重损害（如严重疾病、外伤、手术、感染、休克等）后，发生两个或两个以上器官功能障碍，甚至功能衰竭的综合征。

（2）发病机制

① 全身炎症反应失控。

② 细菌和内毒素移位。

③ 组织缺血-再灌注损伤。

④ 二次打击或双相预激。

● **脓毒症的治疗原则是什么？**

答：处理原发感染灶是关键；使用抗菌药物；补充血容量，纠正低蛋白血症；对症处理高热，纠正电解质紊乱，维持酸碱平衡等。

● **该患者目前主要的护理问题有哪些？应采取哪些护理措施？**

答：（1）主要的护理问题

① 腹胀、腹痛：与腹膜炎炎症反应和刺激、毒素吸收有关。

② 排泄形态异常：与回肠造瘘术有关。

③ 气体交换受损：与急性肺损伤、呼吸面积减少，肺氧合功能障碍有关。

④ 营养失调（低于机体需要量）：与机体消耗增加有关。

⑤ 体温过高：与感染有关。

⑥ 并发症：水、电解质和酸碱平衡失调。

⑦ 焦虑：与担心疾病预后有关。

（2）应采取的护理措施

① 早期液体复苏：复苏过程中严密观察患者尿量、心率、血压、CVP 等指标，及时评估器官灌注改善情况，同时预防发生肺水肿。

② 监测和护理器官功能：严密监测患者呼吸功能、循环功能、中枢神经系统功能、肾功能、肝功能、胃肠功能和凝血系统功能等，发现变化及时通知医师并协助处理，尽可能维持或促进各器官功能的恢复，减少器官损害的数量和程度，从而降低病死率。

③ 保持呼吸道通畅，按需吸痰，做好胸部物理治疗，预防呼吸道感染和呼吸机相关性肺炎。

④ 体位管理：患者取半卧位，床头抬高 30°～45°，促使腹内渗出液流向盆腔，以减少毒素吸收和减轻中毒症状，利于引流和局限感染，同时避免腹胀所致的膈肌抬高，减轻腹胀对呼吸和循环的影响。

⑤ 严格无菌操作，预防感染：各项治疗和护理操作应遵循无菌技术原则和手卫生。

⑥ 禁食、胃肠减压：留置胃管持续胃肠减压，吸出胃肠道内容物和气体，改善胃肠壁的血液循环和减少胃肠道内容物继续流入腹腔，以减轻腹痛、腹胀。

⑦ 做好造瘘护理：保持局部清洁，以防感染。密切观察粪便的颜色、性状、量，如有异常及时报告医师。

⑧ 并发症的观察和护理：多器官功能衰竭是脓毒症和严重脓毒症最常见、最严重的并发症，应做好各器官、系统功能的观察和支持，及时发现器官功能障碍的表现并配合医师进行处理，防止疾病恶化，改善预后。

⑨ 心理护理：及时掌握患者的心理状态，鼓励其主动配合治疗、护理，促进身体康复。

● **什么是 EGDT？早期液体复苏的目标是什么？如何进行 EGDT？**

答：（1）目标导向性治疗（early goal-directed therapy，EGDT），

EGDT 是指在作出严重脓毒症（脓毒症休克）诊断后最初 6h 内达到血流动力学最适化并解决全身组织缺氧，通过纠正前负荷、后负荷、氧含量达到组织氧供需平衡的目标。早期液体复苏的目标指最初复苏的 6h 内应达到复苏目标。

① 中心静脉压（CVP）8～12cmH$_2$O。

② 平均动脉压（MAP）≥65mmHg。

③ 尿量≥0.5ml/(kg·h)。

④ 中心静脉血氧饱和度（ScvO$_2$）或混合静脉血氧饱和度（SvO$_2$）分别是≥70％或≥65％。

（2）EGDT 分为 3 步进行

① 第 1 步：继续补液，确定初期补液量最有效的方法是监测 CVP 变化趋势，每 30min 给予负荷量晶体液或胶体液直至 CVP 达 8～12cmH$_2$O，机械通气和心室顺应性降低的患者推荐 CVP 12～15cmH$_2$O，同样对于腹高压和心室舒张功能障碍的患者亦把 CVP 12～15cmH$_2$O 作为复苏目标。经充分液体复苏，心脏指数可改为 25～40，能使半数患者的低血压状态得以纠正。

② 第 2 步：如果充分液体复苏后仍存在低血压，则给予升压药使平均动脉压（MAP）≥65mmHg，在某些临床情况下，也可在首次液体负荷量后即联合升压药维持平均动脉压≥65mmHg，同时继续补液直到 CVP 达标。

③ 第 3 步：评估 ScvO$_2$ 以评估适当的组织氧合，目前认为 ScvO$_2$ 和 SvO$_2$ 检测结果是等效的，EGDT 以 ScvO$_2$≥70％或 SvO$_2$ ≥65％为目标。

在进行容量复苏时需要监测中心静脉压，什么是中心静脉压？有什么临床意义？

答：中心静脉压（central venous pressure，CVP）是指右心房及上、下腔静脉胸腔段的压力。受右心泵血功能、循环血容量及体循环静脉系统血管紧张度三个因素影响。测定 CVP 对了解有效循环血容量和右心功能有重要意义。CVP 的正常值 0.49～1.18kPa（5～12cmH$_2$O）。临床意义为 CVP＜0.196～0.49kPa

（2～5cmH$_2$O）表示右心房充盈欠佳或血容量不足；若 CVP>1.47～1.96kPa（15～20cmH$_2$O），表示右心功能不良或血容量超负荷。

【护理查房总结】

脓毒症和 MOF 是 ICU 经常遇到的问题，其来势凶猛，病情进展迅速，预后险恶，给临床救治工作带来极大困难。我们一定要掌握对这类危重症疾病的监测和护理，挽救患者生命，预防及减少并发症。以下几点值得我们注意。

（1）通过积极的体液复苏、血管活性药、输血、增加氧供等早期目标性治疗可降低脓毒症的病死率。

（2）评估患者器官功能，及时发现器官功能变化并采取相应处理措施可以减少器官损害的数量和程度。

（3）加强气道管理非常有必要。

（4）严格遵循无菌操作技术和手卫生，抬高床头30°～45°，减少反流或误吸，预防肺部感染和呼吸机相关性肺炎。

（5）早期肠道营养，恢复胃肠动力，保护胃肠黏膜，防治微生物紊乱。

（曹　岚）

查房笔记

病例 28 • 急性水、电解质酸碱平衡紊乱

【病历汇报】

病情 患者男性，48岁，因"急性粘连性肠梗阻入院3天"。入院后禁食、胃肠减压，每天静脉滴注5％葡萄糖氯化钠液1000ml，10％葡萄糖2000ml，每天尿量为1500ml左右。

护理体查 T 36.8℃，P 101次/min，R 17次/min，BP 90/45mmHg，呼吸变浅。患者表情淡漠，软弱无力，腹胀，肠鸣音减弱，腱反射减弱。

辅助检查 实验室检查示 pH 7.54、PCO_2 49mmHg、BE^+ 10.6mmol/L、HCO_3^- 40mmol/L、K^+ 3.1mmol/L、Na^+ 145mmol/L、Cl^- 104mmol/L，尿液 pH 呈酸性。心电图示多发室性早搏，T 波低平，ST 段下移。

入院诊断 急性粘连性肠梗阻。

主要的护理问题 有体液不足的危险，营养失调（低于机体需要量），潜在并发症（心律失常）。

目前主要的治疗措施 解除肠梗阻，补钾、补生理盐水及补充血容量。

护士长提问

● **该患者发生了何种电解质紊乱？发生的原因有哪些？**

答：（1）该患者为低钾血症。

（2）发生的原因有以下几个方面。

① 禁食3天，静脉补液没有补钾，钾摄入不足。

② 肠梗阻导致大量消化液积聚于肠腔、胃肠减压抽出消化液，造成钾大量丢失。

③ 每天尿量 1500ml，钾经肾丢失。

④ 每天输入葡萄糖 250g，糖原合成，K^+ 转入细胞。

● **引起低钾血症的病因有哪些？主要临床表现是什么？**

答：（1）血钾浓度＜3.5mmol/L 表示有低钾血症。其常见原因如下。

① 摄入不足：如长期禁食、偏食或静脉补充钾盐不足。

② 排出过多：如长期大量呕吐、腹泻、胃肠引流、造瘘等均可因消化液丢失而失钾；急性肾衰竭多尿期、肾小管性酸中毒、失钾性肾病、醛固酮增多症、应用排钾性利尿药等均可使钾经肾丢失；大面积烧伤、腹腔引流等也可致钾排出增多。

③ K^+ 向细胞内转移：代谢性、呼吸性碱中毒均可使 K^+ 向细胞内转移。

（2）主要临床表现

① 神经肌肉兴奋性降低：表现骨骼肌软弱无力，四肢松弛性瘫痪，腱反射消失，表情淡漠，嗜睡。

② 胃肠道平滑肌张力降低：出现恶心、呕吐、腹胀、肠鸣音减弱、肠麻痹。

③ 心脏受累表现：传导阻滞和节律异常。典型的心电图改变为早期 T 波低平或倒置，随后出现 ST 段压低，U 波出现。

④ 代谢性碱中毒。

● **体液酸碱平衡的主要调节机制有哪些？体内反映酸碱平衡的三大基本要素是什么？其意义分别是什么？**

答：体液酸碱平衡的主要调节机制有体液的缓冲系统、肺的调节、肾脏的调节。三大基本要素是 pH、HCO_3^-、$PaCO_2$。pH 是酸碱度的指标，HCO_3^- 是判断代谢性酸碱失衡的指标，$PaCO_2$ 是判断呼吸性酸碱失衡的指标。

● **酸碱失衡分为几类？**

答：（1）单纯型 主要包括代谢性酸中毒、代谢性碱中毒、呼吸性酸中毒、呼吸性碱中毒四种类型。

（2）复合型　分为二重性酸碱失衡与三重性酸碱失衡。

其中二重性酸碱失衡又分为相加型与相消型。

该患者发生了何种酸碱平衡紊乱？其原因和机制是什么？

答：（1）代谢性碱中毒。胃液丧失过多是外科患者发生代谢性碱中毒最常见的原因。

（2）原因和机制　长期胃肠减压导致酸性胃液大量丢失，丧失大量的 H^+ 及 Cl^-。肠液中的 HCO_3^- 未能被胃液的 H^+ 所中和，HCO_3^- 被重吸收入血，使血浆 HCO_3^- 增高。另外，胃液中 Cl^- 的丢失使肾近曲小管的 Cl^- 减少。为维持离子平衡，代偿性地重吸收 HCO_3^- 增加，导致碱中毒。

如何解释该患者血 K^+ 的变化和反常性酸性尿？

答：患者因长时间减压，胃肠液丢失，尤其是 K^+ 的丢失过多，使胞内的 K^+ 向细胞外转移，而细胞外的 H^+ 向细胞内转移，引起细胞内的酸中毒和细胞外的碱中毒。同时在血容量不足的情况下，机体为了保存 Na^+，经远曲小管排出的 H^+ 和 K^+ 增加，HCO_3^- 的重吸收也增加，更加重了细胞外液的碱中毒和低钾血症。肾小管上皮细胞分泌 K^+ 减少，K^+-Na^+ 交换减弱，而 H^+-Na^+ 交换占优势，肾小管上皮细胞分泌 H^+ 过多，导致尿液呈酸性，即为反常性酸性尿。

该患者的处理原则是什么？

答：尽快解除肠梗阻，静脉补充钾盐。

监测和护理该患者的重点是什么？

答：（1）动态监测血电解质变化　静脉补钾必须在严密监测血清钾水平和心电监护下进行，动态了解血钾水平，并根据血钾提高的程度来调整补钾速度。

（2）持续心电监护　K^+ 紊乱使心脏受累的主要表现为传导和节律异常，心电图能较敏感地反映血钾高低情况。护士应掌握低钾血症的心电图特征（主要表现为 T 波低平，ST 段压低，出现 U

波，常见室性期前收缩和心动过速）。

（3）掌握补钾的注意事项

① 见尿补钾，尿量大于 40ml/h。

② 浓度：补液中钾浓度不宜超过 40mmol（氯化钾 3g/L）。

③ 速度：补钾速度＜10mmol/L。

④ 补钾量：每天补钾 60～80mmol/L。

⑤ 禁止静脉推注。

❀【护理查房总结】

危重症患者由于多脏器功能不全，特别是肺和肾功能障碍，常伴发多种类型的水电解质、酸碱失衡。低钾血症在很多重症患者是电解质紊乱的一个潜在危险。重症患者可以由于低钾血症引起相关的严重疾病，包括腹泻、渗透性利尿、呕吐、代谢性碱中毒和营养不良。今天的护理查房，主要讨论了关于低钾血症的病因、机制、临床表现；以及水电解质、酸碱平衡紊乱的类型，主要调节机制和代谢性碱中毒的临床特点。因此对各种水电解质、酸碱平衡的判断应根据病因、病程、治疗措施、电解质、血气分析结果及临床表现进行动态的综合分析。正确判断和纠正各种类型的水电解质、酸碱失衡，是维持和挽救生命的重要环节。其监测和护理的重点如下。

（1）根据患者病史及临床表现，实验室结果，准确判断水电解质、酸碱平衡紊乱类型。

（2）严格记录 24h 出入水量。

（3）动态监测各项血电解质、血气分析指标变化。

（4）持续心电监护，观察心电图波形的变化。

（5）按医嘱实施正确的护理措施，促进患者康复。

（曹　岚）

第三章 常见损伤所致危重症的救治与护理

病例 1 · 多发伤

🍀【病历汇报】

病情 患者男性，51岁，因"车祸致头及胸部受伤，伴神志不清 11 天"，行气管切开术后急诊入院。既往体健。

护理体查 T 37.4℃，P 108 次/min，R 18 次/min，BP 146/74mmHg。神志不清，呼之不应，疼痛刺激下肢体屈曲，脸面部肿胀，双眼睑淤青，外耳道凝固血迹，双肺呼吸音粗，闻及较多湿啰音。左侧颈肩部见大片皮肤淤青。左小腿内侧见一 6cm 长裂口，已缝合。

辅助检查

（1）血常规 白细胞计数 $14.5×10^9/L$；血红蛋白量 90g/L；血小板计数 $229×10^9/L$；中性粒细胞计数 84.8%。

（2）血生化检查 Na^+ 144.2mmol/L，K^+ 3.56mmol/L，Cl^- 94.1mmol/L，TP 47.7g/L，ALB 31.3g/L，TBIL 10.0mmol/L，DBIL 4.6mmol/L，ALT 121.6U/L，AST 77.8U/L，BUN 5.0mmol/L，Cr 50.9μmol/L，血尿酸（UA）129.3μmol/L。

（3）胸部 B 超示双侧胸腔少量积液。

（4）头颅 CT 示蛛网膜下腔出血，双侧脑室后角积血；右额部硬膜下血肿；双上额窦、双筛窦内积液；枢椎粉碎性骨折及相应棘突骨折，并继发性骨性狭窄及寰枢关节半脱位；右肺中叶、左肺上叶舌段病灶，肺挫伤？T3 左侧后肋、T4/T5 椎体及部分附件骨折。

（5）颈部 MRI 示枢椎骨折伴 C3/C4 层面脊髓损伤及外伤性 C6/C7 层面脊髓中央管轻度扩张可能性大。

（6）痰液革兰染色示大量革兰阳性菌及较多革兰阴性菌。

（7）痰培养示嗜麦芽窄食单胞菌。

入院诊断

（1）多发伤。

（2）重度颅脑外伤　蛛网膜下腔出血、脑室出血、弥漫性轴索损伤。

（3）闭合性胸部损伤　双肺挫伤、双侧胸腔积液、肺部感染。

（4）枢椎粉碎性骨折及相应棘突骨折。

（5）寰枢关节半脱位　颅骨骨折。

（6）气管切开术后。

（7）周身多处皮肤挫裂伤。

主要的护理问题　急性意识障碍，清理呼吸道无效，气体交换受损，皮肤完整性受损，有形成脑疝、生命体征改变的可能。

目前主要的治疗措施　根据症状、体征及痰液染色，考虑阳性及阴性菌致肺部感染。且患者既往长期嗜烟，肺部基础条件差，加强抗感染治疗，加用广谱抗生素莫西沙星 0.4g/d。余继续注意水电解质平衡、保护脑细胞、营养神经等处理。予以请胸外科会诊，结果：根据痰培养结果调整抗生素，予以磺胺类药每日 2 次，鼻饲；胸部有少量积液，因体位改变困难，暂时不考虑胸腔闭式引流。予以请脊柱外科会诊，结果：颈围制动，轴向翻身，平直搬运；目前患者昏迷，神志不清，且同时存在双侧胸腔积液，待病情稳定后可联系脊柱外科手术；继续抗炎、营养神经等对症支持治疗。

？ 护士长提问

● **该患者第一诊断是多发伤，其诊断依据是什么？**

答：该患者多发伤的诊断依据是受伤原因与受伤部位。该患者受伤原因为车祸伤，通过辅助检查明确受伤部位为头部、颈部、胸部，诊断为多发伤。

● **什么是多发伤？与多处伤、复合伤的区别是什么？**

答：（1）多发伤是指在同一机械性致伤因素引起2个或2个以上解剖部位的损伤，且至少有一处损伤是致命的。

（2）与多处伤的区别　多处伤指同一部位或同一脏器的多处损伤，例如腹部肝脾损伤、小肠多处穿孔、体表多处裂伤等。多处伤情不一，轻者不需要处理，重者可致死。

（3）与复合伤的区别　复合伤指两种以上致伤因素同时或相继作用于人体所造成的损伤。如核爆炸时冲击伤合并辐射、烧伤，机械伤合并化学、生物武器伤等。

● **多发伤的急救原则是什么？**

答：对多发伤伤员的抢救必须迅速、准确、有效，包括现场急救、转送、院内救治。救治原则是先抢救生命，后保护功能，先重后轻，先急后缓。救治程序为：①监测呼吸、血压、心率、意识、瞳孔等生命体征，迅速评估伤情；②对生命体征的重要改变迅速作出处理，如心肺复苏、抗休克、紧急止血等；③重点询问受伤史，仔细进行体格检查；④实施诊断性穿刺及必要的辅助检查；⑤进行确定性治疗，如各种手术等。

● **应该立即给予该患者什么急救护理措施？**

答：（1）评估生命体征　检查呼吸、血压、心率、意识、瞳孔。

（2）保持呼吸道通畅、给氧。

（3）迅速开放两条以上静脉通路，必要时中心静脉置管。

（4）心电监护　监测生命体征。必要时备除颤仪和呼吸机。

（5）详细询问病史，按照"CRASH PLAN"体格检查程序仔细进行，对患者存在的伤情、潜在的问题、主要脏器功能状况进行初步评估，根据伤情制订并执行护理方案。

（6）密切观察病情并记录出入水量，发现异常及时通知医师做相应的处理。

（7）完善各项辅助检查，如 X 线、B 超、CT、各项化验（一定要有专人护送，注意患者安全）。

（8）重视心理护理，必要时使用镇痛药，减轻患者的痛苦。

● 多发伤患者死亡的 3 个高峰时段是什么？

答：大出血、严重颅脑损伤、脓毒血症/MODS 是多发伤死亡的三大主要原因。

（1）伤后即刻，多为严重颅脑损伤、高位脊髓损伤、窒息、心脏大血管损伤。

（2）伤后早期（1~3 天），为失血性休克、颅脑损伤、张力性气胸、心脏压塞等。

（3）伤后中晚期，多由激发感染、严重脓毒血症、多器官功能衰竭所致。

● 该患者目前首优的护理问题是什么？目标是什么？应采取哪些护理措施？

答：（1）首优的护理问题　清理呼吸道无效，与患者意识障碍、咳嗽无力、气管切开有关。

（2）护理的目标　保持呼吸道通畅。

（3）具体护理措施

① 用气切雾化型输氧面罩持续氧气雾化吸入，使痰液稀释，便于排出、咳出或吸出。

② 每班协助患者翻身、拍背，促使脓痰及痰痂松脱，易于排出。

③ 按需吸痰，严格无菌操作，防止肺部感染。

④ 严密观察患者缺氧改善情况，注意呼吸频率、深度及节律变化，如有异常，应注意检查有无痰液阻塞。

⑤ 每班听诊肺部有无啰音及痰鸣音，以判断有无痰液淤积。

⑥ 监测血氧饱和度，如有异常，及时寻找原因。

⑦ 鼻饲流质时，应适当抬高床头 15°~30°，注入流质速度宜

慢，每次量应少于 200ml，避免食物误入气管或食物反流引起窒息。

● **什么是"CRASH PLAN"体格检查程序？**

答：对于危重伤员，收集受伤史与查体、复苏同步进行。为避免遗漏重要的伤情，主张按照"CRASH PLAN"的程序进行检查。其含义是：C（cardiac，心脏），R（respiratory，呼吸），A（abdomen，腹部），S（spine，脊髓），H（head，头颅），P（pelvis，骨盆），L（limb，四肢），A（arteries，动脉），N（nerves，神经）。

❀【护理查房总结】

多发伤是急诊科的常见病种，我们应掌握多发伤的急救和护理，早期进行全面的体格检查，对患者伤后的病情作预见性的重点观察，采取预防措施和有效的评估手段，早发现和早处理，避免漏诊和延误治疗。多发患者到达急诊科后，分诊护士应快速初步评估，立即送入抢救室，交由急诊科医师首诊处理。因为多发伤患者的处理过程往往需要多科协作进行，急诊科作为一个主导科室，可以负责患者整体上的把握和生命支持，最终决定专科处理的优先顺序以及收治方向，从而避免多科联合救治互相推诿的缺陷。

（谢咏湘　张　琼）

查房笔记

病例 2 · 颅脑外伤

❀【病历汇报】

病情 患者男性，39 岁，因"被摩托车撞倒致头部、胸部外伤后神志不清 2h，伴喷射样呕吐 3 次"急诊入院。既往有高血压病史。

护理体查 T 38.5℃，P 110 次/min，R 30 次/min，BP 90/54mmHg。神志昏迷，格拉斯哥昏迷评分（GCS）为 8 分，双侧瞳孔不等大，左侧 5mm，对光反应消失，右侧 3mm，对光反应敏感。右侧枕部可见一 3cm×2cm 软组织挫伤区，血迹已干，局部肿胀明显，颅骨未扪及凹陷。右侧肢体活动减少。

辅助检查 X 线提示右侧大量胸腔积液。CT 提示右枕骨骨折、右枕部硬膜下血肿。

入院诊断 重型颅脑外伤；右枕骨骨折；右枕部硬膜下血肿；蛛网膜下腔出血；右侧大量胸腔积液；失血性休克。

主要的护理问题 意识障碍，有形成脑疝的可能，清理呼吸道无效，有感染、受伤的危险。

目前主要的治疗措施 完善各项术前准备，抽血查凝血四项、定血型、合血，头部备皮。给予脱水、降颅压、营养神经、保护脑细胞、抗感染、保护胃黏膜、营养支持及对症处理。

❓ 护士长提问

● 根据损伤严重程度分级，该颅脑外伤的患者属于哪级，是如何判断的？

答：（1）根据损伤严重程度分级标准，该颅脑外伤患者伤后昏迷，生命体征有改变，有明显神经系统阳性体征，GCS 计分为 8 分，属于重型颅脑损伤。GCS 昏迷分级计分法见表 3-1。

表 3-1　GCS 昏迷分级计分法

睁眼反应	分值/分	语言反应	分值/分	运动反应	分值/分
自发睁眼	4	回答不当	5	按吩咐运动	6
呼唤睁眼	3	回答错乱	4	刺痛能定位	5
刺痛时睁眼	2	错乱	3	刺痛时躲避	4
不睁眼	1	难辨	2	刺痛时屈曲	3
		不语	1	刺痛时过伸	2
				无反应	1

（2）颅脑损伤按损伤严重程度共分为四级。

① 轻型颅脑损伤：单纯脑震荡，昏迷时间＜30min，轻度头痛、头晕症状，神经系统及脑脊液检查无明显异常，有或无颅骨骨折，GCS 计分为 13～15 分。

② 中型颅脑损伤：轻度脑挫裂伤，昏迷时间＜12h，生命体征有轻度改变，有轻度神经系统症状，有或无颅骨骨折及蛛网膜下腔出血，GCS 计分为 9～12 分。

③ 重型颅脑损伤：广泛脑挫裂伤、脑干伤或颅内血肿，昏迷时间＞12h，意识障碍进行性加重或清醒后再度昏迷，生命体征有明显变化，有明显神经系统阳性体征，广泛颅骨骨折及蛛网膜下腔出血，GCS 计分为 6～8 分。

④ 特重型颅脑损伤：原发性创伤严重或伴有其他系统器官的严重创伤，创伤后深昏迷，去大脑强直或有脑疝形成，双侧瞳孔散大，生命体征严重紊乱，呼吸困难或停止，GCS 计分为 3～5 分。

● **颅脑外伤的急救处理原则是什么？**

答：（1）轻型颅脑损伤　卧床休息，留观 12～24h，每 2h 观察意识、瞳孔、生命体征，镇静、镇痛对症处理。

（2）中型颅脑损伤　绝对卧床休息，禁食，48～72h 内严密观察意识、瞳孔、生命体征，完善相关检查及术前准备，必要时手术治疗。

（3）重型及特重型颅脑损伤　绝对卧床休息，头高体位，禁食，48～72h内每1～2h严密观察生命体征，随时检查意识、瞳孔变化，给予吸氧、输液、止血、脱水等处理，尽快完善术前准备，急诊开颅探查。

● **应立即给予该患者什么急救护理措施？**

答：（1）取正确体位　头部抬高15°～30°，处于正中位置，避免颈部扭曲，以利于颅内静脉回流，减轻脑水肿，降低颅内压。有脑脊液耳漏时，以头偏向患侧为佳。

（2）保持呼吸道通畅　持续给氧以改善脑缺氧，及时清理呼吸道分泌物，头部偏向一侧，痰多不易吸出时立即气管切开。

（3）建立静脉通道，及时抽血完善各项术前检查，积极术前准备。

（4）加强病情观察　严密观察意识、瞳孔、生命体征的变化，发现病情变化及时告知医师。

（5）加强基础护理　保持床铺平整、清洁。按时翻身拍背，一般每2h 1次，做好床上擦浴，防止压力性损伤。对发热患者要积极采取降温措施，防止肺部感染。

（6）维持水电解质和营养平衡　对于颅脑损伤的患者要尽早营养支持治疗，定期复查电解质，防止脱水治疗引起低钠、低氯，加重脑水肿。

● **该患者目前首优的护理问题是什么？目标是什么？应采取哪些护理措施？**

答：（1）该患者目前首优的护理问题　脑疝，与颅内压增高有关。

（2）护理的目标　降低颅内压，防止脑疝继续加重。

（3）具体护理措施

① 卧位：床头抬高15°～30°，头保持正中位，有利于颅内静脉回流，减轻脑水肿。昏迷患者取侧卧位，便于呼吸道分泌物排出。

② 给予持续氧气吸入，改善脑缺氧，高热患者戴冰帽，降低脑耗氧量。

③ 严密观察并记录患者意识、瞳孔、生命体征及头痛、呕吐情况。

④ 控制液体入量，不能进食者，成人每天静脉输液量在1500～2000ml，其中等渗盐水不超过500ml，保持每日尿量不少于600ml，并且应控制输液速度，防止短时间内输入大量液体，加重脑水肿。神志清楚者给予普通饮食，但要限制钠盐摄入量。同时应准确记录出入量，并注意纠正脱水剂引起的电解质紊乱。

⑤ 合理调整饮食结构，保持大便通畅，避免因便秘、剧痛、情绪波动、癫痫发作引起颅内压增高。

⑥ 加强基础护理，意识不清者，定时翻身、拍背和口腔护理，防止肺部及压力性损伤并发症。

⑦ 适当保护患者，避免意外损伤。昏迷躁动不安者切忌强制约束，以免患者挣扎导致颅内压增高。遵医嘱适当应用镇静、镇痛药物，禁用吗啡、哌替啶，以免抑制呼吸中枢。

● 该患者的饮食护理计划是什么？

答：（1）伤后清醒无手术指征者

① 应进食高热量、高蛋白、高维生素、易消化食物，以保证充足的营养物质供给，促进损伤的修复。

② 持续昏迷伤后24h应鼻饲流质，以保障营养的供给。

③ 有消化道出血时，应暂禁食，经止血后方可进食，并避免辛辣刺激，以免加重消化道出血。

④ 若回抽物为未消化食物，则应根据抽出量来调整鼻饲及间隔时间。

⑤ 肠内营养不能满足机体需要，应静脉补充营养。

（2）需手术清除血肿或骨折复位者，术前应禁食10～12h，禁饮6～8h，以免麻醉后食物反流、误吸。

● 颅脑损伤的分类处理原则是什么？

答：根据伤情和就诊时的情况，分为以下4种情况。

（1）紧急抢救　伤情急重的闭合性头伤，持续昏迷或曾清醒再昏迷，GCS 计分 3～5 分，瞳孔变化，生命体征改变明显，情况危急来不及做进一步检查，直接开颅探查。脑干原发损伤，无颅高压时，行气管插管、气管切开、脱水、激素、颅内压监护等非手术处理。

（2）准备手术　伤情严重，GCS 计分 6～8 分，生命体征提示有颅内压增高表现，应立即行辅助检查，明确定位，行急诊手术。辅助检查未发现颅内血肿，行非手术治疗。

（3）住院观察　伤情较重，GCS 计分 9～12 分，有阳性神经系统体征，生命体征轻度改变，辅助检查有局限性脑挫裂伤未见颅内血肿，应收住入院观察。

（4）急诊室留观　伤情较轻，GCS 计分 13～15 分，神经系统检查阴性，生命体征基本稳定，辅助检查无明显阳性发现，应在急诊室留观。

● 什么是硬膜？硬膜下血肿与硬膜外血肿有什么区别？

答：硬膜是在颅骨和脑组织之间的一层坚韧的薄层膜状结构，是用来保护脑组织的屏障。这样就出现了两个间隙：硬膜和颅骨之间的"硬膜外"，以及硬膜和脑组织之间的"硬膜下"，在这两个间隙出血造成的血肿，分别被称为硬膜外血肿、硬膜下血肿。其中硬膜外血肿因为有硬膜的阻挡，不会直接接触到脑组织，并且因为硬膜的限制，血肿不容易出现扩散，很容易包成一块，在 CT 或磁共振上面会出现一个凸透镜形状的影子。因为不合并脑其他损伤，意识比较清楚。而硬膜下血肿，基本上属于直接在脑组织表面出血，而脑组织表面没有什么限制的东西了，所以出血很容易向两面渗透，所以它的表现就会在靠近脑组织的一边看到血肿贴着脑组织的纹理，另一边贴着硬膜，变成新月形状。这种情况下，因为出血很可能就来自于脑组织，所以往往有脑组织明显挫伤。比较容易引起脑水肿等。往往有意识障碍。

● 什么是中间清醒期？

答：典型的硬膜外血肿的患者存在中间清醒期。中间清醒期是指受伤当时昏迷，数分钟或数小时后意识障碍好转，甚至完全清醒，继而再度昏迷，这是因为硬膜外血肿的形成，脑受压引起的。但要注意并不是所有硬膜外血肿的患者都存在中间清醒期，因为意识状态的改变取决于原发脑损伤的程度、血肿形成速度和颅内其他损伤的存在。

● 颅前窝、颅中窝、颅后窝骨折各有哪些典型表现？

答：（1）颅前窝骨折的典型临床表现有口鼻出血，脑脊液鼻漏，眼睑上的迟发性皮下瘀斑，形成"熊猫眼"。

（2）颅中窝骨折的典型临床表现有外耳道出血，颅中窝底脑膜撕裂伴鼓膜穿孔，即出现脑脊液耳漏或血性脑脊液自外耳道流出。乳突区逐渐出现迟发性皮下瘀斑，邻近脑神经常受累，出现患侧听神经及面神经（周围性）损害。骨折伤及颈动脉海绵窦段，可形成动静脉瘘，出现搏动性突眼及颅内杂音。

（3）颅后窝骨折的典型临床表现有在乳突和枕下部可见皮下淤血，或在咽后壁发现黏膜下淤血。骨折线居内侧者可出现舌咽神经、迷走神经、副神经和舌下神经损伤。

● 什么是颅内压监测？颅内压监测的目的是什么？有些什么指征？

答：（1）颅内压监测是将导管或微型压力传感器探头安置于颅腔内，导管或传感器的另一端与颅内压（ICP）监护仪连接，将ICP压力动态变化转为电信号，显示于示波屏或数字仪上，并用记录器连续描记出压力曲线，以随时了解ICP的一种技术。

（2）ICP监测的目的是动态观察ICP的变化，根据ICP的高低及压力波型，可及时分析患者ICP变化，对判断颅内伤情、脑水肿情况和指导脱水药物的应用，估计预后等都有重要的参考价值。并可间断引流脑脊液降低颅内压，或进行脑脊液检查。

（3）2016年9月发布的美国《重型颅脑损伤救治指南》（第四版）推荐（ⅡB级推荐）：使用颅内压监测的信息救治重型颅脑损伤患者，可以降低院内及伤后2周的病死率。根据美国颅脑创伤基金会（BTF）的建议，颅内压监测的指征为：复苏后 GCS 评分 3～8 分并有头颅 CT 扫描异常。头颅 CT 扫描异常是指颅内提示有血肿、挫裂伤、脑肿胀、脑疝或基底池受压。重型颅脑外伤患者 CT 正常但在入院时有以下 3 个条件中的两个也应行颅内压监测：①年龄大于 40 岁；②单侧或双侧的去大脑状态或去皮质状态；③收缩压低于 90mmHg。

🍀【护理查房总结】

通过本次护理查房，我们学习了怎样观察病情，认识了如何对颅脑外伤进行早期诊治，如何防止颅内压增高，预防发生脑疝。颅脑外伤救治过程中我们应注重头部低温。美国 2007 年第 3 版《重型颅脑外伤救治指南》指出，维持目标温度 48h 以上能降低死亡风险。现颅内压监测技术已经成为神经系统危重患者诊治有力的工具。根据中国神经外科医师协会、中国神经创伤专家委员会制订的《中国颅脑创伤患者颅内压监测专家共识》指出，持续颅内压监测在早期发现颅内伤情变化、早期予以处理；判断脑灌注压与脑血流量；指导临床治疗；提高疗效、降低病死率和及早判断患者预后方面均有重要的临床应用价值。

（谢咏湘）

查房笔记

病例3 · 血气胸

【病历汇报】

病情　患者男性，52岁，因"驾驶摩托车时不慎摔倒，致伤右胸部及右肩部，伤后诉右胸部剧烈疼痛，伴胸闷、气促2h急诊"入院。

护理体查　T 37.3℃，P 122次/min，R 32次/min，BP 96/62mmHg。神志清楚，急性痛苦面容，颜面发紫，右侧胸部大片皮肤擦伤，压痛明显，胸部皮下"捻发音"，右下肢膝关节处肿胀淤青；听诊右侧呼吸音明显减弱，左侧呼吸音粗；右侧胸部叩诊呈浊音。

辅助检查

（1）血常规　白细胞计数 $15.8×10^9$/L；血红蛋白量78g/L；血小板计数 $229×10^9$/L；中性粒细胞计数86.8%。

（2）血生化检查　Na^+ 144.2mmol/L；K^+ 3.8mmol/L；Cl^- 94.1mmol/L，TP 45.3g/L，ALB 35.7g/L，TBIL 12.5mmol/L；DBIL 4.1mmol/L，ALT 117.8U/L，AST 77.5U/L；BUN 6.0mmol/L，Cr 45.9μmol/L，UA 149.3μmol/L。

（3）胸部X线片　右侧第3～7肋肋骨骨折，纵隔向左侧移位，右侧胸腔积液平面，右肺被压缩50%。

（4）胸部B超　右侧胸腔积液。

（5）头颅、胸部CT　颅内未见明显异常；右肺中叶挫伤？

入院诊断　胸部外伤，血气胸；肋骨骨折；创伤性窒息。

主要的护理问题　低效性呼吸形态，气体交换受损，清理呼吸道无效，有生命体征改变的可能。

目前主要的治疗措施　予以平卧位，吸氧，心电监护；建立静脉通路，补液；升血压，维持平均动脉压在70mmHg左右；胸带固定胸壁，增强胸廓稳定性，减轻疼痛；积极联系胸外科会诊行胸腔闭式引流术；剧烈疼痛者予以镇痛处理，予以抗感染治疗。

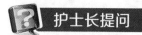 护士长提问

● **诊断该患者为血气胸的依据是什么？**

答：血气胸的诊断依据是胸部外伤史，外伤后立即出现剧烈胸痛、呼吸困难，结合 B 超、X 线、CT 等检查结果。该患者有右胸部外伤史，入院时有明显的右胸部疼痛、胸闷、气促的表现，结合胸部 X 线检查、B 超结果，诊断为血气胸。

● **什么是血气胸？其发病原因是什么？**

答：胸膜腔内既有气体存在也有血液积聚，称为血气胸。血胸多数由外伤引起，如利器或肋骨断端刺破胸壁血管、肺脏、心脏或大血管，引起出血积聚于胸腔。

● **血气胸的临床表现有哪些？**

答：(1) 胸痛　突发的或是缓慢发生的胸痛，常牵涉到同侧肩部。

(2) 胸闷和气促　少量气胸，肺萎缩在 30％ 以下，可无此症状。肺萎缩在 30％ 以上可出现呼吸短促、胸闷等不适症状；伤侧胸部叩诊呈鼓音，有些患者还有皮下气肿，听诊呼吸音消失或减弱，呼吸运动减退。

(3) 开放性气胸，患者出现烦躁不安、呼吸明显困难、血压降低甚至休克；张力性气胸，患者呼吸极度困难、烦躁、惊恐、神志不清甚至昏迷。伤侧胸廓饱满，肋间隙增宽，呼吸微弱，叩诊为鼓音，呼吸音消失，常有纵隔及颈部、胸部皮下气肿。

(4) 血胸　临床症状因人而异，少量血胸（500ml）以下，体质好，出血速度不快的，可无明显症状。大量出血（1000ml）以上，且出血速度较快的，可出现休克症状。上胸叩诊为鼓音，下胸叩诊为浊音，听诊呼吸音减弱或消失。

● 什么是创伤性窒息？该患者有什么表现？

答：创伤性窒息是闭合性胸部伤中一种较为少见的综合病征，其发生率占胸部伤的 2%～8%。常见的致伤原因有坑道塌方、房屋倒塌和车辆挤压等。当胸部和上腹部遭受强力挤压的瞬息间，伤者声门突然紧闭，气管及肺内空气不能外溢，两种因素同时作用的结果，引起胸膜腔内压骤然升高，压迫心脏及大静脉。由于上腔静脉系统缺乏静脉瓣，这一突然高压使右心血液逆流而引起静脉过度充盈和血液淤滞，并发广泛的毛细血管破裂和点状出血，甚至小静脉破裂出血。表现为头、颈、胸及上肢范围的皮下组织、口腔黏膜及眼结膜均有出血性瘀点或瘀斑，严重时皮肤和眼结膜呈紫红色并水肿，故有人称为"外伤性紫绀"或"挤压伤紫绀综合征"。眼球深部组织内有出血时可致眼球外凸，视网膜血管破裂时可致视力障碍甚至失明。颅内轻微的点状出血和脑水肿产生缺氧，可引起一过性意识障碍、头昏、头胀、烦躁不安，少数有四肢抽搐、肌张力增高和腱反射亢进等现象，瞳孔可扩大或缩小。若发生颅内血肿则引起偏瘫和昏迷。该患者表现为颜面发紫。

● 应立即给予该患者什么急救措施？

答：（1）接诊胸部外伤患者后，应在第一时间评估患者伤情，发现患者有呼吸循环功能紊乱的症状体征时应警惕张力性气胸和大量液气胸的可能，准备好胸腔穿刺包、闭式引流包、引流瓶、气切包、抢救床等抢救物品（包括器材及药品）。

（2）迅速建立静脉通路，补充丢失的体液，以胶体液为主，维持收缩压 90mmHg 以上，注意输液速度。

（3）血压 90mmHg 以上时尽量予半卧位，减轻积液对肺组织的压迫，促使肺扩张。

（4）有胸腔闭式引流时，注意保持引流通畅，防止打折、扭曲、引流液逆流、管道脱出，严密观察引流液的颜色和量，及时发现胸腔内的活动性出血；每 2h 挤压一次引流管，防止血凝块堵塞管道；密切观察引流管内水柱波动。

（5）做好心理护理，鼓励和指导患者有效地咳嗽、咳痰。遵医嘱适当镇痛，有助于患者自主呼吸及咳嗽、咳痰。

（6）注意记录患者的出入液量，保持出入量平衡。

● 该患者首优的护理问题是什么？护理目标是什么？主要的护理措施是什么？

答：（1）该患者首优的护理问题　疼痛，与胸部外伤、肋骨骨折、血气胸有关。

（2）护理目标　疼痛缓解或减轻。

（3）主要的护理措施　肋骨骨折用胸带固定。患者咳嗽排痰时协助按压胸部，减少胸部张力，减轻疼痛。遵医嘱适当给予镇痛药物。

● 如何早期、及时发现胸腔内活动性出血？

答：（1）持续的脉搏加快，血压低，经补充血容量后血压仍不稳定。

（2）胸腔闭式引流液每小时超过 200ml，持续 3h。

（3）血红蛋白量、红细胞计数和血细胞比容进行性降低，引流积血的血红蛋白和红细胞计数与外周血接的近，且迅速凝固。

✿【护理查房总结】

血气胸是严重的胸外伤，常伴有胸腔重要脏器、组织的挫伤或裂伤，往往引起呼吸循环功能紊乱，严重地威胁着伤者的生命安全。所以，对于胸部外伤的患者，及时发现血气胸和重要脏器的损伤并及时正确地处理，在护理工作中密切地观察，精心护理，医护密切配合在抢救严重胸外伤患者中起着关键的作用。希望大家把所获得的知识应用到平时的工作中，不断提高护理工作质量。

（谢咏湘）

病例 4 · 脾破裂

【病历汇报】

病情　患者男性，24 岁，因"车祸致胸腹部被重物压伤 2h，伴气促、胸腹部疼痛"急诊入院。既往身体健康。

护理体查　T 36℃，P 120 次/min，R 30 次/min，BP 80/44mmHg。神志清楚，表情淡漠，皮肤湿冷，上腹部压痛、反跳痛。

辅助检查

（1）血常规　白细胞计数 12.0×10^9/L，中性粒细胞计数 85%，血红蛋白量 90g/L。

（2）诊断性腹腔穿刺　抽出不凝固血性液体 5ml。

（3）胸部 X 线检查　双侧多发性肋骨骨折（右侧 7~9 肋，左侧 8~9 肋）、右侧血气胸。

（4）腹部立位平片　膈下未见游离气体。

（5）B 超检查　脾脏破裂，肝脏右叶破裂。

入院诊断　胸腹部联合伤；失血性休克；肝脾破裂；右侧血气胸。

主要的护理问题　有效液体容量不足，疼痛，焦虑，部分自理能力受限。

目前主要的治疗措施　予以绝对卧床、禁饮、禁食、胃肠减压、输血补液、应用止血药物和抗生素等。抗休克的同时完善术前检查，急诊手术行剖腹探查术。

护士长提问

● **诊断该患者为脾破裂的依据是什么？**

答：患者脾破裂的诊断依据是胸腹部外伤史。血常规检查示血红蛋白明显下降，白细胞计数和中性粒细胞计数略有升高，示腹腔内实质性脏器破裂出血。体查有上腹部压痛、反跳痛，生命体征出现失血性休克的临床表现。辅助检查，腹腔穿刺抽出不凝固血性液体 5ml，B 超检查示脾脏破裂，肝脏右叶破裂。

● **脾破裂是如何发生的？其主要的临床表现是什么？**

答：脾脏因组织结构脆弱，血供丰富，位置比较固定，受到外伤暴力打击后容易导致破裂。

脾破裂的主要临床表现是腹痛和腹腔出血。早期除左上腹轻度疼痛外无其他明显体征，不易诊断。随时间的推移，出血量越来越多，才出现休克前期的表现，继而发生休克。出血量大而速度快的很快就出现低血容量性休克，如烦躁、口渴、心悸、乏力等，伤情十分危急；由于血液对腹膜的刺激而有腹痛，起初在左上腹，慢慢涉及全腹，但仍以左上腹最为明显。患者神志淡漠、血压下降、脉搏增快，如腹腔出血量较多，可表现为腹胀，同时有腹部压痛、反跳痛和腹肌紧张。叩诊时腹部有移动性浊音，肠鸣音减弱。直肠指诊时 Douglas 窝饱满。有时因血液刺激左侧膈肌而有左肩牵涉痛，深呼吸时这种牵涉痛加重，此即 Kehr 征。

● **什么是胸腹联合伤？**

答：胸腹联合伤是指同时发生在胸腹腔脏器及膈肌的损伤。其临床表现复杂且缺乏特定表现，容易漏诊和误诊，病死率高。尽快作出全面而正确的诊断，根据伤情采取正确的治疗，是提高抢救成功率和减少并发症的关键。

● **脾破裂的急救处理原则是什么？**

答：（1）迅速评估患者，处理危及生命的呼吸心搏骤停、活动性大出血等，遵循"抢救生命第一，保留脾脏第二"的原则，在条件允许的情况下尽可能保留脾脏（组织）才是脾损伤治疗的现代观点。

（2）建立有效的静脉通路，防治休克。

（3）不能纠正的休克，抗休克的同时手术，但应根据损伤的程度和当时的条件，尽可能采用不同的手术方式，全部或部分地保留脾脏。

（4）动态监测血红蛋白、血细胞比容，早期发现是否有内脏出血以及是否继续恶化。

脾破裂首优的护理问题是什么？护理目标是什么？有些什么护理措施？

答：（1）脾破裂首优的护理问题　液体容量不足。

（2）护理目标　补充血容量，稳定生命体征。

（3）护理措施

① 患者取休克体位，即头和躯干抬高 20°～30°，下肢抬高 15°～20°。

② 维持有效的静脉通路，补充足量的液体。

③ 密切观察病情，每 15～30min 测量一次生命体征，留置导尿，记录尿量。如有异常，立即通知医师。

④ 积极完善术前准备，抽血查出凝血时间、定血型、交叉合血、留置导尿等。

⑤ 及时复查血常规，以判断腹腔内有无活动性出血。必要时复查 B 超、诊断性腹穿。

⑥ 定期复查电解质，防止发生酸碱失衡、电解质紊乱。

该脾破裂患者应该如何进行液体复苏？

答：该脾破裂患者应该进行限制性液体复苏。对于胸腹部活动性内出血尚未得到控制之前，不主张充分输液和快速提升血压至正常水平，以维持平均动脉压在 70mmHg 左右，以免血液过度稀释而加重出血。在手术止血后再按需要扩充血容量，可以降低病死率、延长生存时间。这也就是所谓的"限制性液体复苏"的新策略。

该患者术后如何进行早期营养支持？

答：（1）肠内营养与肠外营养结合，以肠内为主，有利于保护正常胃肠功能。

（2）肠内营养很重要，建议 1～3 天内开始使用。

（3）国外资料显示，鼻肠管营养可以大大减少胃潴留、反流和误吸的发生率，明显提高肠内营养的耐受性。

（4）鼻肠管营养最好使用营养泵，如果没有营养泵，尽量匀速滴入营养液，防止发生腹泻。

● **如何对脾破裂患者进行出院的健康宣教？**

答：（1）患者住院 2～3 周后出院，出院时复查 CT 或 B 超，嘱患者每月复查 1 次，直至脾损伤愈合，脾脏恢复原形态。

（2）嘱患者若出现头晕、口干、腹痛等不适均应停止活动并平卧，及时回医院检查治疗。

（3）继续注意休息，脾损伤未愈合前避免体力劳动，避免剧烈运动，如弯腰、下蹲、骑摩托车等。

（4）避免增加腹压，注意饮食多样化，保持大便通畅；注意保暖，预防感冒，防止咳嗽。注意保护腹部，避免外力冲撞；避免进入拥挤的公共场所。

❀【护理查房总结】

该患者为一例脾破裂的典型病例，我们通过护理查房，系统地复习了脾破裂的临床表现、诊断、治疗以及护理的相关知识。认识到了早期、正确的诊断和及时、合理的处理，是降低脾破裂病死率的关键。希望大家以后工作中对脾破裂的患者进行及时正确的急救处理，提高救治成功率。

（谢咏湘）

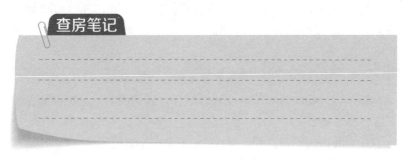

查房笔记

病例 5 · 骨盆骨折

🍀【病历汇报】

病情　患者女性，32 岁，因"高处坠落致臀部疼痛，双足肿痛，活动受限 2h"入院。既往有高血压病史。

护理体查　T 36.0℃，P 119 次/min，R 24 次/min，BP 97/51mmHg。神志清楚，双侧瞳孔等大等圆 2.5mm，对光反应灵敏。口唇苍白，呼吸急促，四肢偏凉，腹软，左下腹压痛，无反跳痛、肌紧张。左髋部、双足跟部、足背肿胀触痛，双足背动脉搏动减弱，骨盆分离挤压试验阳性，左髋、双踝活动受限，左下肢及左足背感麻木。

辅助检查　骨盆＋足部 CT 示左髋臼粉碎性骨折；左耻骨上下支骨折；双跟骨骨折。

入院诊断　左髋臼粉碎性骨折，左耻骨上下支骨折，双跟骨骨折。

主要的护理问题　组织灌注量不足，排便排尿形态改变，躯体活动障碍，皮肤完整性改变。

目前主要的治疗措施　入院后卧硬板床，给予吸氧、心电监护，建立两路静脉通路，抽血定血型、合血。遵医嘱给予止血、抗感染、保护胃黏膜、促骨折愈合等药物治疗。

❓ 护士长提问

● **骨盆骨折的诊断依据是什么？该患者有何诊断依据？**

答：（1）骨盆骨折的诊断依据

① 患者有严重外伤史，尤其是骨盆受挤压的外伤史。

② 疼痛，局部肿胀，皮下瘀斑，压痛明显，骨盆挤压分离试

验阳性。

③ 患侧肢体缩短，髂后上棘较健侧明显凸起。

（2）该患者的诊断依据

① 高处坠落外伤史。

② 左下腹压痛，臀部疼痛，骨盆分离挤压试验阳性。

③ CT检查结果提示左髋臼粉碎性骨折。

骨盆骨折患者急救的处理原则是什么？

答：（1）迅速建立两条静脉通路，静脉通路不宜建在下肢，应建在上肢或颈部，必要时予中心静脉置管，确保有效的静脉通路。

（2）迅速的止血、镇痛，抢救时进行有效的止血措施，遵医嘱给予止血药物，尽快补充血容量。必要时进行加压输液或输血。

（3）为患者取平卧位，禁止搬动，避免或减少损伤加重和出血。

（4）在未排除内脏损伤前不可用镇静药，此时可分散患者注意力以减轻疼痛。

（5）及时改善缺氧，密切观察生命体征变化，尽快给予氧气吸入。

（6）根据病情每5～30min测量1次脉搏、呼吸、血压和血氧饱和度等变化，观察患者排尿情况，及时向医师提供准确的资料以便随时调整治疗方案。

该患者目前首优的护理问题是什么？护理目标是什么？该采取哪些护理措施？

答：（1）该患者目前首优的护理问题　组织灌注量不足，与骨盆损伤、出血有关。

（2）护理目标是补充血容量，维持正常的组织灌注。

（3）护理措施

① 骨盆骨折常合并静脉丛及动脉出血，出现低血容量性休克，应注意观察患者的意识、脉搏、呼吸、血压和血氧饱和度，严格记

录出入水量，及时发现和处理血容量不足。

②迅速建立静脉输液通道，及时按医嘱输血和补液。

③及时止血和处理腹腔内脏器官损伤。

④抬高伤肢，保持四肢温暖，但不应使用热水袋等外热源，以免烫伤及增加微循环耗氧。

● 骨盆骨折是如何分型的？

答：基于垂直面的稳定性、后方结构的完整性以及外力作用的方向骨盆骨折分为 A、B、C 三型。具体见表 3-2。

表 3-2　骨盆骨折的 Tile 分型

分型	伤情
A 型:稳定型(后弓完整)	A1:撕脱损伤 A2:稳定的髂骨翼或前弓骨折 A3:骶尾骨横形骨折
B 型:部分稳定型(旋转不稳定,但垂直稳定;后弓不完全性损伤)	B1:开书样损伤 B2:侧方压缩损伤 B3:双侧损伤
C 型:旋转、垂直均不稳定型(后弓完全损伤)	C1:单侧损伤 C2:双侧损伤,一侧为 B 型,一侧为 C 型 C3:双侧 C 型损伤

● 骨盆骨折的常见并发症有哪些？

答：(1) 腹膜后血肿　骨盆各骨主要为松质骨，盆壁肌肉多，邻近又有许多动脉丛和静脉丛，因此骨折后可引起广泛出血。巨大腹膜后血肿可蔓延到肾区、膈下或肠系膜。患者常有休克，并可有腹痛、腹胀、肠鸣减弱及腹肌紧张等腹膜刺激症状。为了与腹腔内出血鉴别，可进行腹腔诊断性穿刺，但穿刺不宜过深，以免进入腹膜后血肿内，误认为是腹腔内出血。

(2) 尿道或膀胱损伤　对骨盆骨折的患者应经常考虑下尿路损伤的可能性，尿道损伤远较膀胱损伤为多见。患者可出现排尿困难、尿道口溢血现象。双侧耻骨支骨折及耻骨联合分离时，尿道膜部损伤的发生率较高。

（3）神经损伤　多在骶骨骨折（骶骨Ⅱ区Ⅲ区）时发生，组成腰骶神经干的骶1及骶2最易受损伤（与坐骨神经痛的差别）。预后与神经损伤程度有关，轻度损伤（一般小于50%）预后好。

（4）直肠损伤　除非骨盆骨折伴有阴部开放性损伤时，直肠损伤并不是常见的合并症。多为厌氧菌感染，感染严重，需要特别注意。

（5）腹腔内脏器损伤　分为实质性脏器损伤以及空腔脏器损伤，骨盆骨折合并腹腔脏器损伤的概率为16%～55%不等。

（6）脂肪栓与静脉栓塞　盆腔内静脉丛破裂可引起脂肪栓塞，其发生率可高达35%～50%，有症状性肺栓塞率为2%～10%，其中致死性肺栓塞率为0.5%～2%。

● 骨盆骨折患者术后如何进行健康宣教？

答：（1）体位与活动指导　说明早期下床活动的危害以及卧床休息的必要性。告知骨盆骨折无论一处或多处，都需要卧床休息，否则易致疼痛加重或骨折再移位。早期应平卧于硬床板，告知家属搬运患者时臀部应充分托起，取放大便器时尤应注意。不稳定型骨折应尽量避免搬运。稳定型骨折患者卧床休息2～3周，待骨折完全愈合，即可下地扶拐行走。不稳定型骨折，应绝对卧床休息8周以上，再慢慢坐起扶拐下地。

（2）病情观察指导　提示患者术后若出现腹胀、腹痛等症状，可能是血肿刺激引起肠麻痹或神经紊乱所致。若有尿痛、血尿或排尿困难，提示有膀胱及尿道损伤，应及时报告医师。

（3）饮食指导　急性期应禁食2～3天，3天后无内脏损伤表现时，可进流食、软食，过渡到普食。应进食高热量、高蛋白、高钙、高维生素、富含纤维素等食物，多饮水，以增进营养，减少便秘，促进骨折愈合。

（4）预防并发症指导　为预防压力性损伤，需铺防压疮气垫，臀部铺翻身布，保持干燥平整无渣屑，每2h翻身一次，翻身角度

$10°\sim30°$。尿道损伤的患者告知需放留置尿管 2 周,待损伤逐渐恢复后,夹闭导尿管,4h 开放一次,指导患者每次开放导尿管前训练自行排尿。告知患者及家属不能自行增减牵引重量,防止无效牵引。

(5)功能锻炼指导 功能锻炼方式依骨折而异。

① 不影响骨盆环完整的骨折:单纯一处骨折,无合并伤,又不需要复位者,告知以卧床休息为主,仰卧与侧卧交替(健侧在下)。早期可在床上做上肢伸展运动、下肢肌肉收缩以及足踝活动。1～2 周后可进行半卧位及坐位练习,并做髋关节、膝关节的屈伸运动。伤后 2～3 周,如全身情况尚好,可下床站立并缓慢行走,逐渐加大活动量。伤后 3～4 周,不限制活动,练习正常行走及下蹲。

② 影响骨盆环完整的骨折:伤后无合并症的患者,告知需卧硬板床休息,并进行上肢活动。伤后第 2 周开始半坐位,进行下肢肌肉收缩锻炼,如股四头肌收缩、踝关节背伸和跖屈、足趾伸屈等活动。伤后第 3 周在床上进行髋关节、膝关节的活动,先被动,后主动。伤后第 6～8 周(即骨折临床愈合),拆除牵引固定,扶拐行走。伤后第 12 周逐渐锻炼,并弃拐负重步行。

🍀【护理查房总结】

骨盆各骨主要为松质骨,盆壁肌肉多,邻近又有许多动脉丛和静脉丛,血液供应丰富,盆腔与后腹膜的间隙又系疏松结缔组织构成,有巨大空隙可容纳出血,因此骨折后可引起广泛出血。骨折后骨折片极易刺破周围的血管而造成出血不止。在抢救时不断的搬动伤员均可造成未经固定的不稳定型骨折部位的异常活动,使出血后形成的血肿和血凝块脱落,造成再次出血。严重的骨盆骨折出血甚至可达 2000～4000ml,几乎是成人总血量的 50%。因此骨盆骨折的救治首先要评估出血量,并尽早控制出血,及时补充血容量,防止出血性休克。通过本次护理查房,相信大家对骨盆骨折的治疗和护理有了进一步的认识，希望大家今后在工作中能对骨盆骨折的患者进行正确、及时的救治，提高救治成功率。

（谢咏湘　李　丽）

查房笔记

病例 6 · 颈椎骨折

【病历汇报】

病情　患者男性，56 岁，因"车祸致颈部、左肩胛疼痛伴功能障碍 2h 急诊"入院。

护理体查　T 36.6℃，P 88 次/min，R 18 次/min，BP 125/82mmHg。患者呈痛苦貌，神志清楚，双侧瞳孔等大等圆，对光反应灵敏。双侧呼吸音清、对称，腹平软，无压痛、反跳痛，肠鸣音正常。患者四肢肌张力正常。

辅助检查　颈椎 X 线片提示颈椎骨折（第一颈椎），左锁骨骨折。颈椎 CT 提示寰椎骨折，轻度向脊髓腔移位压迫。头颅、肺部、腹部 CT 未见异常。

入院诊断　颈椎骨折（第一颈椎）、左锁骨骨折。

主要的护理问题　有脊髓损伤加重、感染的危险，知识缺乏（特殊体位的必要性）。

目前主要的治疗措施　采取制动措施，防止脊髓进一步损伤，翻身时采取轴式翻身；激素冲击疗法和利尿脱水治疗；保持呼吸道通畅，抗感染，严密观察病情变化。

？ 护士长提问

● 该患者还需要完善哪些检查？

答：应完善 MRI 检查，了解患者有无脊髓受伤及受伤的程度和范围。

● 颈椎骨折是如何分类？

答：（1）屈曲型损伤　这是前柱压缩、后柱牵张损伤的结果。临床上常见的包括前方半脱位、双侧脊椎间关节脱位、单纯性楔形骨折。

(2) 垂直压缩型损伤　常见于高空坠落或高台跳水所致损伤。

(3) 过伸损伤　主要包括过伸性脱位和损伤性枢椎椎弓骨折。

(4) 齿状突骨折。

● 脊柱损伤后有哪些临床表现？

答：(1) 损伤平面以下的感觉（包括痛觉、触觉、温度觉及本体觉）减弱或消失。

(2) 运动功能障碍，表现为脊髓节段以下的软瘫，反射消失。

(3) 括约肌功能障碍，缺乏排便控制，膀胱膨胀，阴茎异常勃起。

(4) 严重的脊柱脊髓损伤可有神经性休克表现。

● 脊柱损伤患者的治疗原则有哪些？

答：(1) 首先处理休克和维持呼吸道通畅，检查和治疗合并损伤。

(2) 单纯性骨折脱位，按骨折脱位的一般原则予以复位、固定及功能锻炼，并注意避免引起脊髓损伤。

(3) 多数脊柱骨折或脱位可以采用闭合方法复位和固定。在颈椎上，最常用头颅牵引。

(4) 重度不稳定性骨折或骨折脱位需要切开复位与内固定术，同时做脊柱损伤节段的融合术。

(5) 对伴有脊髓损伤的脊柱骨折脱位，应以有利于脊髓功能的恢复与重建作为着眼点，置于首要地位。

(6) 预防及治疗并发症，其中尤其应注意防治肺部感染、泌尿系感染、压力性损伤及静脉血栓等。

(7) 全身支持疗法，对高位脊髓损伤者尤为重要。

(8) 功能重建与康复治疗，应采取积极态度及有效措施，使患者恢复一定的生活自理及工作能力。

● 颈椎骨折的现场救护措施有哪些？

答：(1) 迅速将患者撤离事故现场，避免重复损伤或加重损伤。

（2）根据患者主诉和对脊柱由上而下的快速检查，确定损伤部位；根据伤后肢体及躯干感觉运动和大小便情况确定有无瘫痪。检查时，切勿让患者坐起或让脊柱弯曲，仅就地轴式翻动即可。

（3）临时固定，最好选用制式急救器材，如充气式颈围、颈托、制式固定担架等。无专门器材时，应选择硬质担架或门板等能保持胸腰部稳定的材料将脊柱予以临时固定。在将伤者搬向担架上时，应采取3～4人平托法，保持脊柱轴线稳定，避免扭曲和转动，切记两人或一人以抱起的错误搬法，防止引起或加重脊髓损伤。

（4）安全转运。

该患者的急救措施包括哪些？

答：（1）立即采取制动措施，如持续颅骨牵引，防止脊髓进一步损伤。左锁骨外固定。

（2）保持呼吸道通畅，予以吸氧。

（3）建立静脉通路，输液，必要时输血。

（4）予大剂量激素冲击疗法和利尿脱水治疗，帮助患者度过椎管内脊髓水肿期。

如何对该患者进行轴式翻身？

答：给该患者翻身需3名操作者。第一操作者固定患者头部，沿纵轴向上略加牵引，使头、颈随躯干一起缓慢移动；第二操作者将双手分别置于肩部、腰部；第三操作者将双手分别置于腰部，使头、颈、肩、腰、髋保持在同一水平线上，翻转至侧卧位。见图3-1。翻转患者时，应注意保持脊椎平直，以维持脊柱的正确生理弯度，避免由于躯干扭曲，加重脊柱骨折、脊椎损伤和关节脱位。勿扭曲或旋转患者头部，以免加重神经损伤引起呼吸肌麻痹而死亡。翻身角度不可超过 $60°$，避免由于脊柱负重增大而引起关节突骨折。

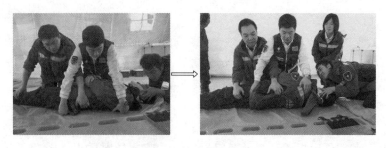

图 3-1　轴式翻身示意

【护理查房总结】

颈椎骨折并合并脊髓损伤的患者后果极为严重，可致终身残疾，甚至因并发症而死亡。颈椎骨折是急诊科的常见病，对这类疾病的急救和护理，我们要特别注意以下几点。

（1）现场救护时，应注意颈椎的制动和保护，防止进一步损伤。

（2）首先处理休克和维持呼吸道的通畅，再排除有无其他合并损伤。

（3）积极预防和治疗并发症。

（石莲桂　虞玲丽）

查房笔记

病例 7 • 肾挫伤

【病历汇报】

病情　患者男性，28 岁。因"从高处跌下，左腰部着地，出现左腰部疼痛伴肉眼血尿 3h"急诊入院。

护理体查　T 37.0℃，P 78 次/min，R 20 次/min，BP 117/75mmHg，神志清楚，查体合作。左侧腰部皮肤有大片青紫，按之有压痛。腹部无压痛及反跳痛。

辅助检查　尿液检查显示为肉眼血尿，镜检示红细胞(＋＋＋)。血常规示 RBC $4.5×10^{12}$/L，WBC $6.5×10^9$/L，PLT $236×10^9$/L，Hb 125g/L。B 超显示左肾挫伤、肾包膜下血肿。

入院诊断　左肾挫伤。

主要的护理问题　有继发大出血、感染的危险。

目前主要的治疗措施　建立静脉通路快速补液，必要时输血，纠正休克；绝对卧床休息，抗感染。

？护士长提问

● **肾挫伤和肾损伤有什么区别？**

答：肾挫伤是肾损伤中的一种病理类型。肾挫伤是损伤仅局限于部分肾实质，形成肾瘀斑和（或）包膜下血肿，肾包膜及肾盂黏膜完整。损伤涉及肾集合系统，可有少量血尿。一般症状轻微，可以自愈。大多数患者属此类损伤。肾损伤除了包括肾挫伤外，还包括肾部分裂伤、肾全层裂伤和肾蒂血管损伤。

● **肾挫伤的临床表现有哪些？**

答：主要临床表现有休克、血尿、疼痛、腰腹部肿块、发热等。

● **临床上是否可以用血尿的严重程度来判断肾损伤的严重程度？理由是什么？**

答：肾损伤患者大多有血尿。肾挫伤时可出现少量血尿，严重肾裂伤则呈大量肉眼血尿，并有血块阻塞尿路。但血尿与损伤程度不成比例，肾挫伤或轻微肾裂伤会导致肉眼血尿，而严重的肾裂伤可能只有轻微血尿或无血尿，如肾蒂血管断裂、肾动脉血栓形成及肾盂、输尿管断裂或血块堵塞等。部分病例血尿可延长很长时间，常与继发感染有关。

● **肾损伤的特殊检查项目包括哪些？**

答：（1）B超能提示肾损害的程度，包膜下和肾周血肿及尿外渗情况。

（2）CT可清晰地显示肾皮质裂伤、尿外渗和血肿范围，显示无活力的肾组织，并可了解与周围组织和腹腔内其他脏器的关系，为首选检查。

（3）排泄性尿路造影可评价肾损伤的范围和程度。

（4）动脉造影适用于尿路造影未能提供肾损伤的部位和程度，尤其是伤侧肾未显影，做选择性肾动脉造影可显示肾动脉和肾实质损伤情况。

● **此患者目前首优的护理问题是什么？相关的护理措施有哪些？**

答：（1）该患者目前首优的护理问题　潜在并发症（大出血）。

（2）护理措施

① 建立静脉通路，按医嘱补液、输血、复苏，纠正休克，预防急性肾功能衰竭发生；并确定有无合并其他脏器损伤，并做好手术探查准备。

② 绝对卧床休息2～4周，病情稳定，血尿消失后才可以允许患者离床活动。

③ 密切监测生命体征的变化，注意腰、腹部肿块范围有无增大。注意尿液颜色及尿量的变化，定期复查血常规。

④ 及时补充血容量和热量，维持水、电解质平衡，保持足够尿量。

⑤ 合理选用抗生素以预防感染，禁止应用有肾毒性的抗生素，如氨基糖苷类抗生素。

⑥ 镇静镇痛，使用止血药物。

为什么此患者要绝对卧床休息？

答：通常损伤后 4～6 周肾挫裂伤才趋于愈合，患者过早过多离床活动，不利于创面愈合，亦可因活动使血凝块脱落而导致再出血，所以须绝对卧床休息 2～4 周，待尿中红细胞消失 1 周后才能离床活动。恢复后 2～3 个月内不宜参加体力劳动或竞技运动。

如果此患者在后续的治疗过程中留置有导尿管，应如何进行护理？

答：（1）妥善固定，固定好导尿管及集尿袋，防止牵拉和滑脱。

（2）定时观察，根据病情定时观察尿的颜色、性状，记录尿量、24h 总尿量，以判断双侧肾功能。

（3）保持引流通畅，引流管长度适中，勿使导管扭曲、受压或堵塞。对急性尿潴留、膀胱高度膨胀的患者，应缓慢解除，一般先放出 500ml 尿液，其余部分在几小时内逐渐放出。若引流不畅，先用手指挤压引流管，必要时用生理盐水冲洗。

（4）防止逆行感染

① 无菌集尿袋应低于尿路引流部位，防止尿液倒流。

② 保持会阴部清洁，每日会阴抹洗 2 次。

③ 定时放出集尿袋中的尿液，每周更换 1 次连接管和集尿袋。

④ 长期置管者应定时更换。

⑤ 尽量不拆卸接口处，以减少感染机会，冲洗和换管时严格无菌操作。

⑥ 每周做尿常规和尿细菌培养 1 次，以便及时发现感染。

⑦ 鼓励患者多饮水，每日 2000～3000ml，以保证足够的尿

量，增加内冲洗的作用。

（5）病情稳定后可拔除导尿管，恢复自行排尿。拔管前应间断夹闭导尿管，训练患者的膀胱功能，以顺利拔管。

● **如何对肾挫伤患者进行健康教育？**

答：（1）卧床期间应告知患者适当变换体位和翻身，预防压力性损伤；在床上进行肌肉锻炼，防止四肢肌肉萎缩和下肢静脉血栓形成。

（2）告知患者保留各引流管的意义和注意事项，对需长期带管者，教会患者自我护理的方法。

（3）绝对卧床休息 2～4 周，待尿中红细胞消失 1 周后才能离床活动。恢复后 2～3 个月内不宜参加体力劳动或竞技运动。在医师的指导下服药，避免使用对肾脏有损害的药物，如氨基糖苷类抗生素，保护肾脏功能。

【护理查房总结】

肾挫伤常是严重多发性损伤的一部分，且发生率在逐渐上升，多见于成年男性。肾挫伤是急诊科的常见病，我们一定要知道对这类疾病的急救和护理，挽救患者生命，预防及减少并发症，我们要特别注意以下几点。

（1）密切监测生命体征的变化，预防大出血。

（2）做好患者的健康教育，嘱患者绝对卧床休息 2～4 周。

（石莲桂　虞玲丽）

查房笔记

病例 8 · 烧伤

🍀【病历汇报】

病情　患者男性，38 岁。因"煤气爆炸致全身多处烧伤 2h"急诊入院。

护理体查　P 90 次/min，R 20 次/min，BP 130/80mmHg，SpO_2 99%。神志清楚，发声清晰，头顶部、颜面部、颈前部、前胸腹壁及双上肢前侧广泛烧伤，大部分灰白色，压之部分不疼痛、不褪色，胸前壁散在多处水疱，两肺呼吸音清，腹软，肠鸣音正常。

入院诊断　烧伤。

主要的护理问题　体液不足，皮肤完整性受损，有感染的危险。

目前主要的治疗措施　早期快速准确的补液，及时纠正休克；正确处理创面，抗感染治疗。

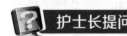

护士长提问

● 如何计算烧伤面积？

答：可粗略估计该患者的烧伤面积约 30%。成人大面积烧伤可简单用九分法计算。为便于记忆，将人体按体表面积划分为 11 个 9% 的等份，另加 1%，构成 100%。可简记为：3、3、3（头、面、颈），5、6、7（双上肢），13、13（躯干），会阴 1、5、21、13、7（双臀、下肢）。小面积或散在的烧伤可简单用患者手掌测量，患者单手手指并拢展开的面积约相当于 1% 的体表面积。儿童由于头颈部所占体表面积较成人大，可根据 Berkow 表格计算，见表 3-3。

表 3-3　Berkow 儿童烧伤面积计算表　　　单位：%

部位	小于 1 岁	1～4 岁	5～9 岁	10～14 岁	大于 14 岁
头部	19	17	13	11	9
颈部	2	2	2	2	2
胸腹前壁	13	13	13	13	13
胸腹后壁	13	13	13	13	13
臀部	2.5	2.5	2.5	2.5	2.5
会阴部	1	1	1	1	1
上臂	4	4	4	4	4
前臂	3	3	3	3	3
手	2.5	2.5	2.5	2.5	2.5
大腿	5.5	6.5	8	8.5	9
小腿	5	5	5.5	6	6.5
足	3.5	3.5	3.5	3.5	3.5

● **烧伤的原因有哪些?**

答：(1) 热力　如火焰，热流体（水、汤、奶），热半流体（粥、糖液、熔岩），热半固体（沥青），热固体（金属）等。

(2) 化学　如酸、碱、磷、苯及其衍生物等。

(3) 电　如电接触、电弧、电火花。

(4) 放射　如放射线。

(5) 其他　如激光、微波等。

● **烧伤深度该如何划分?**

答：(1) Ⅰ°烧伤　局限于表皮层。患者感疼痛，创面发红，压之褪色，表皮屏障功能完整，如阳光灼伤及沸水烫伤。此类烧伤不会导致瘢痕形成。治疗主要是局部涂抹软膏镇痛，可使用或不使用非甾体类消炎镇痛药。

(2) Ⅱ°烧伤　可分为浅Ⅱ°烧伤和深Ⅱ°烧伤，两者均累及真皮层。

① 浅Ⅱ°烧伤表现为创面发红、疼痛、压之可变白，常伴有水泡，如火焰烧伤。这类烧伤会自行从残存的上皮、毛囊、汗腺开始上皮再生，需 7～14 天，以后可出现皮肤变色。

② 深Ⅱ°烧伤累及网状真皮层，表现更苍白，可呈斑点状，压之不褪色，但对刺痛仍有感觉。这类烧伤将从毛囊及汗腺的角质化细胞开始上皮再生而愈合，需 14～28 天。由于大部分真皮丧失，所以通常会形成较严重的瘢痕，如热油烫伤。

（3）Ⅲ°烧伤　累及真皮全层或皮下组织，如肌肉、骨骼等。以硬皮革样焦痂为特征，不痛，呈黑、白或樱桃色。由于上皮及上皮附属物均丧失，所以创面愈合必须从创面边缘上皮再生来实现。如室内火灾造成的持续的烧伤。此类烧伤需行切痂和植皮。

烧伤严重度该如何分级？

答：（1）轻度烧伤　Ⅱ°烧伤面积 10％以下。

（2）中度烧伤　Ⅱ°烧伤面积 11％～30％，或Ⅲ°烧伤面积不足 10％。

（3）重度烧伤　烧伤总面积 31％～50％，或Ⅲ°烧伤面积 11％～20％，或Ⅱ°、Ⅲ°烧伤面积虽不到上述百分比，但已发生休克等并发症，或呼吸道烧伤，或有较重的复合伤。

（4）特重烧伤　烧伤总面积 50％以上，或Ⅲ°烧伤面积 20％以上。

烧伤现场的处置措施有哪些？

答：现场急救的目的是尽快去除致伤因素、脱离现场和对危及生命的情况采取救治措施。

（1）迅速去除致伤原因

① 尽快灭火，脱去着火或沸液浸渍的衣服。

② 及时冷疗，一般适用于中小面积烧伤，特别是四肢烧伤，可将烧伤创面在自来水下淋洗或浸入水中（水温一般为 15～20℃），或用冷水浸湿的毛巾、纱垫等敷于创面。一般冷疗停止后

不再有剧痛为止，多需 0.5～1h。

（2）妥善保护创面　在现场附近，创面只求不再污染、不再损伤。可用干净布类保护或予以简单包扎，避免涂抹有色药物。

（3）保持呼吸道通畅。

（4）其他救治措施

① 建立静脉通路。

② 酌情镇静镇痛类。

③ 做好心理护理。

烧伤患者的早期急救措施有哪些？

答：（1）早期补液。

（2）镇静镇痛　在院前一般不必使用镇静镇痛药。入院得到复苏后可适当静脉给予小剂量的吗啡等镇痛，但需注意防止发生呼吸抑制。

（3）合并伤　烧伤患者常合并其他损伤，如骨折及腹部闭合伤。合并伤常因表面的烧伤而被漏诊。因此，对每个烧伤患者，都应在短时间内作彻底的评估。在评估后再包扎或急诊处理创面。

（4）切痂　深Ⅱ°及Ⅲ°烧伤累及肢体时，肢体远端血供可能受损。随着焦痂下水肿加重，也可能使静脉回流障碍，最终影响动脉血供，表现为肢体远端麻木、疼痛及毛细血管充盈试验阳性，可通过脉搏血氧计或多普勒检查而明确诊断。诊断主要依据体格检查和测量组织压。当组织压大于 40mmHg，需行床边切痂术。此操作最常见的并发症是失血及无氧酵解代谢产物的大量释放，可引起低血压。如果切痂后远端灌注仍没有改善，则应考虑是否存在容量不足而予以纠正。此外，胸部烧伤患者如因焦痂紧缩而影响呼吸时，也应行切痂术。

（5）化学烧伤　立即用水冲洗。必须注意，冲洗液不要流向未烧伤区域。碱或酸烧伤在冲洗时会产热而加重损伤，故应先轻擦干后再冲洗。酸烧伤引起凝固性坏死，并因此而得到局限。碱烧伤引起液化性坏死，并进一步侵入深层组织。故对碱烧伤需行急诊清创，并通过 pH 检测掌握清创深度，以防止对正常组织的进一步损伤。

（6）电击伤 电击伤因损伤部位大多在深部而具有特殊性。电流沿低阻抗组织传导，如神经、血管、肌肉等，因此，除电流入口和出口处烧伤外，其余皮肤可无表现。所以，单凭皮肤表面判断容易低估病情。所有电烧伤患者均需对肢体做仔细检查，以了解有无血管损伤，必要时行筋膜切开减压，或探查、清创。电击伤还可引起短暂或永久性神经病变，严重电击伤可致迟发性白内障，因此，需近期随访。

> **该患者有无吸入性损伤？吸入性损伤的诊断依据有哪些？该如何进行护理？**

答：该患者烧伤病史明确，在急诊评估时，首先要检查呼吸情况，了解有无吸入性损伤，是否存在通气不足和缺氧。该患者呼吸正常，发声清晰，血氧饱和度正常，基本可以排除严重吸入性损伤。

（1）吸入性损伤的诊断依据

① 燃烧现场相对封闭。

② 呼吸道刺激症状，咳出炭末样痰、声哑、呼吸困难，可闻及哮鸣音。

③ 口鼻周围甚或面、颈部有深度烧伤，鼻毛烧焦，口鼻有黑色分泌物。

④ 辅助检查有血气分析、胸部 X 线检查、纤维支气管镜检查等，其中纤维支气管镜检查可以明确诊断。

（2）吸入性损伤的护理措施

① 保持呼吸道通畅，鼓励患者深呼吸，用力咳嗽及咳痰。及时清除口鼻分泌物，翻身拍背。对衰弱无力、咳痰困难，气道内分泌物多，有坏死组织脱落者，均应及时经口鼻或气管插管予以吸净。必要时经气管插管或气管切开及施行机械辅助通气。

② 吸氧，氧浓度一般不超过 40％。

③ 严格掌握并观察记录输液量及速度，少输库存血，防止发生急性肺水肿等。

④ 严格呼吸道管理及无菌技术。

⑤ 按呼吸功能评估的各项要点进行监测。

烧伤休克的临床表现有哪些?

答:(1)心率增快、脉搏细弱,听诊心音低弱。

(2)血压的变化,早期往往表现为脉压变小,随后为血压下降。

(3)呼吸浅、快。

(4)尿量减少是低血容量休克的一个重要标志,成人每小时尿量低于 20ml 常示血容量不足。

(5)口渴难忍,在小儿特别明显。

(6)烦躁不安,是脑组织缺血、缺氧的一种表现。

(7)周边静脉充盈不良、肢端凉,患者诉畏冷。

(8)血液化验,常出现血液浓缩、低血钠、低蛋白、酸中毒。

烧伤患者应如何计算补液量?补液过程中应注意些什么?

答:(1)补液量按患者的烧伤面积和体重计算。伤后第一个 24h,每 1% 烧伤面积(Ⅱ°、Ⅲ°)每千克体重的补液量为 1.5ml(小儿 2ml)。其中胶体液和晶体液的比例为 0.5:1,广泛深度烧伤者,其比例可改为 0.75:0.75。另加以 5% 葡萄糖溶液补充水分 2000ml(小儿另行计算)。计算量的一半于伤后 8h 内输入。第二个 24h,胶体液和晶体液为第一个 24h 的一半,水分补充仍为 2000ml。

(2)补液过程中应注意观察以下事项。

① 尿量:尿量是调节输液的重要指标。如果肾功能正常,尿量间接反映血容量的情况,尿量的减少常出现在血压下降之前,因此尿量是判断血容量是否足够的一个重要、简便、可靠,也是比较敏感的指标。如果成人每小时尿量低于 20ml,则表示血容量不足,须加快输液速度;反之则减慢输液速度。留置导尿管者应保持通畅,发现少尿或无尿时,应检查尿管是否通畅。

② 心率(脉搏):心率增快、脉搏细弱,表示血容量不足,结

合血压、中心静脉压等指标，需加快输液。

③ 患者安静不烦躁，如烦躁排除疼痛等因素，往往是休克或缺氧的表现。

④ 末梢循环：肢端暖，毛细血管充盈良好，表示输液适当；肢端冷，末梢循环充盈不良，表示早期休克症状，需加快补液。

● 为什么有些烧伤患者会出现血红蛋白尿？该如何处理？

答：大面积深度烧伤，尤其是肌肉烧伤多者，红细胞大量被破坏，烧伤后常出现血红蛋白尿或肌红蛋白尿。为避免血红蛋白尿降解产物在肾小管的沉积，应适当增加输液量，维持尿量 $80 \sim 100ml/h$，在输液成分中可增配 1.25％碳酸氢钠碱化尿液，及时排除血红蛋白，对肾脏起保护作用。

● 烧伤感染是烧伤死亡的首要原因，烧伤感染的侵入途径有哪些？

答：侵入途径有创面、呼吸道、肠源性、静脉导管等。

● 烧伤感染的临床表现有哪些？该如何进行防治？

答：（1）烧伤感染的临床表现

① 性情的改变，初始时仅有些兴奋、多语、定向力障碍，继而可出现幻觉、迫害妄想，甚至大喊大叫；也有表现对周围冷淡。

② 体温的骤升或骤降，波动幅度较大，体温骤升者，起病时常伴有寒战；体温不升者常示为革兰染色阴性杆菌感染。

③ 心率增快，成人常在 140 次/min 以上。

④ 呼吸急促。

⑤ 创面的骤变。可出现创面生长停滞、干枯、出血坏死斑等。

⑥ 白细胞计数骤升或骤降。

（2）烧伤感染的防治措施

① 及时积极地纠正休克，维护机体的防御功能，保护肠黏膜的组织屏障，对防止感染有重要的意义。

② 正确处理创面，烧伤创面特别是深度烧伤创面是主要感染源，对深度烧伤创面进行早期切痂、削痂植皮，是防治全身性感染

的关键措施。

③ 合理选择和使用抗生素。

④ 加强营养支持，维持水、电解质的平衡，维护各脏器的功能。

● **该如何处理烧伤创面?**

答：创面处理方法的改进和抗菌敷料的应用使烧伤患者的致命性感染明显减少。目前，传统的溶菌酶敷料逐渐让位于创面早期切痂及植皮。对那些不需要植皮就能自行愈合的患者，局部抗感染技术阻止了创面的感染，并为愈合创造了良好的环境，使严重脓毒症的发生率越来越低。

目前，对创面的治疗分三个阶段：评估、处理和康复。一旦完成对烧伤面积和深度的评估，并得到彻底清创，进一步治疗随即开始。烧伤创面应用合适的敷料覆盖，以达到以下目的：保护上皮，并保持理想的功能位；防止水分蒸发及保温；有一定的镇痛作用。

具体处理根据创面而定。Ⅰ°烧伤较轻微，上皮屏障功能基本保存。这类创面不需要敷料，只需要涂上软膏，以达到镇痛和保持创面湿润的目的。Ⅱ°烧伤，创面可敷含磺胺嘧啶银的敷料，每天换药。或者用生物膜、合成膜等覆盖创面，以闭合创面。这些敷料使创面保持稳定，避免频繁更换敷料，防止水分蒸发，减轻创面疼痛。如深Ⅱ°及Ⅲ°烧伤不进行自体皮移植则不会愈合，目前强调早期切痂、植皮，除非患者高龄或不能耐受麻醉和手术。

❀ **【护理查房总结】**

烧伤是由热力所引起的组织损伤，是一种平时及战时都很常见的人体外伤。特别是大面积烧伤所引起的病理、生理变化十分复杂，不仅出现局部的各种变化，而且累及全身各重要器官和系统，甚至危及生命。因此，我们应特别注意：

（1）现场急救时，应尽快脱离或终止致伤因素，转移到安全的地方。

（2）早期补液，及时积极地纠正休克。

（3）正确处理创面，防止感染。

（石莲桂　虞玲丽）

查房笔记

病例 9 · 气性坏疽

🍀【病历汇报】

病情　患者男性，46 岁，因"车祸致右胫腓骨开放性骨折术后 3 天，出现寒战、高热、患肢疼痛加剧 6h"急诊入院。

护理体查　T 39.5℃，P 121 次/min，R 30 次/min，BP 135/68mmHg，SpO_2 95%。右侧小腿肿胀明显，创口缝合处大量血性渗出液伴恶臭，皮肤暗紫色，起水疱，局部有捻发音。创口分泌物涂片找到革兰阳性杆菌。

辅助检查　下肢 CT 片示患肢肌群间积气。

入院诊断　右侧小腿气性坏疽、右胫腓骨开放性骨折术后。

主要的护理问题　有发生交叉感染的危险、有感染性休克的危险、体温过高、疼痛。

目前主要的治疗措施　严格接触隔离，做好消毒隔离措施；行右下肢截肢术，正确处理创面，使用大剂量的青霉素；早期高压氧治疗，加强全身支持疗法；必要时予镇静镇痛处理。

❓ 护士长提问

● **该患者的初步诊断是什么？诊断依据是什么？**

答：患者为开放性骨折手术后并发气性坏疽。患者为车祸致右胫腓骨开放性骨折术后 3 天，有创伤的病史；有局部组织的剧烈疼痛、肿胀、皮下捻发感及局部创口的恶臭，伴有寒战、高热等全身中毒症状；创口分泌物涂片染色有革兰阳性杆菌和 CT 检查示患肢肌群间积气，可以确诊。

● **应立即给予该患者什么急救措施？**

答：应立即行右下肢截肢术、创口半开放换药、大剂量青霉素及支持治疗。

● **什么是气性坏疽？**

答：气性坏疽是由梭状芽孢杆菌引起的一种严重的以肌组织坏死或肌炎为特征的急性特异性感染。此类感染发展急剧，预后不佳。

● **气性坏疽的急诊处理原则是什么？**

答：严格接触隔离，紧急清创，尽早应用大剂量青霉素，早期高压氧治疗，加强全身支持疗法。

● **气性坏疽患者清创的注意事项有哪些？**

答：清创应尽早进行，这直接关系到患者的预后。清创前静滴大剂量青霉素。清创时不用止血带，病变部位暴露要充分，病变区应做广泛、多处切开，包括伤口周围水肿或皮下气肿区，彻底清除无活力的肌肉组织，直至有正常颜色、弹性和能流出新鲜血的肌肉为止。如整个肢体已广泛感染，应果断行截肢手术，截肢残端不缝合，用3％过氧化氢液湿敷，待伤口愈合后再修整。

● **为什么气性坏疽患者要采取高压氧治疗？**

答：高压氧治疗可以抑制产气夹膜杆菌外毒素；抑制厌氧菌生长；可置换气泡中的气体，使组织肿胀减轻，分泌物减少，局部循环得以改善；改善病变组织缺氧，减少坏死组织蔓延，提高治愈率，减少伤残率。

● **气性坏疽患者的消毒隔离措施有哪些？**

答：（1）尽量安置患者于单间病房，对患者严格实行床旁接触隔离。

（2）房间外有醒目的隔离标志；房间内备有隔离基本用物，如洗手消毒液、器械浸泡盆、隔离衣等；固定专用治疗、护理用具于房间内，如听诊器、血压计、体温表等。患者应尽量使用一次性器械、器具和物品。

（3）护士进入室内穿隔离衣，戴口罩、帽子、一次性手套，并尽量集中治疗和护理。凡接触患者及伤口污物后应彻底消毒、洗刷双手。手部有伤口的护理人员不得参与护理。

（4）诊疗器械使用后应先消毒，后清洗，再灭菌。消毒可采用含氯消毒剂 1000～2000mg/L 浸泡消毒 30～45min，有明显污染物时应采用含氯消毒剂 5000～10000mg/L 浸泡消毒≥60min，然后按规定清洗、灭菌。

（5）患者用过的床单、被套、衣物等单独收集，需重复使用时应单独包裹、密封，标识清晰，压力蒸汽灭菌后再清洗。

（6）接触患者创口分泌物的纱布、布垫等敷料、一次性医疗用品、切除的组织如坏死肢体等黄色垃圾袋双层封装，标识清晰，按医疗废物处理。

（7）手术结束、患者出院、转院或死亡后应进行终末消毒。终末消毒可采用 3％过氧化氢或过氧乙酸熏蒸，3％过氧化氢按照 20ml/m³ 气溶胶喷雾，过氧乙酸按照 1g/m³ 加热熏蒸，湿度 70％～90％，密闭 24h；5％过氧乙酸溶液按照 2.5ml/m³ 气溶胶喷雾，湿度为 20％～40％。病床、床旁桌、椅等物体表面消毒，采用 0.5％过氧乙酸或 500mg/L 含氯消毒剂擦拭。

🍀【护理查房总结】

气性坏疽在急诊科不多见，但此病病情发展快，我们一定要知道对这类危重症疾病的急救和护理，挽救患者生命，降低患者的伤残率和病死率，我们要特别注意以下几点。

（1）准确分诊。根据患者病史及临床表现，急诊分诊护士应准确判断与分诊。

（2）严格接触隔离，做好消毒隔离措施。

（3）尽早进行清创，加强伤口的换药和护理。

（石莲桂　虞玲丽）

病例 10 • 破伤风

【病历汇报】

病情　患者男性，52 岁，因"开口不便、四肢活动不利、进食困难 1 天"急诊入院。既往体健，否认结核、肝炎、糖尿病等病史。入院当日患者出现 3 次阵发性四肢抽搐、口唇青紫、口吐白沫、呼吸急促等。追问病史，该患者在 6 天前在家阳台清理花木时，双手不慎被仙人掌刺破，当时伤口未作进一步处理。

护理体查　T 37℃，P 76 次/min，R 18 次/min，BP 120/72mmHg，SpO_2 90％。神志清楚，张口困难，口齿不清，头颈部僵硬，四肢肌张力高，两下肢肌力Ⅳ级，巴宾斯基征阴性。

辅助检查　三大常规、肝肾功能、血糖、血脂正常。

入院诊断　破伤风。

主要的护理问题　清理呼吸道无效、有窒息的危险、体液不足的危险、有受伤的危险。

目前主要的治疗措施　解痉、应用破伤风抗毒素、伤口处理、防治感染。

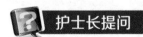　**护士长提问**

● **该患者的诊断依据是什么？**

答：近期内有双手被仙人掌刺伤史，当时伤口未予任何处理，3 日后伤口愈合，之后出现开口困难、口齿不清，继而出现牙关紧闭、呼吸困难，对外界环境刺激敏感，稍有刺激即可诱发阵发性肌肉痉挛。检查发现四肢肌张力增高，双下肢巴宾斯基征阴性，全身肌肉强直。根据病史以及临床症状与体征，可以初步诊断为"破伤风"。

● **应立即给予该患者什么急救措施？**

答：应立即行气管切开、应用镇静药以及破伤风抗毒素等处理。必要时根据呼吸情况以及血气分析结果给予呼吸机辅助呼吸。

● **什么是破伤风？**

答：破伤风是由破伤风梭菌侵入机体伤口，在低氧条件下在局部迅速繁殖且产生毒素，所引起的一种急性特异性感染。主要损害脊髓，以引起全身的骨骼肌持续性强直和阵发性痉挛为特征。

● **破伤风患者的急诊处理原则是什么？**

答：对伤口进行彻底清创，尽早使用破伤风抗毒素及破伤风免疫球蛋白，控制和解除痉挛，保持呼吸道通畅，预防控制感染，加强全身支持疗法。

● **破伤风患者常见的并发症有哪些？**

答：（1）窒息　由于喉头、呼吸肌持续性痉挛和黏痰堵塞气管所致。

（2）肺部感染　由于喉头痉挛、呼吸道不畅、支气管分泌物淤积、不能经常翻身等，都是导致肺炎、肺不张的原因。

（3）酸中毒　呼吸不畅、换气不足而导致呼吸性酸中毒。肌肉强烈收缩，禁食后体内脂肪不完全分解，使酸性代谢产物增加，造成代谢性酸中毒。

（4）循环衰竭　由于缺氧、中毒，可发生心动过速，时间过长后可形成心力衰竭，甚至发生休克或心搏骤停。

（5）压力性损伤　常见于枕骨处。

● **该患者目前首优的护理问题是什么？目标是什么？该采取哪些护理措施？**

答：（1）首优的护理问题　清理呼吸道无效，与气道痉挛、气管切开以及应用镇静药有关。

（2）护理的目标　保持呼吸道通畅。

（3）护理措施　关键是密切观察，根据病情及医嘱合理调整镇静药的输液速度以及剂量，保持环境安静、避免刺激，加强人工气道管理、按需吸痰。具体措施如下。

① 环境：患者置于单间或用床帘隔开，调暗光线，操作时动作轻柔，尽可能集中进行，减少与避免刺激。

② 体位：斜坡卧位（30°）为最佳体位，有利于膈肌活动范围增大，改善患者的呼吸运动，减少误吸。

③ 生命体征监测与记录：该患者需上心电监护仪时刻监测患者生命体征，尤其是血氧饱和度的变化。

④ 镇静效果监测与记录：准确判断患者镇静级别并记录，根据镇静情况调整镇静药的输液速度与剂量，Ⅱ～Ⅴ级为理想镇静状态。Ramsay镇静分级标准：Ⅰ级，患者焦虑和（或）烦躁不安；Ⅱ级安静合作，定向准确；Ⅲ级仅对指令有反应；Ⅳ级入睡，轻叩眉间或大声呼唤反应敏捷；Ⅴ级，入睡，轻叩眉间或大声呼唤反应迟钝；Ⅵ级，入睡，对刺激无反应。

⑤ 人工气道管理：加强气道温湿化，可使用加温加湿器对吸入氧气进行温湿化，适宜的气道温度为37℃，湿度为100%。按需吸痰，吸痰前可适当加大镇静药用量以及调高氧气浓度以避免引起患者抽搐以及氧饱和度下降。常规进行口腔护理，可减少坠积性肺炎。

⑥ 定时复查血气分析，保证水电解质和酸碱平衡。记录24h出入量，防止体液丢失过多而使痰液干结，影响痰液的排出。

● 该患者的饮食护理计划是什么？

答：该患者需要留置胃管进行鼻饲，鼻饲高热量、高蛋白的流质饮食，如鸡蛋汤及牛奶或配制的肠内营养液等。每次鼻饲前测量气管套管气囊压力，必要时进行气囊充气，抬高床头至45°，鼻饲前先抽吸检查胃管是否在胃内，检查胃内是否有潴留物，以避免食物反流。

● 如何进行预防破伤风的健康教育？

答：（1）正确处理伤口 发生钉伤、刺伤等外伤时，应立即正确处理伤口，及时彻底清创，所有伤口都应进行清创，对于污染严重的伤口，要切除一切坏死及无活力的组织，应用 0.3%的过氧化氢（双氧水）冲洗伤口。

（2）主动免疫　发生以上损伤后，应于伤后 24h 内到医院注射破伤风抗毒素血清。

● **如果患者破伤风抗毒素皮内试验为阳性，应如何处理？**

答：可进行脱敏注射。脱敏注射法是给过敏试验阳性者分多次少剂量注射药液，以达到脱敏目的的方法。由于破伤风抗毒素的特异性，没有可替代的药物，故对试验结果为阳性的患者，在一定时间内，用少量抗原多次消耗体内的抗体，使之全部消耗掉，最终将全部药液注射后，患者不产生过敏反应。具体方法为：分 4 次，小剂量并逐渐增加，每隔 20min 肌内注射 1 次，每次注射后均应密切观察。

🍀【护理查房总结】

破伤风是急诊科的常见病，我们一定要知道对这类危重症疾病的急救和护理，挽救患者生命，预防及减少并发症，我们要特别注意以下几点。

（1）准确分诊　根据患者病史及临床表现，急诊分诊护士准确判断与分诊。

（2）预防窒息　保持环境安静，密切观察病情，减少与避免刺激，遵医嘱应用镇静药，准确判断与记录患者的镇静级别。常备气管切开包在此类患者床旁，必要时配合医师行气管切开术。

（3）加强气道管理，预防肺部感染。

（4）及早进行营养支持，包括肠内营养及肠外营养。

（李　丽）

第四章 常见专科危重症的救治与护理

病例 1 · 异位妊娠

【病历汇报】

病情 患者女性，26 岁，已婚。因"阴道不规则出血 20 天，伴下腹痛 3 次"，于 2012 年 5 月 29 日入院。患者平素月经规律，7/30 天，量中等，有痛经，末次月经为 2012 年 4 月 20 日。5 月 9 日起阴道少量出血，暗红色。5 月 11 日突感下腹较重的疼痛，阵发性，并有阴道出血，为鲜红色，量同月经，可见有肉样组织物排出后，腹痛减轻，前后持续 1h。以后一直有少量阴道出血。5 月 27 日上午再次突感下腹阵发性疼痛，较剧烈，伴恶心、无呕吐，出冷汗、头晕，无肛门坠胀，持续 2～3h 缓解。中午曾去妇产医院就诊，予抗感染治疗。5 月 28 日晨 1～5 时第三次类似发作，腹痛较前两次重，但无恶心、呕吐。当晚 11 时即来就诊。自发病来，精神、饮食差，睡眠欠佳，二便正常。

护理体查 T 37.0℃，P 90 次/min，R 20 次/min，BP 96/55mmHg。患者神志清楚，两肺呼吸音清，左下腹压痛（＋），反跳痛（＋），移动性浊音（±）。妇检示外阴、阴道少量暗红色血，宫颈重度糜烂，举痛（＋）；子宫前位，压痛，正常大，左侧因腹肌紧张扪及不清，似可及界限不清的包块，直径 4～5cm。

辅助检查 后穹隆穿刺抽出 2ml 不凝血。B 超结果提示宫腔内未见明显孕囊样回声；左附件区混合回声包块，宫外孕可能性大；盆腔积液（陈旧性积血？）。尿、血 HCG 结果呈阳性。血常规示 RBC $3.37×10^{12}$/L，WBC $8.5×10^9$/L，PLT $231×10^9$/L，Hb

105g/L。

入院诊断 异位妊娠。

主要的护理问题 潜在并发症（出血性休克），有盆腔感染的危险。

目前主要的治疗措施 密切观察生命体征的变化，卧床休息，必要时输血输液，积极纠正失血性休克，做好急诊手术的准备。

❓ 护士长提问

● **该患者的初步诊断是什么？诊断依据是什么？**

答：患者为异位妊娠。育龄妇女，病史虽无停经史，但有不规则阴道出血20天及反复发作性下腹痛这两大症状，查体有腹膜刺激症状，下腹压痛（＋），反跳痛（＋），移动性浊音（±），宫颈明显举痛，并触及边界不清的包块，直径为4～5cm。B超提示左附件区混合回声包块，宫外孕可能性大；盆腔积液（陈旧性积血？）。后穹隆穿刺证实有血。尿、血HCG阳性，诊断异位妊娠基本成立，以输卵管妊娠最为常见，占异位妊娠的95％左右。

● **什么是异位妊娠？与宫外孕有何区别？**

答：受精卵在子宫体腔外着床发育时，称为异位妊娠，习惯称宫外孕。但异位妊娠和宫外孕的含义稍有区别。异位妊娠包括输卵管妊娠、卵巢妊娠、腹腔妊娠、宫颈妊娠及阔韧带妊娠等。宫外孕仅指子宫以外的妊娠，不包括宫颈妊娠。

● **输卵管妊娠好发于什么部位？**

答：输卵管妊娠因其发生部位不同可分为间质部、峡部、壶腹部和伞部妊娠。以壶腹部妊娠多见，约占78％，其次为峡部、伞部，间质部妊娠少见。

输卵管妊娠的病因有哪些？

答：输卵管妊娠的病因包括输卵管炎症、输卵管发育不良或功能异常、受精卵游走、辅助生殖技术的应用、宫内节育器的广泛应用等。

输卵管妊娠的临床表现有哪些？

答：输卵管妊娠的临床表现与受精卵着床部位、有无流产或破裂以及出血量多少与时间长短等有关。

（1）停经　多数患者停经 6～8 周以后出现不规则阴道流血，但有 20%～30% 的患者因月经仅过期几天而不认为是停经，或误将异位妊娠时出现的不规则阴道流血误认为月经，可能无停经史主诉。

（2）腹痛　是输卵管妊娠患者就诊的主要症状。输卵管妊娠未发生流产或破裂前，常表现为一侧下腹隐痛或酸胀感。输卵管妊娠流产或破裂时，患者突感一侧下腹部撕裂样疼痛，常伴有恶心、呕吐。若血液局限于病变区，主要表现为下腹部疼痛，当血液积聚于直肠子宫陷凹处，可出现肛门坠胀感。随着血液由下腹部流向全腹，疼痛亦遍及全腹，血液刺激膈肌，可引起肩胛部放射性疼痛及胸部疼痛。腹痛可出现于阴道流血前或后，也可与阴道流血同时发生。

（3）阴道流血　胚胎死亡后导致血 HCG 下降，卵巢黄体分泌的激素不能维持蜕膜生长而发生剥离出血，常有不规则阴道流血，色暗红或深褐，量少呈点滴状，一般不超过月经量。少数患者阴道流血量较多，类似月经。阴道流血可伴有蜕膜管型或蜕膜碎片排出，系子宫蜕膜剥离所致。阴道流血常在病灶除去后方能停止。

（4）晕厥与休克　由于腹腔内急性出血及剧烈腹痛，轻者出现晕厥，严重者出现失血性休克。休克程度取决于内出血速度及出血量，出血量愈多，速度愈快，症状出现也愈严重，但与阴道流血量不成正比。

（5）腹部包块　当输卵管妊娠流产或破裂后所形成的血肿时间

过久，可因血液凝固，逐渐机化变硬并与周围器官发生粘连而形成包块。

● **确诊输卵管妊娠前应完善哪些相关检查？**

答：（1）腹部检查　输卵管妊娠流产或破裂者，下腹部有明显压痛和反跳痛，尤以患侧为甚，轻者腹肌紧张；出血多时，叩诊有移动性浊音；如果出血时间较长，形成血凝块，在下腹部可触及软性肿块。

（2）盆腔检查　输卵管妊娠流产或破裂者，阴道后穹隆饱满，有触痛。有宫颈抬举痛。

（3）阴道后穹隆穿刺　是一种简单可靠的诊断方法，适用于疑有腹腔内出血的患者。可抽出暗红色不凝固的血液，如未抽出血，也不能排除腹腔内出血。

（4）妊娠试验　尤其是动态观察血 β-HCG 的变化对诊断异位妊娠极为重要。

（5）超声检查　阴道 B 超检查较腹部 B 超检查准确性高。

（6）腹腔镜检查　适用于输卵管妊娠尚未流产或破裂的早期患者和诊断有困难的患者，腹腔内大量出血或伴有休克者，禁做腹腔镜检查。

（7）子宫内膜病理学检查　将宫腔排出物或刮出物做病理学检查，切片中见到绒毛，可诊断为宫内妊娠，仅见蜕膜未见绒毛者有助于诊断异位妊娠。

● **该患者的首优护理问题是什么？护理措施有哪些？**

答：（1）该患者首优的护理问题　潜在并发症（出血性休克）。

（2）护理措施

① 密切观察患者的生命体征，重视患者的主诉，尤应注意阴道流血量与腹腔内出血量不成比例，当阴道流血量不多时，不要误以为腹腔内出血量亦很少。

② 指导患者卧床休息，避免腹部压力增大，从而减少异位妊娠破裂的机会。指导患者摄取富含铁蛋白的食物，如动物肝脏、鱼

肉以及黑木耳等，以促进血红蛋白的增加，增强患者的抵抗力。

③ 对于严重内出血并发休克的患者，应立即建立静脉通路，交叉配血。做好输血输液的准备，以便配合医师积极纠正休克，补充血容量，并按急诊手术要求迅速做好术前准备。

● **如何对该患者进行出院指导?**

答：输卵管妊娠的预后在于防止输卵管的损伤和感染，因此应指导患者保持良好的卫生习惯，勤洗浴、勤换衣，性伴侣稳定，防止发生盆腔感染，发生盆腔炎后需立即彻底治疗，以免延误病情。另外，由于输卵管妊娠者中约有 10% 的再发生率和 50%～60% 的不孕率。因此应告诫患者，怀孕后不宜轻易终止妊娠，要及时就医。

❀ **【护理查房总结】**

异位妊娠是妇产科常见的急腹症之一，当异位妊娠流产或破裂时，可引起腹腔内严重出血，如不及时诊断、处理，可危及生命。因此，我们一定要知道对这类疾病的急救和护理，挽救患者生命，预防及减少并发症，我们要特别注意以下几点。

（1）详细询问病史，完善相关检查。

（2）严密观察病情变化，及时预防及处理腹腔内出血。

（石莲桂　虞玲丽）

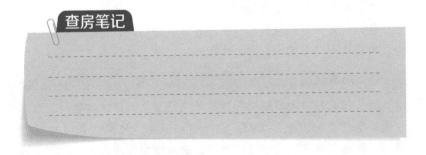

查房笔记

病例 2 · 小儿惊厥

【病历汇报】

病情 患儿男性，2 岁半，因"出现四肢强直、双眼上翻凝视、口吐少许白沫以及无意识状态持续 1～2min"急诊入院。询问病史得知患儿 2 天前出现发热，最高体温 38.5℃，伴有鼻塞及咳嗽。

护理体查 T 39.0℃，P 120 次/min，咽充血，呼吸音稍粗，患儿意识清楚，一般情况尚可，神经系统检查阴性。

辅助检查 血常规示 WBC $13.6×10^9$/L，粪常规及尿常规正常，血电解质结果正常。

入院诊断 高热惊厥，上呼吸道感染。

主要的护理问题 急性意识障碍，有窒息、受伤的危险，体温过高。

目前主要的治疗措施 密切观察病情变化，备好急救器材和药物，预防窒息和外伤，采取物理方法和药物降温，抗感染。

❓ 护士长提问

● **该患儿的初步诊断是什么？诊断依据是什么？**

答：初步诊断为热性惊厥。该患儿有上呼吸道感染的病史，体温高热，且发作后除原发病的表现外，一切如常，神经系统检查阴性。根据病史以及临床症状与体征，可以初步诊断为"热性惊厥"。

● **什么是惊厥？**

答：惊厥是指全身或局部骨骼肌突然发生不自主收缩，以强直性或阵挛性收缩为主要表现，常伴意识障碍。惊厥是儿科常见急症，以婴幼儿多见，反复发作可引起脑组织缺氧性损害。

● **惊厥的病因有哪些？**

答：引起小儿惊厥的病因可分为感染性和非感染性。

（1）感染性病因

① 颅内感染：如细菌、病毒、原虫、真菌等引起的脑膜炎、脑炎及脑脓肿。常表现为反复而严重的惊厥发作，大多出现在疾病的初期或极期，伴有不同程度的意识障碍和颅内压增高。

② 颅外感染：如热性惊厥，其他部位感染（重症肺炎、细菌性痢疾）引起的中毒性脑病、败血症、破伤风等。常于原发病的极期出现反复惊厥、意识障碍及颅内压增高的症状。

（2）非感染性病因

① 颅内疾病：产伤、脑外伤、原发癫痫、先天脑发育异常、颅内占位性病变等。产伤与出血引起者表现为伤后立即起病，反复惊厥伴有意识障碍和颅内压增高。脑先天发育畸形者，常伴有智力和运动落后。颅内占位性病变者，除反复发作外，伴有颅内压增高和定位体征，病情进行性加重。

② 颅外疾病：窒息、缺氧缺血性脑病、各类代谢性疾病（包括水电解质紊乱、肝肾衰竭、中毒、遗传代谢性疾病如苯丙酮尿症等）。缺氧缺血引起者表现为窒息后立即起病，反复惊厥伴有意识障碍和颅内压增高。代谢性疾病引起者，患儿均有相应的临床表现及基础病因。

● **惊厥的临床表现有哪些？**

答：（1）惊厥　惊厥的典型表现为发作时突然意识丧失、头向后仰，面部及四肢肌肉呈强直性或阵挛性收缩，眼球固定、上翻或斜视，口吐白沫、牙关紧闭，面色青紫，部分患儿有大小便失禁。惊厥持续时间为数秒至数分钟或更长，发作停止后多入睡。惊厥典型表现常见于癫痫大发作。惊厥也可表现为局限性抽搐，以新生儿或小婴儿多见。惊厥发作不典型，多为微小发作，如呼吸暂停、两眼凝视、反复眨眼、咀嚼、一侧肢体抽动等，一般神志清楚。如抽搐部位局限而固定，常有定位意义。

（2）惊厥持续状态　指惊厥持续 30min 以上，或两次发作间歇期意识不能完全恢复者。惊厥持续状态为惊厥危重型，多见于癫痫大发作、严重的颅内感染、破伤风、代谢紊乱、脑瘤等。由于惊厥时间过长，可引起缺氧性脑损害、脑水肿甚至死亡。

（3）热性惊厥　是儿童时期最常见的惊厥性疾病，其发作均与发热性疾病中体温骤然升高有关。多见于 6 个月至 3 岁的儿童，男孩稍多于女孩，绝大多数 5 岁后不再发作。患儿多有热性惊厥的家族史，多发生于上呼吸道感染的初期，当体温骤升至 38.5～40℃（大多 39℃）时，突然发生惊厥。根据发作特点和预后分为单纯性热性惊厥和复杂性热性惊厥。

● 惊厥的治疗要点有哪些？

答：控制惊厥发作，寻找和治疗病因，预防惊厥复发。

（1）镇静止惊

① 地西泮：为惊厥的首选药物，对各型发作均有效，尤其适合于惊厥持续状态。但过量可致呼吸抑制、血压降低，用药过程中应密切观察患儿呼吸及血压的变化。

② 苯巴比妥钠：是新生儿惊厥的首选药物，但新生儿破伤风应首选地西泮。本药抗惊厥作用维持时间较长，也有呼吸抑制及降低血压等副作用。

③ 10％水合氯醛：由胃管给药或加等量生理盐水保留灌肠。

④ 苯妥英钠：癫痫持续状态地西泮治疗无效时使用，应在心电监护下应用。

（2）对症治疗　脑水肿者可静脉应用甘露醇、呋塞米（速尿）或肾上腺皮质激素，高热者给予物理降温或药物降温，必要时给予氧气吸入。

（3）病因治疗　针对引起惊厥不同的诱因，采取相应的治疗措施。

● 该患儿的首优护理问题是什么？护理措施有哪些？

答：（1）该患儿首优的护理问题　有窒息的危险，与惊厥发作有关。

（2）护理措施　惊厥发作时应就地抢救，立即让患儿平卧，头偏向一侧，在头下放一些柔软的物品。解开衣领，松解衣服，清除患儿口鼻腔分泌物、呕吐物等，使气道保持通畅。将舌轻轻向外牵拉，防止舌后坠阻塞呼吸道造成呼吸不畅。备好急救用品，如开口器、吸痰器、气管插管用物等。按医嘱给予止惊药物，观察并记录患儿用药后的反应。

● **如何对该惊厥患儿的家长进行健康教育？**

答：向家长解释惊厥的病因和诱因，指导家长掌握预防惊厥的措施。因热性惊厥患儿在今后发热时还可能发生，故应告诉家长及时控制体温是预防惊厥的关键，教会家长在患儿发热时进行物理降温和药物降温的方法。演示惊厥发作时急救的方法，保持镇静，发作缓解时迅速将患儿送往医院继续治疗。

【护理查房总结】

小儿惊厥是儿科的常见急症，我们一定要知道对这类危重症疾病的急救和护理，挽救患者生命，预防及减少并发症，我们要特别注意以下几点。

（1）准确分诊　根据患者病史及临床表现，急诊分诊护士应准确判断与分诊。

（2）预防窒息　遵医嘱正确使用镇静止惊药物，并严密观察患儿呼吸及血压的变化。床旁备好急救用品。

（3）加强患儿家长的健康教育　指导家长掌握预防惊厥的措施及惊厥发作时的急救方法，对惊厥发作时间较长的患儿应指导家长今后用游戏的方式观察患儿有无神经系统后遗症。

（石莲桂　虞玲丽）

病例 3 · 脱水

【病历汇报】

病情 患儿女性，11 个月。因"腹泻、呕吐 2 天，加重 1 天"入院。患儿于入院前 3 天开始腹泻，呈黄色稀水样便，每日 7～8 次，量中等。有时呕吐，为胃内容物，呈非喷射状，量少。1 天前大便次数增多，每日十余次。发病后患儿食欲减退，精神委靡，尿量减少。患儿系足月顺产，混合喂养，6 个月添加辅食。

护理体查 T 37.0℃，P 136 次/min，R 36 次/min，体重 8.8kg。患儿精神萎靡，皮肤稍干，弹性稍差，前囟和眼眶稍凹陷，口腔黏膜稍干，咽红，出牙 6 枚，双肺（－），心音有力，腹稍胀，肠鸣音 4 次/分，四肢温暖，膝腱反射正常，肛周皮肤发红。

辅助检查 血钠 138mmol/L，血钾 3.2mmol/L，血 HCO_3^- 20mmol/L。

入院诊断 急性腹泻。

主要的护理问题 腹泻，体液不足，营养失调（低于机体需要量），有皮肤完整性受损的危险。

目前主要的治疗措施 口服及静脉补液，维持水、电解质及酸碱平衡。控制感染，加强肛周皮肤的护理，严密观察病情变化。

护士长提问

● **什么是脱水？如何评估患儿的脱水程度？**

答：脱水是指水分摄入不足或丢失过多所引起的体液总量（尤其是细胞外液量）的减少。除失水外，尚有钠、钾等电解质的丢失。

脱水程度指患病以来累积的体液损失量，以丢失液体量占体重的百分比表示。但临床实践中常根据病史和前囟、眼窝、皮肤弹性、循环情况和尿量等临床表现综合估计。

● **临床上将脱水分为哪几类？其鉴别要点有哪些？**

答：根据血清钠的水平将脱水分为等渗性脱水、低渗性脱水和高渗性脱水三种类型。不同性质脱水的鉴别要点见表 4-1。

表 4-1 不同性质脱水的鉴别要点

鉴别要点	等渗性脱水	低渗性脱水	高渗性脱水
主要原因	呕吐、腹泻	营养不良伴慢性腹泻	腹泻时补含钠液过多
水、电解质丢失比例	成比例丢失	电解质丢失多于水	水丢失多于电解质
血钠/(mmol/L)	130～150	＜130	＞150
渗透压/(mmol/L)	280～320	＜280	＞320
主要丧失液区	细胞外液	细胞外液	细胞内脱水
临床表现	一般脱水征	脱水征＋循环衰竭	口渴、烦躁、高热、惊厥

● **该患儿属于哪种脱水类型？其临床表现及分度有哪些？**

答：根据患儿的临床表现和血清钠的水平，该患儿应为等渗性脱水。其临床表现及分度见表 4-2。

表 4-2 等渗性脱水的临床表现及分度

项目	轻度	中度	重度
失水占体重比例	＜5％	5％～10％	＞10％
精神状态	稍差或略烦躁	萎靡或烦躁不安	淡漠或昏迷
皮肤	稍干、弹性稍差	干、苍白、弹性差	干燥、花纹、弹性极差
黏膜	稍干燥	干燥	极干燥或干裂
前囟和眼窝	稍凹陷	凹陷	明显凹陷
眼泪	有	少	无

续表

项目	轻度	中度	重度
口渴	轻	明显	烦渴
尿量	稍少	明显减少	极少或无尿
四肢	温	稍凉	厥冷
周围循环衰竭	无	不明显	明显

● 如何配制口服补液盐？

答：2002 年 WHO 推荐使用的新配方是氯化钠 2.6g、枸橼酸钠 2.9g、氯化钾 1.5g、葡萄糖 13.5g，以温开水 1000ml 溶解，总渗透压为 245mmol/L。一般用于轻度或中度脱水无严重呕吐者。

● 使用液体疗法时的补液原则是什么？

答：应遵循"先盐后糖、先浓后淡（指电解质浓度）、先快后慢、见尿补钾、抽搐补钙"的原则。

● 该如何计算补液量？

答：第 1 天补液总量包括累积损失量、继续损失量及生理需要量。第 2 天以后的补液，一般只补继续损失量和生理需要量。

（1）累积损失量　根据脱水程度，轻度脱水 30～50ml/kg，中度脱水 50～100ml/kg，重度脱水 100～150ml/kg；根据脱水性质，一般低渗性脱水补给 2/3 张液体，等渗性脱水补给 1/2 张液体，高渗性脱水补给 1/3～1/5 张液体；补液速度，原则上先快后慢。对伴有周围循环不良和休克的重度脱水患儿，应快速输入等渗含钠液，按 20ml/kg，总量不超过 300ml，于 30～60min 内快速滴入。其余累积损失量常在 8～12h 内输入。

（2）继续损失量　按"丢多少，补多少"的原则补给。常用 1/3～1/2 张液体，此部分连同生理需要量于补完累积损失量后

12～16h 内匀速滴注。

（3）生理需要量　每日 60～80ml/kg，尽量口服补充，口服有困难者，补给 1/4～1/5 张液体。

补液过程中的注意事项包括哪些？

答：（1）按医嘱要求全面安排 24h 的液体总量，并遵循补液原则分期、分批输入。

（2）严格掌握输液速度，明确每小时输入量，计算出每分钟输液滴数，防止输液速度过快或过缓。有条件者最好使用输液泵，以便更精准地控制输液速度。

（3）密切观察病情变化

① 观察生命体征及一般情况，警惕心力衰竭和肺水肿的发生。

② 注意有无输液反应的发生，及时与医师联系，并查找原因和处理。

③ 观察静脉滴注是否通畅，有无堵塞、肿胀及漏出血管外等。

④ 观察脱水是否改善及尿量情况，判断输液效果。

⑤ 观察酸中毒的表现，注意酸中毒纠正后，有无出现低钙惊厥。补充碱性液体时防止漏出血管外，以免引起局部组织坏死。

⑥ 观察低血钾表现，按照"见尿补钾"的原则，严格掌握补钾的浓度和速度，禁止静脉推注。

（4）准确记录 24h 出入量。

【护理查房总结】

由于儿童的体液占体重的比例较大、器官功能发育尚未成熟、体液平衡调节功能差等生理特点，极易受疾病和外界环境的影响而发生体液平衡失调，如处理不当或不及时，可危及生命。脱水是儿科常见症状，我们一定要知道对这类疾病的急救和护理，挽救患者生命，预防及减少并发症，我们要特别注意以下几点。

（1）积极治疗原发病。

（2）严格掌握液体疗法的原则和计算方法。

（3）输液过程中严密观察病情变化，及时复查血清电解质。

（石莲桂　虞玲丽）

查房笔记

病例 4 · 荨麻疹

🍀【病历汇报】

病情　患者男性，25 岁。因"食用鱼虾后出现胸前区瘙痒伴胸前区多个大小不等的风团 2h"入院。

护理体查　T 36.5℃，P 86 次/min，R 20 次/min，BP 116/75mmHg。患者胸前区可见 25 个大小不等的风团，风团周边环绕有红斑。

辅助检查　血常规、肝肾功能、电解质均正常。

入院诊断　急性荨麻疹。

主要的护理问题　舒适的改变，有过敏性休克、窒息的危险。

目前主要的治疗措施　予抗组胺药及激素治疗；保持皮肤清洁，予炉甘石洗剂涂抹减轻皮肤瘙痒；密切观察病情变化。

 护士长提问

● **什么是荨麻疹？**

答：荨麻疹是由于皮肤、黏膜小血管扩张及渗透性增加出现一种暂时性局限性水肿反应。表现为大小不等的风团，伴明显瘙痒，有时可伴有腹痛、腹泻和气促等症状，严重时可发生休克。以快速出现和消失的风团为特征。

● **荨麻疹的病因有哪些？**

答：（1）食物　以鱼虾、蟹、蛋类等动物蛋白食物最常见，其次是植物性食物和食物添加剂等。

（2）药物　常见的有青霉素、血清制剂、各种疫苗、呋喃唑酮

（痢特灵）、磺胺以及组胺释放物（如阿司匹林、吗啡等）。

（3）感染　包括病毒、细菌、真菌、寄生虫等。最常见的是引起上呼吸道感染的病毒（如鼻病毒、冠状病毒、腺病毒、流感和副流感病毒以及呼吸道合胞病毒、埃可病毒和柯萨奇病毒等）和金黄色葡萄球菌，其次是肝炎病毒。

（4）物理因素　如冷、热、日光、摩擦及压力等物理刺激。

（5）动植物因素　如昆虫叮咬，吸入动物皮屑、羽毛、花粉等。

（6）精神因素　如精神紧张可引起乙酰胆碱释放。

（7）系统性疾病　如风湿热、类风湿关节炎、系统性红斑狼疮、恶性肿瘤、传染性单核细胞增多症、代谢障碍、内分泌紊乱等。

荨麻疹是怎样分类的？

答：（1）自发性荨麻疹　包括急性荨麻疹和慢性荨麻疹。

（2）物理性荨麻疹　包括寒冷性荨麻疹、迟发压力性荨麻疹、热性荨麻疹、日光性荨麻疹、人工荨麻疹、震动性荨麻疹和运动诱发荨麻疹。

（3）自身免疫性荨麻疹。

（4）感染相关性荨麻疹。

（5）其他　包括水源性荨麻疹、胆碱能性荨麻疹和接触性荨麻疹。

荨麻疹的临床表现有哪些？

答：（1）急性荨麻疹　起病急，有服药、吃海鲜等致敏史。皮肤突发剧痒，出现大小不等、形态多样的红色风团，可融合成片。微血管内血清渗出压迫管壁时，风团呈苍白色，皮肤凹凸不平呈橘皮样，数小时内（＜24h）水肿减轻，风团变为红斑而渐消失，不留痕迹，但新风团此起彼伏；胃肠黏膜水肿可有恶心、呕吐、腹痛、腹泻等症状；支气管喉黏膜水肿，可出现呼吸困难，甚至窒息；若伴有高热、寒战、脉速等全身中毒症状，应警惕有无严重感染如败血症等。

（2）慢性荨麻疹　皮损反复发作超过 6 周以上，全身症状一般较轻，风团时多时少，反复发生，常达数月或数年之久。有的有规律性，如晨起或临睡前加重，有的则无一定规律。大多数患者不能找到病因。

如何对荨麻疹患者进行治疗？

答：治疗荨麻疹一般应遵循以下三个基本环节，即病因治疗、抗组胺治疗、抑制肥大细胞释放介质。

（1）病因治疗

① 对与感染和（或）炎症介质相关的慢性荨麻疹，可尝试抗感染治疗如抗幽门螺杆菌的治疗。

② 对寄生虫病和（或）食物和药物不耐受引起的荨麻疹，灭虫、避免食用或服用可疑食物或药物也起到治疗作用，至少有一定帮助。

③ 鼓励患者记日记（食物日记）是找到刺激因素或可疑病因值得推荐的方法。

④ 药物性荨麻疹，应停用致敏药物，甚至化学结构相似的药物。

（2）抗组胺治疗　是荨麻疹的主要治疗。

① 急性荨麻疹治疗，可选用1～2种抗组胺药，一般短期用药即可，可联合其他药物如糖皮质激素或抗生素。

② 慢性荨麻疹的治疗，一般可单服抗组胺药物。可根据风团发生的时间决定给药时间。风团控制后，可持续服药数月余，然后逐渐减量。一种抗组胺药物无效时，可同时给予 2 种药，或换用其他药。

（3）抑制肥大细胞释放介质

① 肾上腺皮质激素有较强的抑制肥大细胞介质的作用，但必须长期使用较大剂量，不良反应限制其临床应用。

② 酮替芬是较强的肥大细胞稳定剂，因其镇静作用而限制临床的应用。

③ 曲尼斯特、咪唑斯汀、氯雷他定和西替利嗪也有一定的抑制肥大细胞释放介质的作用。

④ 环孢素对抑制肥大细胞介质的释放也具有直接的作用，但一般不推荐作为标准治疗措施。

● 如何对荨麻疹患者进行健康教育？

答：（1）保持生活规律，加强体育锻炼，增强体质，适应寒热变化。

（2）避免强烈抓搔患部，不用热水烫洗，不滥用刺激强烈的外用药物。

（3）积极寻找和去除病因，治疗慢性病灶，调整胃肠功能，驱除肠道寄生虫。

（4）忌食动物蛋白性食物和海鲜发物，不吃辛辣刺激性食物，不饮酒。保持清淡饮食，多吃些新鲜蔬菜和水果。

❀【护理查房总结】

荨麻疹是皮肤科的常见病，如果患者发病急、皮疹广泛、有呼吸困难或有休克症状时，我们一定要知道对这类疾病的急救和护理，挽救患者生命，因此我们要特别注意以下几点。

（1）严密观察病情变化，备好抢救药物和器材。

（2）加强患者的健康教育，避免诱发因素。

（石莲桂　虞玲丽）

病例 5 • 上呼吸道异物梗阻

🍀【病历汇报】

> **病情**　患者男性，30 岁，因"在进食过程中大笑，突然出现手掐脖子，呼吸困难，面色发绀"急诊入院。

> **护理体查**　患者面色发绀，手抱颈部，无法咳嗽，无法说话。

> **辅助检查**　暂无。

> **入院诊断**　急性上呼吸道异物梗阻。

> **主要的护理问题**　清理呼吸道无效、重要器官缺氧性损伤。

> **目前主要的治疗措施**　立即清除呼吸道异物。

❓ 护士长提问

● 该患者的初步诊断是什么？诊断依据是什么？

答：该患者诊断为急性重度气道梗阻。该患者在进食时因大笑，出现气体交换不良，无法咳嗽，面色发绀，无法说话，同时出现手抱颈部的一般是窒息表现。

● 应该立即给予该患者什么急救措施？

答：应立即解除气道梗阻。首先，应判断患者有无反应。先询问患者是否窒息，如果患者点头示意，立即采取以下急救措施（图 4-1）。当自己发生气道异物梗阻时，勿离开人群，采取图 4-1(e)、(f) 的方法自行清除异物。

（1）站在或跪在患者身后，并将双手环绕在患者腰部。

（2）一手握拳。

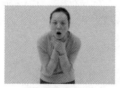

(a) 气道不完全梗阻
者的表现

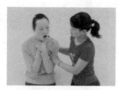

(b) 询问是否需要帮助

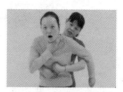

(c) 定位：肚脐上二横指

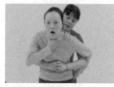

(d) 腹部冲击：施救者握
空心拳，拳眼置于被救
者肚脐上二横指处，另
一手紧握此拳快速有力、
有节奏地向上向内冲击
5~6次，反复操作至异
物排除

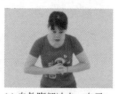

(e) 自救腹部冲击：自己
一手握空心拳，拳眼置于
肚脐上二横指处，另一手
紧握此拳，快速向内向上、
有节奏地冲击5~6次，至
异物排除

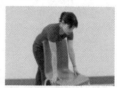

(f) 自救腹部冲击：将自
己肚脐上二横指处压在
椅背、桌边等硬物处，
连续向内、向上冲击
5~6次，至异物排除

图 4-1　立位腹部冲击法

（3）将握拳的拇指侧紧抵患者腹部，位于脐上和胸骨下的腹中线上。

（4）另一只手握住攥拳的手，向上快速按压患者腹部。

（5）反复快速按压，直到把异物从气道排出来，或直到患者没有异常反应。

● **异物造成轻度至重度气道梗阻的临床表现是什么？**

答：（1）轻度气道梗阻的体征

① 良好的气体交换。

② 能够用力咳嗽。

③ 咳嗽时可能有哮鸣音。

（2）重度气道梗阻的体征

① 气体交换不良或无气体交换。

② 微弱、无力的咳嗽或完全没有咳嗽。

③ 吸气时出现尖锐的噪声或完全没有噪声。

④ 呼吸困难加重。

⑤ 可能发绀（变紫）。

⑥ 无法说话。

⑦ 用拇指和手指抓住自己的颈部。

● **如何解除怀孕和肥胖患者的气道异物梗阻？**

答：如果患者怀孕或肥胖患者发生气道异物梗阻，应实施胸部快速按压法。

● **如何解除无反应的1岁及以上患者的窒息？**

答：窒息患者最初可能有反应，然后可能变为无反应。在这种情况下，如果患者变得没有反应，应启动应急反应系统，让患者躺在地上从胸外按压开始心肺复苏（CPR），不要检查脉搏。对于成人或儿童患者，当每次开放气道给予人工呼吸时，应尽量张开患者的口并检查有无异物。如果看到容易去除的异物，用手指将其去除，如果没有发现异物，继续CPR。

● **如何解除有反应的婴儿的窒息？**

答：从婴儿气道中清除异物需要结合拍背和胸部快速按压，具体步骤如下。

（1）跪下或坐下，并将婴儿放在施救者的膝盖上。

（2）如果方便，将婴儿胸部的衣物脱去。

（3）使婴儿脸向下，使其头部略低于胸部，并让其身体靠在施救者的前臂上。用一手托住婴儿的头部和胸部，将施救者前臂靠在膝盖或大腿上，支撑婴儿。

（4）用另一手的手掌根部，在婴儿的肩胛之间用力拍背5次，每次都用足够力量拍打，以尝试清除异物。

（5）在进行5次拍背后，将空手放在婴儿背部，并用手掌托住婴儿后脑。婴儿完全抱在施救者两只前臂之间，用一只手掌托住其脸部和下颌，另一只手则托住婴儿的后脑。

（6）小心托住婴儿的头部和颈部，同时将婴儿全身翻转过来。抱住婴儿，将其脸朝上，让前臂靠在大腿上，保持婴儿的头部低于躯干。

（7）在胸部中央的胸骨下半部提供最多 5 次快速向下的胸部快速按压，以每秒钟 1 次的速度进行胸部快速按压，每次都以产生足够的力量来清除异物为目的。

（8）重复最多 5 次拍背和最多 5 次胸部快速按压的程序，直到异物清除或婴儿变得没有反应。

🍀【护理查房总结】

气道异物阻塞发病突然，病情危重，现场条件往往缺乏必要的抢救器械，因而徒手抢救法是现场抢救的主要措施。现场抢救的时间、方法及程序正确与否，是挽救患者生命的关键。鉴于本病发生突然，病情复杂，在特殊情况下，可灵活运用各种方法和程序。

（曹晓霞）

查房笔记

第五章 常见中毒危重症的救治与护理

病例 1 · 急性一氧化碳中毒

🍀【病历汇报】

病情 患者女性，25 岁，因"被发现不省人事 30min"入院。患者 30min 前洗浴时被室友发现晕倒在地，不省人事，室友将其抬出放置在卧室，随后患者出现烦躁、乱语、呼吸急促、呕吐、无发热和抽搐，即送入我院急诊抢救室。室友提供宿舍浴室采用的是天然气热水器，窗门关闭，在内停留时间约 50min。

护理体查 T 36.5℃，P 100 次/min，R 30 次/min，BP 90/60mmHg，神志模糊，烦躁不安。皮肤潮红，口唇指甲无发绀，双侧瞳孔等大等圆，对光反应迟钝，颈软无抵抗，心肺查体无异常。肌力与肌张力检查未能配合，生理反射存在，病理征未引出。

辅助检查 碳氧血红蛋白（COHb）定性阳性。心电图示正常窦律。头颅 CT 示脑水肿。

入院诊断 急性一氧化碳中毒。

主要的护理问题 急性意识障碍、组织缺氧、有误吸的危险、清理呼吸道无效。

目前主要的治疗措施 稳定生命体征，保持呼吸道通畅，给予高压氧、脱水降颅压治疗。

❓ 护士长提问

● 该患者的诊断依据是什么？如需明确诊断可进行哪些辅助检查？

答：患者突发昏迷，有可疑一氧化碳（CO）吸入史，考虑

CO 中毒可能性大，患者接下来还要做的辅助检查有血中碳氧血红蛋白、血糖、血酮测定及血气分析和头颅 CT 检查，排除脑血管意外低血糖和酮症酸中毒昏迷，以明确诊断。

● 什么是急性一氧化碳中毒？

答：一氧化碳中毒，俗称煤气中毒。在生产和生活中，含碳物质燃烧不完全产生一氧化碳，通过呼吸道进入机体内引起中毒。一氧化碳与人体血红蛋白结合形成碳氧血红蛋白，致使机体各组织缺氧，尤其脑组织缺氧，而产生一系列症状和体征。

● 如何按照中毒程度对急性一氧化碳中毒进行分类？

答：（1）轻度中毒时患者仅有头痛、头晕、心悸、眼花、恶心、呕吐等症状。血液 COHb 浓度为 10%～20%。

（2）中度中毒时除上述症状加重外，出现呼吸困难、共济失调、意识模糊、甚至浅昏迷，皮肤、黏膜可呈"樱桃红色"，但少见。血液 COHb 浓度为 30%～40%。

（3）重度中毒时患者迅速出现抽搐、深昏迷，常并发脑水肿、肺水肿、呼吸衰竭、上消化道出血、休克、急性肾衰竭、心律失常等。血液 COHb 浓度为 40%～60%。

● 何谓急性一氧化碳中毒迟发脑病？

答：急性一氧化碳中毒迟发脑病是指一氧化碳中毒患者经抢救在急性中毒症状恢复后经过数天或数周表现正常或接近正常的"假愈期"后再次出现以急性痴呆为主的一组神经精神症状；或者部分急性一氧化碳中毒患者在急性期意识障碍恢复正常后，经过一段时间的假愈期，突然出现以痴呆、精神和锥体外系症状为主的脑功能障碍。一般发生在急性中毒后的两个月内。

● 如何对该患者进行紧急救护？

答：（1）现场急救　立即将患者移离中毒现场，置于新鲜空气处，如为密闭居室应立即开窗通风，松开患者衣领、裤带。保持呼吸道通畅，注意保暖。心搏停止者应立即进行心肺复苏。

（2）迅速纠正缺氧　这是抢救 CO 中毒患者的关键。迅速给氧是纠正缺氧最有效的方法。轻度中毒者给予鼻导管或面罩低流量吸氧，中重度中毒者给予高流量吸氧，氧流量为 $8\sim10L/min$（时间不超过 24h，以免发生氧中毒）。

（3）高压氧治疗　高压氧治疗是抢救 CO 中毒安全、有效的首选方案，可降低病死率和后遗症的发生。高压氧治疗能迅速改善机体缺氧状态；还能降低颅内压，减轻脑水肿；并能预防和治疗 CO 中毒引起的脑损害所致的后遗症。

（4）防治脑水肿　早期使用氢化可的松或地塞米松或 20％甘露醇静滴，有频繁抽搐者可静脉注射地西泮，这有助于改善组织的缺氧。

（5）对症治疗　有呼吸衰竭时可用呼吸兴奋药，高热者采用物理降温，头部戴冰帽，体表放置冰袋，使体温（肛温）保持在 32℃左右，如降温过程中出现寒战或降温疗效不佳时，可用冬眠药物。

（6）其他治疗　如纳洛酮及醒脑静的应用，预防和及时控制感染等。

急性一氧化碳中毒的机制有哪些？

答：急性 CO 中毒主要引起组织缺氧。CO 吸入人体后，85％与血液中的血红蛋白（Hb）结合，形成稳定的 COHb。CO 与 Hb 的亲和力比氧与 Hb 的亲和力大 240 倍，吸入较低浓度的 CO 即可产生大量 COHb，而 COHb 不能携带氧且不易解离，还能使氧合血红蛋白的解离曲线左移，血氧不易释放给组织而造成细胞缺氧。此外，CO 还可与肌球蛋白结合，而且能够直接作用于细胞呼吸酶从而抑制组织呼吸 CO 中毒时体内对缺氧最敏感的组织，如脑和心脏最易遭受损害，表现为脑血管先痉挛后扩张，严重者有脑水肿、脑缺水性软化和脱髓鞘变性等，心肌也可发生坏死。

高压氧治疗的适应证是什么？

答：（1）各种中毒，如 CO 中毒、二氧化碳中毒、硫化氢中毒、氰化物中毒、氨气中毒、光气中毒、农药中毒、化学药物中毒等。

（2）溺水、自缢、电击伤、麻醉意外以及其他原因引起的脑缺氧、脑水肿、减压病等。

（3）心血管系统　冠心病、心绞痛、心肌梗死、心源性休克。

（4）消化系统　胃、十二指肠溃疡、术后溃疡。

（5）感染　气性坏疽、破伤风及其他厌氧菌感染、病毒性脑炎等。

（6）空气栓塞。

（7）脑血栓形成、脑栓塞、脑萎缩、脑供血不全、脑挫伤、脑外伤后综合征、骨髓炎、截瘫、周围神经损伤、多发性神经炎。

（8）皮肤移植、断肢（指）再植术、脉管炎、顽固性溃疡、骨筋膜间隔区综合征、术后伤口不愈、动脉栓塞、骨愈合不良、放射性骨髓炎、挤压伤。

（9）新生儿窒息、3岁之前的脑瘫等。

（10）中心性视网膜脉络膜炎、视网膜动脉栓塞、突发性聋、牙周炎、口腔溃疡。

（11）皮肤科疾病　玫瑰糠疹、寻常痤疮、结节性红斑、硬皮病、神经性或糖尿病皮炎等。

● 如何预防急性一氧化碳中毒？

答：（1）做完饭后必须检查灶具和管道阀门是否关闭。

（2）定期检查胶管是否牢固，并及时更换老化胶管，最好做到每年更换一次。

（3）不要在有煤气设施的房间睡觉，比如装修时将厨房改成卧室。

（4）烧水要有专人看护，水不要装得太满，以免水溢出将炉火浇灭。

（5）使用电子灶具时要在听到点火的声音后检查是否打着了火。

（6）不能私自改变煤气设施的用途，需要改变煤气管线的，须向煤气管理处申请，由专人负责安装，并对改装后的设施进行科学压力测试。

（7）将房屋出租给外来人口时，要叮嘱租房人规范操作。

（8）使用燃气热水器时要注意排风，保持空气畅通，不能将燃气热水器安装在浴室。

（9）灶具要和气源相配套，比如使用煤气，就不能安装天然气等灶具。

（10）要安装煤气报警器，插好电源，使其时刻处于工作状态。

（11）厂矿工作人员应认真执行安全操作规程，进入高浓度CO环境时，要戴防毒面具。

【护理查房总结】

一氧化碳是无色、无味、无刺激性气体，是煤、碳燃烧不尽的产物。室内空气不流通是产生一氧化碳中毒的主要原因。应做好一氧化碳中毒的基本知识和防护措施宣教：煤气热水器切勿安装在浴室内，浴室内通风要好，不要用燃烧煤气取暖。要定期检修煤气管道，装有煤气管道的房间不能做卧室。当发现或怀疑屋内有人为一氧化碳中毒时，应及时拨打"120"急救电话，同时采取以下措施：一是立即打开门窗通风，迅速将患者转移至空气新鲜流通处休息；二是对神志不清者应将头部偏向一侧，确保呼吸道通畅；三是对有昏迷或抽搐者，可在头部置冰袋，以减轻脑水肿，等待救援人员到来，并迅速采取高压氧治疗以纠正缺氧。

（李　丽）

查房笔记

病例 2 • 有机磷农药中毒

🍀【病历汇报】

> 病情 　患者女性，35岁，因"昏迷 1h"急诊入院。患者 1h 前因与家人不和，自服药水一小瓶，并把药瓶打碎扔掉。家人发现后 5min 患者出现腹痛、恶心、呕吐，吐出物有大蒜味，逐渐神志不清，送来急诊。病后大小便失禁，出汗多。既往体健，无肝、肾、糖尿病史，无药物过敏史，月经史、个人史及家族史无特殊。

> 护理体查 　T 36.5℃，P 60 次/min，R 30 次/min，BP 110/80mmHg。平卧位，浅昏迷，皮肤湿冷，肌肉颤动，巩膜无黄染，瞳孔针尖样，对光反应弱，口腔流涎。肺部叩诊呈清音，听诊两肺较多哮鸣音和散在湿啰音。心界不大，心率 60 次/min，律齐，无杂音。腹平软，肝脾未触及，下肢不肿。生理反射存在，病理反射未引出。

> 辅助检查 　血 Hb 125g/L，WBC $7.4×10^9$/L，N 68％，L 30％，M 2％，PLT $156×10^9$/L。

> 入院诊断 　急性有机磷药中毒。

> 主要的护理问题 　急性意识障碍，体液不足，清理呼吸道低效，低效性呼吸形态，皮肤完整性受损的危险。

> 目前主要的治疗措施 　密切观察生命体征，洗胃，清除毒物，使用拮抗药解毒，对症支持治疗。

❓ 护士长提问

● 该患者的诊断依据是什么？

答：患者的诊断依据是患者有明确的中毒病史和典型的中毒症状和特征，包括毒蕈碱样症状、烟碱样症状和中枢神经系统症状。

● **该患者应该进一步做哪些辅助检查？**

答：（1）测定胆碱酯酶活性。

（2）测定有机磷杀虫药代谢产物。

● **该患者的主要护理问题是什么？**

答：（1）急性意识障碍　与乙酰胆碱作用于中枢神经系统有关。

（2）体液不足　与严重呕吐、腹泻有关。

（3）清理呼吸道低效　与呼吸道内分泌物过多有关。

（4）低效性呼吸形态　与肺水肿、呼吸肌麻痹、呼吸中枢受到抑制有关。

（5）皮肤完整性受损的危险　与昏迷有关。

● **该患者的首优护理问题是什么？**

答：首优护理问题是急性意识障碍，与有机磷农药中毒致乙酰胆碱作用于中枢神经系统有关。

● **如何对该患者进行紧急救护？**

答：（1）立即终止接触毒物，阻断毒物的继续吸收。服毒者必须尽早、彻底、反复洗胃。

（2）使用拮抗药和特效解毒药。建立静脉通道，使用胆碱酯酶复能剂，常用药物有阿托品、山莨菪碱、解磷定等。

（3）体位　松解衣领、腰带，平卧，头偏一侧，及时清除口腔分泌物，保持呼吸道通畅，防窒息、吸入性肺炎。

● **急性有机磷农药中毒的主要临床表现有哪些？**

答：（1）急性中毒全身损害　急性中毒发病时间与杀虫药毒性大小、剂量及侵入途径密切相关。一般经皮肤吸收，症状常在接触农药2～6h内出现。口服中毒可在10min至2h内出现症状。

① 毒蕈碱样症状：出现最早，表现为头晕、头痛、多汗、流涎、恶心、呕吐、腹痛、腹泻、瞳孔缩小、视物模糊、支气管分泌物增多、呼吸困难，严重者出现肺水肿。

② 烟碱样症状：常先从眼睑、面部、舌肌开始，逐渐发展至四肢，全身肌肉抽搐，患者常有全身紧束感，后期出现肌力减退和瘫痪，如发生呼吸肌麻痹可诱发呼吸衰竭。

③ 中枢神经系统症状：早期可有头晕、头痛、乏力，逐渐出现烦躁不安、谵妄、抽搐及昏迷。严重时可发生呼吸中枢衰竭或脑水肿而死亡。

（2）局部损害　对硫磷、内吸磷、敌百虫、敌敌畏接触皮肤后引起过敏性皮炎，皮肤可红肿及出现水疱。眼内溅入有机磷农药可引起结膜充血和瞳孔缩小。

● 什么是中间综合征？

答：中间综合征是指在急性有机磷杀虫药中毒胆碱能危象消失后，在中毒症状缓解后 1～4 天出现由突触后神经-肌肉接头功能障碍引起四肢近端肌、第Ⅲ～Ⅶ和第Ⅹ对脑神经支配的肌肉和呼吸麻痹的一组综合征，发生率为 5%～10%。表现为屈颈、抬头、外展上臂及屈髋困难、呼吸肌麻痹、呼吸困难等以肢体近端肌肉无力为特征的临床表现，累及脑神经者出现眼睑下垂、眼外展障碍和面瘫，严重者出现呼吸衰竭死亡。

● 为什么有机农药中毒可以出现"反跳现象"？

答：有机磷农药中毒后，经过急救后症状好转，但有可能在数天至一周之内突然再次昏迷，甚至发生肺水肿或突然死亡，这就是中毒后的"反跳现象"，其发病机制尚未完全清楚。目前认为可能与残留在皮肤、毛发和胃肠道的毒物继续吸收，解毒药减量过快或停药过早，大量输液及体内脏器功能严重损害有关。

● 如何对急性有机磷农药中毒进行病情分级？

答：（1）轻度中毒　有头晕、头痛、恶心、呕吐、多汗、胸闷、视物模糊、无力等症状，瞳孔可能缩小。全血胆碱酯酶活性一般为 50%～70%。

（2）中度中毒　上述症状加重，尚有肌束颤动、瞳孔缩小、轻度呼吸困难、流涎、腹痛、腹泻、步态蹒跚、意识清楚或模糊。全血胆碱酯酶活性一般为 30%～50%。

（3）重度中毒　除上述症状外，尚有肺水肿、昏迷、呼吸麻痹或脑水肿。全血胆碱酯酶活性一般在 30% 以下。

如何对该患者洗胃？

答：应用清水、生理盐水、2% 碳酸氢钠（敌百虫中毒者禁用）或 1：5000 高锰酸钾溶液（对硫磷中毒禁用）反复洗胃，直至洗出液澄清。洗胃的注意事项如下。

（1）彻底　首次洗胃量以 20000ml 为宜，洗到无味为止。

（2）反复　由于有机磷在体内存在"肝肠循环"，被吸收的毒物可经胆道或胃黏膜再分泌到胃肠道，因此洗胃后应保留胃管，以便再次清洗，宜留置胃管 2～3 天，定时清洗。可每 2～4h 洗胃一次，每次 5000ml。

（3）适温　洗胃液最好保持在 37℃，与体温接近为宜，太凉易刺激胃肠蠕动，促进毒物向肠腔移动，不利于毒物的洗出，并可致患者低体温；若太热，则使胃肠黏膜血管扩张，促使毒物被吸收。

该患者的护理要点是什么？

答：（1）清除毒物的护理　洗胃时应注意观察洗胃液及腹部情况，洗胃后若保留胃管，遵医嘱定时洗胃，观察洗胃液有无蒜臭味，向医师报告，以决定胃管保留时间。喷洒农药中毒者除脱去衣物，用清水冲洗皮肤外，还应注意指甲缝隙、头发是否清洗过，避免遗留毒物，引起病情反复。

（2）保持呼吸道通畅　昏迷者除头偏向一侧外，及时清除呕吐物及呼吸道分泌物，防止窒息。要观察呕吐物的量和性状，分辨有无胃黏膜损伤情况。呼吸困难者应持续吸氧，一旦出现呼吸肌麻痹，及时告知医师，并备好气管切开包、呼吸机等。

（3）严密观察病情　有机磷农药中毒病情变化快，因此，应密切观察病情，定时测量生命体征。注意观察意识障碍，伴有头痛、剧烈呕吐、抽搐和是否发生急性脑水肿，了解全血胆碱酯酶活力测定的结果，便于掌握治疗和护理的效果，并向医师报告。对神志不清者要细心观察意识状态、瞳孔及生命体征的变化，并做好记录。特别是有外伤史的患者，要加强意识、瞳孔的观察，必要时行头颅CT检查。

（4）吸氧　高流量吸氧，4～5L/min，每天换鼻导管，并插入另一侧鼻孔。

（5）安全防护　患者多数表现为烦躁、兴奋多语、四肢躁动，应加强巡视，使用床栏，必要时给予适当的保护性约束，防止发生意外。除做好患者的安全防护外，还要防止伤害他人（包括医务人员）。

（6）药物护理　遵医嘱定时给予静脉滴注阿托品，注意患者体征是否达到阿托品化，并避免阿托品中毒，早期给予解磷定或氯解磷定。必要时给予呼吸中枢兴奋剂尼可刹米，忌用抑制中枢的药物，如吗啡、巴比妥类。

● **什么是阿托品化？**

答：阿托品化为皮肤黏膜干燥、颜面潮红、瞳孔较前扩大不再缩小、心率增快、肺部湿啰音消失。

● **急性中毒的诊断依据是什么？**

答：根据患者有有机磷杀虫药接触史，出现以自主神经、中枢神经和周围神经系统症状为主的临床表现，结合胆碱酯酶活性的测定做出诊断。

● **急性中毒的救治原则是什么？**

答：（1）急救　迅速脱离中毒环境，清除呼吸道阻塞，徒手心肺复苏，及时应用阿托品等抗毒药，以防发生心室颤动。

（2）限制毒物再吸收

① 清洁皮肤：脱去污染衣物，尽早清洗皮肤。

② 洗胃：及时、正确、彻底洗胃。

（3）维持呼吸循环功能　注意保持患者呼吸道通畅，及时清理口腔分泌物，吸痰。当患者出现发绀、呼吸停止时，紧急行气管插管、呼吸机辅助呼吸。

（4）应用特效解毒药。

常用的清除胃肠道毒物的方法有哪些？

答：（1）洗胃。

（2）药用炭（活性炭）50～100g 口服吸附毒物，每 4h 1 次。

（3）硫酸钠 15～20g 导泻。

常用的洗胃液的分类及其适应证是什么？

答：洗胃液的温度一般为 35～38℃，温度过高可使血管扩张，加速血液循环，而促使毒物吸收。用量一般为 2000～4000ml，分类及适应证如下。

（1）温水或者生理盐水　对毒物性质不明的急性中毒者，应抽出胃内容物送检验，洗胃液选用温开水或生理盐水，待毒物性质确定后，再采用对抗剂洗胃。

（2）碳酸氢钠溶液　一般用 2%～4% 的溶液洗胃。常用于有机磷农药中毒，能使其分解失去毒性。但敌百虫中毒时禁用，因敌百虫在碱性环境中能变成毒性更强的敌敌畏。砷（砒霜）中毒也可用碳酸氢钠溶液洗胃。

（3）高锰酸钾溶液　为强氧化剂，一般用 (1∶2000)～(1∶5000) 的浓度，常用于急性巴比妥类药物、阿托品及毒蕈中毒的洗胃液。但有机磷农药对硫磷（1605）中毒时不宜用高锰酸钾，因能使其氧化成毒性更强的对氧磷（1600）。

（4）茶叶水　含有丰富鞣酸，具有沉淀重金属及生物碱等毒物的作用且来源容易。

常用的促进已吸收毒物排出的方法有哪些？

答：（1）利尿　绝大多数毒物由肾脏排泄，静脉输注葡萄糖液可增加尿量促进毒物从肾脏排出。弱酸盐类如苯巴比妥酸盐和水杨酸盐等中毒时，可用碳酸氢钠和利尿药使尿液呈碱性，尿量增加，以促进毒物排出。

（2）吸氧　一氧化碳中毒时，吸氧可促使碳氧血红蛋白解离，加速一氧化碳排出，高压氧促使一氧化碳排出的效果较好。

（3）人工透析　严重中毒者可进行腹膜透析或血液透析，透析应在12h内进行效果较好。如时间过长，毒物与血浆蛋白结合，则不易透出。

🍀【护理查房总结】

有机磷可通过皮肤、黏膜等接触进入人体，因此，在生产、生活中应注意采取防护措施以免中毒。喷洒农药时不要站在下风口，要穿皮质厚的衣裤，扎紧袖口、裤管，衣物污染时立即更换，盛过农药的器具不能装食物，农药应放在小孩不易拿到的地方。中毒后应立即终止接触毒物，迅速清除毒物，防止毒物继续吸收并促进毒物快速排出。应尽早、早期、足量、快速、反复使用特效解毒剂，并严密观察药物的作用。维持呼吸循环功能是抢救成功的重点。医护人员在处理患者期间要注意自身的保护，戴手套和口罩以防自身受毒物污染。指导患者出院后加强观察，如感觉饮水发呛、声音嘶哑、屈颈肌力弱、呼喊困难等症状应立即就医。

（李　丽）

查房笔记

病例 3 · 百草枯中毒

🍀【病历汇报】

病情 患者男性，32 岁，因"自服百草枯 4h"急诊入院。患者因与妻子争吵于 4h 前口服 20% 百草枯原液约 20ml，感口咽部疼痛不能进食。

护理体查 T 37℃，P 90 次/min，R 18 次/min，BP 100/75mmHg。神志清楚，精神差，沉默不语。口腔糜烂，舌体肿大，咽部充血水肿，有出血点。心律齐，心率 90 次/min，两肺呼吸音略粗，未闻及干湿啰音。上腹部压痛，余未见异常。

辅助检查 WBC 16.29×10^9/L。葡萄糖（GLU）8.6mmol/L，AST 44U/L，Cr 562.1mmol/L。

入院诊断 百草枯中毒。

主要的护理问题 低效性呼吸形态，疼痛，消化道损伤，焦虑，恐惧。

目前主要的治疗措施 迅速建立静脉通路，尽早充分洗胃，使用保肺药物，严密监测生命体征。

❓ 护士长提问

⚫ 如何对该患者进行洗胃？

答：由于百草枯在碱性条件下不稳定，可用 2%NaHCO₃ 或肥皂水或漂白（白陶土）洗胃，洗胃液温度 35～38℃（过冷，可促进胃肠蠕动，促进毒物向肠道排空；过高，可使胃肠道黏膜血管扩张，加速毒物吸收）。由于肝肠循环，被吸收的毒物可经胆道或胃黏膜再分泌到胃肠道，故首次洗胃后每 2～4h 洗胃 1 次，每次 2000ml，3～5 次后再拔除胃管，洗胃后为加强毒物的吸附，可经胃管注入吸附剂（漂白土或活性炭）。洗胃过程中操作宜谨慎，动作应轻柔，以免食管、胃穿孔出血，注重观察洗胃液的颜色，进液量和出液量是否平衡。洗胃后给予胃动力药（多潘立酮、西沙比利）促进排泄。

● **如何对该患者进行口腔护理？**

答：注意观察该患者口腔黏膜损伤恢复情况，定时用4%碳酸氢钠溶液或氯己定（洗必泰）漱口，3～4次/d，每次将漱口液含于口内20～30min吐出。

● **该患者的紧急救治要点是什么？**

答：经口服中毒者应立即催吐或反复彻底洗胃或导泻。可使用吸附剂如30%漂白土、活性炭，这样做能利用黏土对产品的吸附特性，从而使之钝化。原则为早期、快速、足量、反复给药，直至患者粪便由绿色变为漂白土色为止。灌服导泻时采用小剂量多次灌服的方法，每次灌服量不宜超过400ml（60ml注射器向胃内注入），防止患者呕吐，每次灌入后需在胃内保留约1h后再抽出。积极补液。使用呋塞米等药物加速毒物排泄，原则为越早越好，使用呋塞米时注意观察尿量。及早进行血液净化，临床研究表明血浆置换（PE）＋床旁血滤（CRRT）效果最佳。

● **如何对该患者进行饮食护理？**

答：早期可进无渣冷流质饮食，如牛奶、米汤等，逐渐加入鸡蛋、瘦肉等高蛋白、高维生素、高碳水化合物类食品，若进食困难，可行鼻饲。

● **百草枯的代谢途径是什么？**

答：百草枯可经胃肠道、皮肤和呼吸道吸收，因其无挥发性，一般不易经吸入发生中毒。皮肤若长时间接触百草枯，或短时间接触高浓度百草枯，特别是破损的皮肤和阴囊、会阴部被污染均可导致全身中毒。口服中毒是主要的中毒途径。百草枯吸收后2h达到血浆浓度峰值，并迅速分部到肺、肾、肝、肌肉、甲状腺等，其中以肺组织中浓度较高，以原形式广泛分布到体内，在肌组织中存留时间较长，平均半衰期84h，且在体内不经代谢以原形形式经肾随尿排出体外，少量亦可从粪便中排出。口服致死量为2～6g，口服吸收率为5%～15%，存留时间较长。

● **百草枯作用的靶器官是什么？**

答：百草枯作用的靶器官是肺脏。

● **此时可否对该患者进行氧疗？为什么？**

答：不能进行氧疗。百草枯中毒机制主要是在肺内产生氧自由基，破坏肺细胞，导致肺纤维化和呼吸衰竭。吸氧会加重肺部损伤，使病情更加严重。

● **百草枯中毒的主要临床表现有哪些？**

答：（1）局部刺激和腐蚀的表现

① 皮肤红斑、水疱或溃疡。

② 眼结膜炎、角膜损伤。

③ 吸入中毒者有鼻炎、鼻出血、剧咳。

④ 口服中毒者有口腔烧灼感、口咽及食管黏膜糜烂、溃疡、发音障碍、吞咽困难甚至消化道出血和肠胃穿孔。

（2）消化系统表现　除局部刺激症状外，早期出现恶心、呕吐、腹痛、腹泻甚至呕血、便血、胃穿孔、中毒性肝病等。口腔溃疡出现越早、越严重、预后越差，肝损伤出现越早、预后越差。

（3）呼吸系统表现

① 未大量吸收者，开始肺部症状可不明显，但于1～2周内发生肺纤维化而逐渐出现肺部症状，肺功能障碍导致顽固性氧血症。

② 大剂量中毒者可于24～48h出现肺水肿、出血，在1～3天因急性呼吸窘迫综合征（ARDS）死亡。抢救存活者，经1～2周后可发生肺间质纤维化，呈进行性呼吸困难，导致呼吸衰竭死亡。

（4）肾脏表现　轻、中度中毒，可在中毒后2～3天出现蛋白尿、管型、血尿、少尿、血肌酐、尿素氮升高，若病情稳定，经治疗后可逐渐恢复正常。重度中毒可于数小时内出现急性肾功能衰竭。

（5）中枢神经系统表现　头晕、头痛、肌肉痉挛、抽搐、意识和精神障碍。出现意识障碍者预后差，出现越早，预后越恶劣，病死越快，少有存活超 3 天者，多在 48h 内死亡。

● **该患者可能出现哪些心理问题？可采取哪些护理措施？**

答：该患者可能出现焦虑、恐惧心理。为了解患者服药前的心理状态，要关心体贴患者，倾听诉说，了解其内心的情感反应，与患者及家属谈心，动之以情，晓之以理，帮助分析产生矛盾的原因，并提出诚恳的建议，用亲情温暖患者，使患者的精神状态得到良好恢复，使其鼓起生活的勇气，树立战胜疾病的信心。服药中毒后给患者造成的身心痛苦及对预后的担忧，使之产生焦虑、恐惧心理，护理人员应同情、理解患者，给患者讲解治疗措施对抢救生命的重要性，加强心理疏导、安慰，多给予劝导、鼓励，尽可能满足患者的合理要求，帮助患者渡过情绪的低谷，使其能积极配合治疗与护理。

● **该患者的肺部影像学检查可出现哪些变化？**

答：该患者的肺部影像学表现可随时间的改变而变化，中毒早期表现为肺纹理增多，肺野呈毛玻璃样改变，严重者两肺广泛高密度阴影，形成"白肺"中毒；中期肺大片实变，腺泡结节，肺部肺纤维化；中毒后期表现为肺网状纤维化及肺不张。

❀ **【护理查房总结】**

百草枯中毒尚无特效解毒药，原则上仍以阻止吸收，加速排泄，对已受损器官进行对症治疗，尽可能恢复功能为主。百草枯有腐蚀性，口服中毒者洗胃时要小心，可用碳酸氢钠进行漱口。中毒后肺损伤最为严重，应该注意保持呼吸道通畅，及时清理呼吸道，观察呼吸情况，定时监测血气分析，血氧饱和度低时可给予低流量吸氧，必要时行气管插管，给予呼吸机辅助呼吸。定期行 X 线检查了解肺部情况。血液灌流的副作用是血小板一过性减少，应密切观察血象，注意有无出血。

（李　丽）

査房笔记

病例 4 ● 毒蕈中毒

🍀【病历汇报】

病情　患者女性，51岁，因"恶心、呕吐、腹痛、腹泻4天，尿黄、皮肤巩膜黄染尿少3天，并加重"入院。4天前出现恶心、呕吐、腹痛、腹泻，在当地医院诊断为"急性胃肠炎"，经过治疗后症状好转。3天前出现尿黄、皮肤巩膜黄染、尿少，症状逐渐加重，继而出现头晕、眼花、胡言乱语，由家人送入我院急诊科。患者发病前11h曾进食野蘑菇，同食的1人也有类似症状。既往体健，否认结核、肝炎病史，无疫区生活与接触史。

护理体查　T 37℃，P 110次/min，R 24次/min，BP 65/50mmHg，神志谵妄，双侧瞳孔等大等圆，直径3mm，对光反应灵敏。全身皮肤黄染，颈软无抵抗，双肺听诊正常，心率110次/min，心律齐，无杂音，腹平，全腹深压痛，无反跳痛，肝右肋缘下1.5cm，剑突下3cm，肝区叩击痛，无移动性浊音，肾区叩击痛，双下肢呈凹陷性水肿。

辅助检查　ALT 7006 U/L，AST 5445 U/L，总胆红素324μmol/L，肌酸激酶（CK）26430U/L，肌酸激酶同工酶（CK-MBI）193U/L，乳酸脱氢酶（LDH）3669 U/L，BUN 16mmol/L，Cr 487μmol/L。

入院诊断　毒蕈中毒。

主要的护理问题　组织灌注量改变、体液不足，自理能力低下，皮肤完整性受损，知识缺乏。

目前主要的治疗措施　建立静脉通路、利尿、血液净化及口服灵芝胶囊解毒，严密监测生命体征。

❓ 护士长提问

● **该患者的诊断依据是什么？**

答：患者发病前有食用野蕈史、同食者同时发病，有典型临床表现，即经过11h的潜伏期先后进入胃肠炎期、假愈期，随后进入内脏损害期，出现肝、心、肾等器官损害，以及神经系统症状，根据病史以及临床症状与体征，可以初步诊断为毒蕈中毒。

● **如何对该患者进行救治？**

答：（1）血液净化　应及早给予血液透析、滤过、灌流，必要时行血浆置换。

（2）特殊治疗　阿托品、巯基解毒药、肾上腺皮质激素。

（3）对症与支持治疗　对各型中毒的肠胃炎症状，应积极纠正脱水、酸中毒及电解质紊乱。对有肝损害者应给予保肝支持治疗。对有精神症状或有惊厥者应予镇静或抗惊厥治疗，并可试用脱水剂。

● **该患者目前的护理观察要点有哪些？**

答：（1）专科护理

① 密切观察生命体征及病情，定时监测生命体征，注意测量尿量、肝肾功能及其他生化指标；从而关注生命体征和内环境是否稳定。

② 在护理过程中严密观察患者的重要脏器损害情况，做好气管插管及气管切开准备和护理。

③ 有急性肾功能衰竭时按急性肾功能衰竭进行护理。若行血液净化术，应做好血液净化术的护理。

（2）一般护理和基础护理

① 保持呼吸道的通畅，吸氧、吸痰，做好口腔、皮肤、大小便及饮食护理，做好各项记录，防止并发症。

② 心理护理，做好患者及家属的心理疏导和安抚工作。

● **常见的毒蕈中毒类型有哪些？其中最为严重的是哪种类型？**

答：（1）胃肠炎型　由误食毒红菇、红网牛肝菌及墨汁鬼伞等毒蕈所引起，潜伏期0.5～6h。发病时表现为剧烈腹泻、腹痛等。引起此型中毒的毒素尚未明了，但经过适当的对症处理，中毒者即可迅速康复，病死率甚低。

（2）神经精神型　由误食毒蝇伞、豹斑毒伞等毒蕈所引起，其毒素为类似乙酸胆碱的毒蕈碱（muscarine），潜伏期为1～6h。发病时临床表现除肠胃炎的症状外，尚有副交感神经兴奋症状，如多汗、流涎、流泪、脉搏缓慢、瞳孔缩小等，用阿托品类药物治疗效果甚佳。少数病情严重者可有谵妄、幻觉、呼吸抑制等表现，个别病例可因此而死亡。由误食角鳞次伞菌及臭黄菇等引起者除肠胃炎症状外，可有头晕、精神错乱、昏睡等症状。即使不治疗，1～2天亦可康复，病死率甚低。由误食牛肝蕈引起者，除肠胃炎等症状外，多有幻觉（矮小幻视）、谵妄等症状，部分病例有迫害妄想等类似精神分裂症的表现。经过适当治疗也可康复，病死率亦低。

（3）溶血型　因误食鹿花蕈等引起。其毒素为鹿花蕈素，潜伏期为6～12h。发病时除肠胃炎症状外，并有溶血表现。可引起贫血、肝脾大等体征，也可继发急性肾功能衰竭。此型中毒对中枢神经系统亦常有影响，可有头痛等症状。给予肾上腺皮质激素及输血等治疗多可康复，病死率不高。

（4）中毒性肝炎型　毒蕈中毒因误食毒伞、白毒伞、鳞柄毒伞等所引起，其所含毒素包括毒伞毒素及鬼笔毒素，两大类共11种。鬼笔毒素作用快，主要作用于肝脏。毒伞毒素作用较迟缓，但毒性较鬼笔毒素大20倍，能直接作用于细胞核，有可能抑制RNA聚合酶，并能显著减少肝糖原而导致肝细胞迅速坏死。此型中毒病情凶险，如无积极治疗病死率甚高，最为严重的是中毒性肝炎型。

（5）暴发型　病情迅速恶化，初为胃肠道症状，继之出现休克、抽搐、DIC、呼吸衰竭，常于1～2天内突然死亡。

● **中毒性肝炎型毒蕈中毒的潜伏期一般是多长时间？**

答：中毒性肝炎型毒蕈中毒的潜伏期长，为数小时至30h，一般在6h以上。

● **为什么患者在病情好转后又出现严重的临床表现？**

答：该患者经过11h的潜伏期先后进入胃肠炎期、假愈期，随后进入内脏损害期，出现肝、心、肾等器官损害，以及神经系统症状，应该考虑为中毒性肝炎型毒蕈中毒。肝损害的临床表现可分为潜伏期、胃肠炎期、假愈期、内脏损害期、精神症状期、恢复期。患者在假愈期多无症状，或仅感到轻微乏力及食欲缺乏，实际上此期患者的肝脏损害已经开始。

● **中毒性肝炎型毒蕈中毒的临床表现有哪些？**

答：中毒性肝炎型毒蕈中毒的临床表现可分为 6 期。

（1）潜伏期　6～72h。

（2）胃肠炎期　1～2 天，可腹痛、呕吐、腹泻。

（3）假愈期　胃肠炎症状可能缓解。

（4）内脏损害期　中毒 1～5 天后出现肝、肾、脑、心为主的内脏损害，以肝脏最严重，可并发多脏器功能衰竭、DIC。

（5）精神症状期　可烦躁、谵语、抽搐、惊厥、昏迷等。

（6）恢复期　经 2～3 周后症状减轻，4～6 周多能痊愈。少数病例呈暴发型，1～2 天内可因中毒性心肌炎或中毒性脑病突然死亡。

● **胃肠炎型毒蕈中毒的临床表现有哪些？**

答：主要表现为剧烈恶心、呕吐、腹泻、腹痛、粪便常呈米汤样，由于水及电解质大量丧失，引起血压下降与休克、昏迷，甚至肾功能衰竭。

● **神经精神型毒蕈中毒的临床表现有哪些？**

答：临床表现为副交感神经兴奋症状，如流涎、流泪、恶心、呕吐、腹痛、腹泻、心动过缓、瞳孔缩小、大汗、虚脱等。少数重者中枢神经系统受强烈刺激时，可出现瞳孔扩大、强直性痉挛、烦躁不安等精神症状。有时可因急性肺水肿、呼吸抑制、昏迷而死。由误食牛肝蕈引起者，除胃肠道症状外，多有幻觉、谵妄、迫害妄想，类似精神分裂症。

● **溶血型毒蕈中毒的临床表现有哪些？**

答：除胃肠道症状外，主要为溶血现象，出现血红蛋白尿、黄疸、贫血、肝脾大等。

● **暴发型毒蕈中毒的临床表现有哪些？**

答：主要引起呼吸和循环衰竭。以中毒性心肌炎、急性肾衰竭和呼吸麻痹为主，瞳孔稍散大，但无昏迷，无副交感神经兴奋样症状，也无黄疸、肝大，肝功能检查一般正常。有的患者初发时有呕吐或腹痛、头晕或全身酸痛、发麻、抽搐等。

【护理查房总结】

应通过加强普及教育，使群众能识别毒蕈而避免采食。由于毒蕈中毒在治疗过程中会出现胃肠道症状，如恶心、呕吐、腹泻、腹痛等，很容易误诊为一般性急性胃肠炎，在胃肠道症状好转进入假愈期时，容易误以为病情好转，可使患者错失治疗的最好时机，因此，在出现假愈期时仍需严密监测病情。当发生毒蕈中毒时，对同食而未发病者亦应加以观察，并做相应的排毒、解毒处理，以防其发病或减轻病情。

（李　丽）

查房笔记

病例 5 • 急性鸦片类药物中毒

【病历汇报】

病情 患者男性，25 岁，因"神志不清 30min"由家人急送入院。患者于 30min 前被家人发现倒卧在卫生间，神志不清，发绀，呕吐胃内容物，无抽搐。

护理体查 T 35.7℃，P 58 次/min，R 9 次/min，BP 90/60mmHg，深昏迷，面色苍白，全身发绀，双上肢可见多处注射痕迹，未见外伤，双侧瞳孔针尖样缩小，呼吸浅慢，不规则，口鼻见污物。双肺呼吸音弱，未闻及干湿啰音，心率 58 次/min，律齐，未闻及杂音，生理反射未引出，病理反射未引出。

辅助检查 血常规、电解质等均正常。

入院诊断 急性鸦片类药物中毒。

主要的护理问题 低效性呼吸形态、急性意识障碍、皮肤完整性受损、有窒息的危险、潜在并发症（感染、肺水肿）。

目前主要的治疗措施 建立静脉通路，迅速给予拮抗药，监测生命体征。

护士长提问

● **该患者的诊断依据是什么？**

答：患者急性起病，具有昏迷、呼吸抑制、针尖样瞳孔等典型"三联征"，且双上肢可见多处注射痕迹，符合典型急性阿片类药中毒综合征的表现。

● **如何对该患者实施紧急救护？**

答：（1）紧急抢救生命、维持生命体征平稳 阿片类药物中毒的患者存在昏迷和呼吸抑制，因此，应尽早进行气道管理，保持呼吸道通畅，充分给氧，迅速纠正低氧血症，必要时应予人工辅助通气，迅速建立输液通路。

（2）清除毒物　经消化道中毒者应及早、彻底洗胃，然后灌入活性炭悬液，用硫酸钠或甘露醇导泻；对于已吸收的毒物，可采取利尿、血液透析等措施加速毒物的排出。

（3）使用解毒剂　盐酸纳洛酮是阿片受体拮抗药，不仅能在 $1\sim2min$ 内迅速解除阿片类药物所致的昏迷和呼吸抑制作用，还具有改善脑水肿、减少抽搐发作的作用，是抢救阿片类中毒的重要治疗措施，一旦疑为阿片类药物急性中毒时就应立即使用。

（4）支持对症治疗　纠正水、电解质、酸碱平衡紊乱。

（5）防治并发症。

● **急性鸦片类药物中毒的临床表现有哪些?**

答：（1）中枢神经系统　轻者困倦、淡漠，重者木僵、昏迷；部分可能出现烦躁不安、幻觉、谵妄等，个别可能引起癫痫大发作，甚至惊厥。

（2）呼吸抑制　表现为呼吸频率减慢和发绀，中重度中毒时呼吸频率仅 $4\sim6$ 次/min，是导致患者死亡的主要原因。

（3）针尖样瞳孔　两侧对称，但中毒后期或缺氧严重也可能不缩小，甚至扩大。

（4）其他　可能出现低血压、休克、心动过缓、恶心、呕吐与体温下降等。

● **急性鸦片类药物中毒的常见并发症有哪些?**

答：（1）肺水肿　海洛因中毒者常见。

（2）感染　免疫力下降所致。

（3）艾滋病　HIV 感染。

（4）戒断综合征　成瘾。

● **如何对该患者应用纳洛酮?**

答：（1）负荷用药　纳洛酮 2mg 静脉滴注。阿片依赖中毒者 $3\sim10min$ 重复，非依赖性中毒者，静注间隔 $2\sim3min$，肌注间隔

10min，直至神志转清；当总量达 15～20mg 而未见疗效时，则应考虑为合并缺氧、缺氧性脑损伤或合并其他药品或毒品中毒，需进一步检查排除其他疾病。

（2）维持用药 纳洛酮的半衰期为 20～60min，有效作用持续 45～90min，较许多阿片类药物的半衰期和作用时间短，因此在患者昏迷和呼吸抑制逆转之后，还应继续使用小剂量纳洛酮维持，以免患者再次陷入昏迷。对阿片依赖中毒者，使用纳洛酮治疗清醒后，应尽快减量维持，以免引起严重的戒断症状。根据不同阿片种类及病情轻重调整剂量，采用间断静注或静滴等方式维持 24h 左右，直至病情稳定。

🍀【护理查房总结】

鸦片类药物主要有吗啡、哌替啶、可待因、二醋吗啡（俗称"白粉"）、美沙酮、芬太尼、舒芬太尼及二氢埃托啡等，中毒后典型三联征是"昏迷、针尖样瞳孔和呼吸抑制"，而且中毒者常有吸毒史或注射毒品部位的痕迹，该类患者特别需注意保持呼吸通畅。特效药是纳洛酮，使用纳洛酮时应注意口服给药无效，均须注射给药。

（李　丽）

查房笔记

第六章 理化因素所致损伤的急诊救治与护理

病例 1 · 中暑

【病历汇报】

病情 患者男性，40 岁，因"高热、无汗伴意识障碍半小时"来院。患者在高温环境下工作 4h，未有防暑降温措施，也未曾大量饮水，突然感到全身软弱、乏力、头晕、头痛、出汗减少、意识模糊，遂被送到医院就诊。既往体健，否认结核、肝炎、糖尿病等病史。

护理体查 T 41℃，P 106 次/min，R 25 次/min，BP 100/52mmHg，神志处于昏睡状态。

辅助检查 血常规示 Hct↑。血生化示 K^+、AST、ALT 升高，GLU 5.3mmol/L。心电图示窦性心律。头颅 CT 平扫未见异常。

入院诊断 中暑。

主要的护理问题 体温过高，体液不足，潜在休克、压力性损伤等并发症。

目前主要的治疗措施 患者来院后立即完善相应辅助检查，与相似症状的疾病进行鉴别。给予降温处理，监测生命体征，降颅压、保肝、利尿等治疗。

护士长提问

● 该患者中暑的诊断依据是什么？

答：患者的初步诊断为中暑。患者具有高温工作病史，临床表现为少汗、高热、意识障碍等均能支持中暑热射病的诊断。其他辅助检查并未发现异常，如明确诊断，则需进一步检查，排除其他症状相似疾病。

● **该患者初步判断属于何种类型的中暑？应与哪些疾病鉴别？**

答：热射病。鉴别诊断主要有症状相似的糖尿病酮症酸中毒、老年性肺炎、脑血管意外、伤寒、脓毒病、甲状腺危象等。

● **应立即给予该患者什么急救措施？**

答：立即给予降温；降颅压，保护脑组织；开放静脉通路；监测生命体征，特别注意监测体温的变化。

● **什么是中暑？**

答：中暑是指高温环境中发生体温调节中枢障碍，以汗腺功能衰竭和水、电解质丢失过量为主要表现的急性热损伤疾病。

● **重型中暑的三种类型是什么？各自的临床表现和特点是什么？**

答：重型中暑的三种类型为热射病、热痉挛、热衰竭。临床表现及特点如下。

（1）**热射病** 是一种致命性急症，典型表现为高热（＞40℃）、无汗和意识障碍。先兆症状有全身软弱、乏力、头昏、头痛、心悸、恶心；继而皮肤干燥无汗、呼吸浅快、脉搏细速、血压下降、烦躁不安、嗜睡、谵妄、抽搐、昏迷。严重者可发生休克、心力衰竭、肺水肿、脑水肿、肝衰竭、肾衰竭、弥散性血管内凝血（DIC）。

（2）**热痉挛** 在高温环境中进行强体力劳动大量出汗后，饮水量大又未补充钠盐而发病。患者突然出现四肢阵发性痉挛和疼痛，有时腹壁肌肉、肠平滑肌也出现痉挛性疼痛。无神志障碍。

（3）**热衰竭** 多见于老年人、儿童或未能适应高温者，主要因体液和钠丢失过多，补充不足而发病。常无高热，患者先有头痛、头晕、恶心、呕吐，继有口渴、胸闷、面色苍白、大汗淋漓、脉搏细弱、直立性低血压或晕厥，手足抽搐、重者出现循环衰竭。无神志障碍。

中暑的急诊处理原则是什么?

答:对于严重威胁生命的重症中暑热射病,由于其病情重、并发症多、预后差,故应积极抢救,尽早治疗防止进一步的损伤。

(1)维持开放气道和通气,通过鼻导管或面罩氧供,流量为$6\sim10L/min$,监测动脉血气分析。

(2)降温 可以采取物理降温、体内降温或药物降温。

(3)保持尿量 保持充足的尿量$30\sim50ml/h$,可留置尿管监测尿量。

(4)防止脑水肿 使用药物20%甘露醇迅速降低颅内压。

(5)防止肝功能损害 给予保肝药物。

(6)防止弥散性血管内凝血(DIC) 可予少量肝素治疗。

(7)维持水电解质及酸碱平衡 单纯热痉挛、热衰竭可尽快补充液体和盐分。

(8)防治多器官衰竭 尽快切断过高热引起的恶性循环,尽早降低中心体温,降低代谢。

热射病的降温措施有哪些?

答:本病的病死率达$20\%\sim70\%$,故须紧急抢救,应尽快采取各种降温措施,降温的迟早、快慢决定其预后。通常应在1h使直肠温度降至38.5℃以内。

(1)体外降温 可利用冰毯、冰帽、冰袋。无虚脱患者,迅速可使用冷水浸浴或冰水浸浴降温;对虚脱患者,采用蒸发散热降温,如15℃冷水擦拭皮肤或电风扇或空调。随时测量体温,待降至39.0℃时停止降温,将患者转移到25℃以下的环境中继续密切观察。

(2)体内降温 体外降温无效者,可用$4\sim10℃$的10%葡萄糖盐水1000ml灌肠,也可采用胃管内灌注生理盐水降温。也可给予无钾的透析液腹膜灌肠,$10\sim15min/2L$,可以迅速降低中心体温,但需持续监测体温。

（3）药物降温 生理盐水 500ml＋氯丙嗪 25～50mg 缓慢输注，应监测体温。该药有抑制体温调节中枢、扩张外周血管、肌肉松弛及减低新陈代谢等作用。

● **热痉挛和热衰竭的治疗措施分别有哪些？**

答：（1）热痉挛处理 治疗包括口服补液和补盐，可给予0.1%～0.2%的钠盐。严重患者可给予生理盐水静脉滴注。根据血钾水平给予补钾，需要时要补充葡萄糖。轻症患者可考虑给予含电解质的饮料。

（2）热衰竭处理 把患者移至阴凉的地方，根据患者水盐丢失情况，给予适当的凉水和含盐的水果饮料或食盐片剂。

● **中暑的危险指征有哪些？**

答：（1）高热，无汗，意识障碍，休克，心力衰竭，心律失常，肺水肿，脑水肿，肝、肾衰竭，急性呼吸窘迫综合征，消化道出血及弥散性血管内凝血，均属危急状态。须立即吸氧，心电监护，开放静脉。

（2）老年热射病的病死率明显增高。

（3）体温升高的程度及持续时间与病死率直接相关。

（4）昏迷超过 6～8h，出现 DIC，或发病 24h 且 LDH 显著升高者，预后不良。

● **该患者的首优护理问题是什么？应采取何种护理措施？**

答：（1）体温过高，与高温环境有关。

（2）护理措施

① 环境：使患者脱离高温环境，安置在阴凉的地方，脱去衣物。将室内温度调至 20℃ 以下。

② 降温措施：遵医嘱为患者实施各项体内、体外的降温措施，有受伤危险，保护患者皮肤，切勿在诊疗过程中产生冻伤和擦伤。

③ 监测病情：在降温过程中，应密切监测肛温，每 15～30min 测量一次，根据肛温变化调整降温措施。体温骤降或伴有大量出汗，可导致虚脱或休克，应随时监测患者生命体征。观察末梢

循环情况，注意皮肤对冷刺激的反应。高热而四肢末梢厥冷、发绀者，提示病情严重，体温下降和四肢末梢转暖、发绀减轻或消失，提示治疗有效。观察神志及尿量变化。

④ 饮食：以清淡为宜，给细软、易消化、高热量、高维生素、高蛋白、低脂肪饮食。鼓励患者多饮水、多吃新鲜水果和蔬菜。

⑤ 口腔护理：高热患者唾液分泌减少，注意口腔清洁，以防止感染和黏膜破溃。

⑥ 皮肤护理：高热患者在降温过程中伴有大量出汗，应及时更换衣裤和被褥，注意皮肤清洁卫生和床单位干燥平整。使用冰水擦拭和冰袋者应随时按摩肢体、躯干皮肤以增加局部血液循环，避免皮肤血流瘀滞。

⑦ 做好心理护理，保持病室安静，缓解患者的紧张情绪。

● **如何做中暑的健康教育？**

答：在烈日下行走或工作时，应戴草帽，穿宽松透气浅色衣服。田间劳动者，尽量缩短或避开烈日下暴晒的时间。高温作业处，应设有隔热、通风、通讯、防暑降温等措施。高温季节应特别注意老人、慢性疾病患者及产妇，应保持室内通风。

❀【护理查房总结】

中暑是夏季和高温环境下的常见疾病，护理人员应了解该疾病的发生特性、病因分类、临床表现，知晓重症患者的急救措施。

（1）快速、准确分诊　对疑似中暑患者，要详细问诊，同时与症状相同的疾病进行鉴别，以免延误治疗。

（2）熟悉危重患者的抢救流程，根据中暑类型，采取相应的救治方法。

（3）中暑患者体温监测一定以肛温为准，更具有真实性和有效性。

（4）复温过程中，注意保护患者皮肤，防止冻伤。

（刘颖青　孙卫楠）

病例 2 · 电击伤

【病历汇报】

病情　患者男性，46 岁，在外施工触电（380V），不省人事，立即脱离电源后，约 7min 送入急诊科。

护理体查　昏迷，心搏呼吸停止，双侧瞳孔等大，约 3.5mm，对光反应消失，脉搏未触及，呼吸 0 次/min，血压0/0mmHg，左手掌心及左踝关节内侧均有较小烧伤创面。

辅助检查　血生化检查示 BUN、Cr 升高、ALT 升高、心肌酶升高。

入院诊断　电击伤，呼吸、心搏骤停。

主要的护理问题　心搏呼吸骤停，组织灌注量不足，呼吸形态无效。

目前主要的治疗措施　立即给予简易呼吸器辅助呼吸，随即气管插管，机械通气，持续胸外按压，心电示波呈室颤，双向波电除颤 200J 一次，静注肾上腺素、利多卡因、5%碳酸氢钠等药物，约 18min 后心搏恢复，出现间歇性自主呼吸，心率 115 次/min，呼吸 12 次/min，血压 100/75mmHg。转入重症监护室继续给予呼吸、循环支持，脑复苏，亚低温治疗，降颅压，利尿，促进心肌营养，局部伤口处理，维持水电解质平衡，预防消化道出血等综合治疗。15h 自主呼吸恢复，5 天后清醒，2 周后病愈出院。

护士长提问

● 电击伤的急救措施有哪些？

答：（1）脱离电源　关闭电源、挑开电线、切断电路，安全前提下"拉开"触电者。

（2）心肺复苏　安全前提下立即就地进行基础生命支持。对呼吸微弱或不规则，甚至停止者，立即开放气道，进行人工呼吸；大动脉搏动消失者，立即进行胸外心脏按压，有条件立即予电击除颤；心搏、呼吸同时停止者，胸外心脏按压与人工呼吸同时进行。在现场必须高品质、持续不间断地实施急救操作（图6-1）。

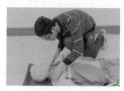

(a) 确定无意识，没有正常呼吸(亦即气息微弱或无呼吸)

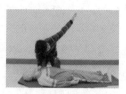

(b) 呼叫请求救援，请他人协助紧急救援或拨打"120"救援

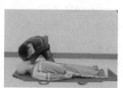

(c) 确定无脉搏(检查约10s)，该步骤非医务人员可不做

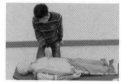

(d) 定位好按压的位置：在两乳头之间裸露的胸部中央

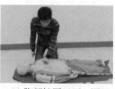

(e) 胸部按压30下　深度：至少5cm速率；每分钟100次以上

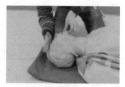

(f) 畅通呼吸道，该步骤非医务人员可不做

图6-1　心肺复苏的急救操作

（3）及早打急救或救助电话，使专业急救人员及早到达现场进行高级生命支持，如气管插管、应用呼吸机及药物。强调不轻易放弃现场心肺复苏。

（4）积极纠正水、电解质和酸碱失衡。

（5）全身抗生素应用，预防感染和支持疗法；积极救治和预防并发症，防治重点为脑水肿、肺水肿、肾衰竭、多器官功能障碍综合征/多器官功能衰竭（MODS/MOF）、酸中毒。

（6）外科处理　局部电灼伤创面经清创消毒处理后包扎，注射破伤风抗毒素血清，处理其他外伤、骨折等。

● **什么是电击伤?**

答：电击伤俗称触电，是由于一定量的电流通过人体引起组织损伤或功能障碍或猝死。

● **电击伤的临床表现有哪些？**

答：（1）全身表现

① 轻度者出现头晕、心悸、面色苍白、口唇发绀、四肢乏力、精神紧张，因惊恐而晕倒，并可能有肌肉疼痛，稍事休息即可完全恢复。

② 中度者表现为惊恐、面色苍白、表情呆愣，触电肢体麻木感，部分患者甚至昏倒，暂时意识丧失，但瞳孔、血压无明显变化，患者呼吸浅而速，可出现偶发或频发期前收缩，心动过速。此时如及时处理，大多数患者可得以恢复。

③ 重度电击患者出现立即昏迷，持续抽搐，呼吸停止，心室颤动及休克，甚至死亡。

（2）局部表现 主要是进口、出口和通电路线上的组织电烧伤，常有2个或2个以上创面。入口创面可深部组织坏死，出口较小，中心碳化凹陷，肢体缺血性挛缩，电流所经肢体的血管内膜受损而使血栓形成导致组织进行性坏死。

（3）并发症 中枢神经系统后遗症可有失明或耳聋，少数可出现短期精神失常；电流损伤脊髓可致肢体瘫痪；血管损伤可致继发性出血或血供障碍；局部组织灼伤可致继发性感染；可致高处坠落伤伴有骨折、胸腹部外伤或肢体骨折。

● **电击伤损伤程度的决定因素有哪些？**

答：电流强度、电压高低、电阻、电流通过人体的径路、接触时间以及电流种类等。通常交流电比直流电更易发生电击，高电压交流电危险更大，雷击属于高电压损伤，是高强度静电电击所致。

● **电击伤的危险指征有哪些？**

答：心室颤动、呼吸麻痹、电击性休克以及严重的并发症为电击伤急危重症的指标。高压电击伤主要死因为呼吸麻痹，低压电击伤主要死因为心室颤动，两种情况可以互相影响。

● **电击伤易引起肾功能损害的原因是什么？**

答：受电击的肌肉与肾脏组织发生细胞溶解坏死后可产生大量肌球蛋白尿，溶血后血红蛋白可损伤肾小管，以及脱水和血容量不足等多种原因可共同促使患者发生急性肾功能衰竭。

● **针对肾功能不全提出的护理问题是什么？应采取哪些护理措施？**

答：（1）营养失调，低于机体需要量　与患者不能进食、限制蛋白摄入有关。护理措施如下。

① 饮食护理：给予高生物效价的优质蛋白，蛋白质的摄入量应限制为 $0.8g/(kg \cdot d)$，并适当补充必需氨基酸。同时给予高碳水化合物和高脂饮食，以供给足够的热量，保持机体正氮平衡。患者不清醒时，应鼻饲和静脉补充营养物质。

② 监测营养状况：监测反映机体营养状况的指标是否改善。

（2）潜在并发症为水、电解质、酸碱平衡失调，其护理措施如下。

① 休息与体位：应绝对卧床休息以减轻肾脏负担，患者昏迷时，应按时给予更换体位。

② 维持与监测水平衡：坚持"量出为入"的原则。严格记录24h 出入量。

③ 监测并及时处理电解质、酸碱平衡失调：监测血清电解质的变化，如发现异常及时通知医师处理，密切观察有无高钾血症的征象，限制钠盐。

🍀 **【护理查房总结】**

电击伤的临床表现个体差异较大，与电压高低、电流大小及通过人体路径有关。抢救患者时应迅速保持其生命功能，首先要保持呼吸道畅通，若无自主呼吸或发生心搏停止，则应立即实施心肺复苏急救措施。一旦生命功能恢复，应对受伤的性质和程度全面评估并治疗。对烧伤、器官损害都要考虑到，完成整个治疗过程。

（刘颖青 孙卫楠）

查房笔记

病例 3 • 淹溺

🍀【病历汇报】

病情　患者男性，45 岁，因"溺水后 26h，呼吸困难 24h"送入医院。

护理体查　T 37.4℃，P 89 次/min，R 40 次/min，BP 124/72mmHg，SpO_2 85%，神志清楚，呼吸困难，口唇发绀，双肺呼吸音低，可闻及干湿啰音，四肢末端欠温、发绀。

辅助检查　血常规 WBC 2.06×10^9/L，N 80.1%，血气分析示 pH 7.25，$PaCO_2$ 50mmHg，PaO_2 60mmHg。心电图示窦性心律。

入院诊断　淹溺、吸入性肺炎。

目前主要的治疗措施　患者来院后给予气管插管，呼吸机辅助呼吸。给予抗炎、化痰、护肝等对症支持疗法。

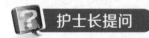 护士长提问

● 淹溺的紧急处理措施有哪些？

答：（1）保持呼吸通畅　体位引流，清理呼吸道，松解衣领、腰带。拍打背部促使气道液体流出。疑有气道梗阻变小的患者，可用 Heimlich 手法排出异物。

（2）心搏、呼吸停止者立即进行心肺复苏，禁止倒水操作，以免延误宝贵的复苏时间。

（3）吸氧　给予高流量氧气吸入，出现肺水肿者，湿化瓶内加入 30%～50%的酒精。

（4）保暖　对呼吸、心搏恢复者，应注意身体保暖。对意识未恢复者，应设法头部降温。

● 什么是淹溺？

答：淹溺是指人淹没于水或其他液体中，反射性引起喉痉挛和（或）呼吸障碍，发生窒息性缺氧的临床脑死亡状态。

● 淹溺的治疗原则是什么？

答：保持呼吸道通畅；CPR；维持水、电解质和酸碱平衡；防治感染；头部、颈部与胸部 CT 或 X 线检查；防治脑水肿与脑功能衰竭、ARDS、急性肾功能衰竭、急性心力衰竭和心律失常及DIC 等。

● 淹溺的病因分类及发病机制是什么？

答：溺水通常可分为干性淹溺和湿性淹溺。

（1）干性淹溺　人入水后，因受强烈刺激包括惊慌、恐惧、骤然寒冷等，引起喉头痉挛，以致呼吸道完全梗阻，造成窒息死亡。

（2）湿性淹溺　人淹没于水中，由于缺氧，不能坚持屏气而被迫深呼吸，从而使大量水进入呼吸道和肺泡，阻滞气体交换，引起全身缺氧和二氧化碳潴留。由于淹溺的水所含的成分不同，引起的病变具有差异。①淡水淹溺时，低渗水进入肺泡渗入血管后致血液稀释，低钠低氯和溶血，可致血钾增高；②海水淹溺时，高渗水可经肺泡将体液吸出，血液浓缩，血容量减少，电解质扩散使肺泡上皮细胞和肺毛细血管内皮细胞受损，血钠、血钾增高。

● 该患者的首优护理问题是什么？有哪些护理措施？

答：（1）清理呼吸道无效，与误吸、肺部感染、气管插管有关。

（2）护理措施

① 环境：为患者提供安静、整洁、舒适的病房，保持室内空气新鲜、洁净，注意通风。维持合适的室温（18～20℃）和湿度（50%～60%）。

② 定时复查血气分析，保证水电解质和酸碱平衡。记录 24h出入量，防止体液丢失过多而使痰液干结，影响痰液的排出。

③ 定时检查气管插管的深度与位置。

④ 定时检查气囊压力，使其保持在 25～30cmH$_2$O。

⑤ 妥善固定气管插管，防止脱出。

⑥ 做好气道的湿化，按时给予呼吸机加温加湿器添加蒸馏水。

⑦ 清理口腔分泌物，按时做口腔护理。

⑧ 按需吸痰，包括气管、后鼻道及口腔。注意无菌操作，动作轻柔。

⑨ 如无禁忌证，采取抬高床头 30°～45°。

⑩ 应用呼吸机时，及时倾倒冷凝水，按时为使用中的呼吸机更换管路。

🍀【护理查房总结】

淹溺是极其危险的意外伤害，不管是何种原因造成的，都会引起全身缺氧，可导致脑水肿，呼吸道吸入河水可发生肺部感染，病情恶化可发生 ARDS、DIC 等。淹溺者需要一个综合治疗的过程，其中做好呼吸道管理是关键，尤其是气管插管患者，护士必须严格按照规定进行操作，有利于患者的康复和预后。该位患者在监护室治疗一周后，成功脱机拔管，肺炎情况好转，痊愈回家，是一个非常成功的抢救案例。

（刘颖青　孙卫楠）

查房笔记

病例 4 • 冻伤

【病历汇报】

病情　患者男性，29 岁，因"在雪山中被困 6h，双手受冻"被送入院。

护理体查　T 32.2℃，P 25 次/min，R 92 次/min，BP 104/84mmHg，神志清楚，双手冻僵、麻木、活动受限，手指皮肤苍白、部分呈青蓝色。

辅助检查　暂无。

入院诊断　低体温，双手冻伤。

主要的护理问题　体温过低，皮肤完整性受损，躯体活动障碍，有感染的危险，恐惧。

目前主要的治疗措施

（1）立即换下湿冷衣服，用毛毯和被褥裹好身体，使其自行恢复体温。

（2）准备 40～42℃ 的温水，浸泡双手，慢慢复温。维持水温，及时添加热水或更换低温水。

（3）开放静脉通路，补充葡萄糖液或能量合剂。

（4）吸氧。

（5）监测生命体征及体温变化。

护士长提问

● **冻伤的急救处置原则是什么？**

答：（1）必须采取综合措施治疗，应最大限度地保留有生活能力的组织或肢体。

（2）立即使患者脱离寒冷环境，并进行保暖。

（3）解除寒冷潮湿或紧缩性的衣物，若伤处是冻结状态不易解脱，应待迅速复温后处理。

（4）全身性冻伤患者应根据病情给予抗休克或复苏治疗。

（5）给予患者热饮料、高热量的流质或半流质食物。

什么是冻伤？

答：冻伤是指由于低温寒冷侵袭所引起的人体全身或局部损伤。分为非冻伤性冻伤和冻伤性冻伤。常发生于人体长时间暴露在外面的部位，如指端、鼻尖、耳廓、足等。

冻伤急救的关键措施是什么？如何实施？

答：（1）急救措施的关键　迅速复温。

（2）复温的方法

① 患者体温在 32～33℃时，可用毛毯或被褥裹好身体，逐渐自行复温；体温＜31℃时，应加用热风或用 44℃热水袋温暖全身，更积极、更有效的方法是用 40～42℃恒温热水，浸泡患者伤肢或全身，使受冻局部在 20min、全身在 30min 内复温。

② 若无温水，可将伤肢置于救护者怀中复温。

③ 静脉输注加温的葡萄糖液（≤37℃）并加入能量合剂。

④ 胃管内热灌洗或温液灌肠。

⑤ 有条件时可采用血液或腹膜透析。

（3）复温的注意事项

① 复温以肢体红润、循环恢复良好、皮温达到 36℃左右为妥。

② 浸泡时间不宜过长，水温不宜过高。

③ 及时观察病情，出现不适要对症处理。

④ 浸泡时可给予按摩未损伤部位，但动作要轻柔，以免擦破皮肤增加感染机会。

⑤ 切勿用冰雪擦拭冻伤部位，不仅会延误复温，而且会加重组织损伤。

⑥ 避免四肢单独加温，以免大量冷血回流，致中心体温下降，损害脏器功能。

● **局部性冻伤损害如何分级？**

答：（1）Ⅰ° 又称局限性冻疮。损伤在表皮层。受冻皮肤红肿、充血，自觉热痒或灼痛。症状在数日后消失，愈后除有表皮脱落外，不留瘢痕。

（2）Ⅱ° 伤及真皮层，是指 0℃ 以下低温所致的冻结性损伤，受伤部位除有红肿外，还有大小不等的水疱出现，疱内可为血性液。深部组织发生水肿，疼痛比较厉害，对冷、热及针刺感觉消失。若无感染，2～3 周脱痂痊愈。

（3）Ⅲ° 伤及全皮层，呈现黑色或紫褐色，以致坏死，疼痛感觉丧失，伤后不易愈合，除遗有瘢痕外，可有长期感觉过敏或疼痛。

（4）Ⅳ° 损伤可导致血栓形成与血管闭塞，损伤达肌肉、骨骼、甚至肢体坏死，治愈后多留有功能障碍或致残。

● **如何处理复温后坏死组织？**

答：复温后局部或肢体应抬高，皮肤发生坏死时应消毒、暴露，保持局部干燥，防止感染；如有黑痂下积脓，应及时切开引流。坏死组织清除或截肢一般要等分界清楚时进行，不宜过早。清创后创面要及早植皮。对Ⅲ度以上冻伤患者要常规注射破伤风抗毒素；已感染和可能感染者给予抗生素。患肢要尽早活动，以免关节强直。

● **该患者的护理要点是什么？**

答：（1）密切观察患者手指末端的血运情况。

（2）持续监测患者体温，注意保暖。

（3）严密监测各项生命体征，及时发现病情变化并配合医师处理。

（4）复温时，应用热水防止烫伤。随时测量水温，防止水温过低或过高。

（5）严格掌握复温速度，防止周围血管迅速扩张过快。

（6）复温后要擦干皮肤，无菌敷料包扎，预防感染。有小水疱要包扎保护好；大的水疱，可在水疱最低位处用消毒针头刺破水疱，让疱液流出来。

（7）伤口愈合后要加强功能锻炼，防止肌肉萎缩。

（8）饮食以清淡为宜，给细软、易消化、高热量、高维生素、高蛋白、低脂肪饮食。鼓励患者多饮水、多吃新鲜水果和蔬菜。

● **冻伤的健康教育措施有哪些？**

答：（1）加强宣传教育 做好防冻知识宣传，采取防冻措施，加强体育锻炼，增强体质。

（2）防寒、防湿、衣着温暖合体 对手、耳等暴露部位要加强防护，鞋袜不宜过紧，注意保持干燥，如有潮湿及时更换。

（3）在寒冷环境中应适当活动，防止久站不动。

（4）饮食需补充足够的热量。不宜饮酒。

🍀【护理查房总结】

护士应熟知冻伤处置及救治措施，在冻伤早期应用温水湿敷是缓解伤情的有效手段，对于全身多处冻伤的患者应仔细检查，细心呵护每一处伤口。同时有以下几点注意事项。

（1）禁止患部直接泡入热水中或用火烤患部，这样会使冻伤加重。

（2）破溃的冻伤部位不要进行按摩以免引起感染。

（3）若一时无法获得温热水，可将冻伤部位或冻伤患儿置于救护者怀中或腋下复温。

护士在抢救过程中要随时观察患者的伤情，提供第一手资料，以确保救治的成功。此外，还应重视对患者的心理护理，争取得到患者及家属的支持与配合，从而促进患者早日康复。

（刘颖青 孙卫楠）

病例 5 · 创伤后应激障碍

❀【病历汇报】

病例　患者男性，17岁，因"车祸后头晕、头痛、精神不济"入院。4个月前因遇车祸致右下肢骨折，经手术固定。近1个月以来患者出现头晕、头痛、精神不济来院就诊。患者4个月前在出游的过程中，遭遇车祸，同行的一同学当场身亡，自己也严重受伤。

护理体查　右下肢胫腓骨干双骨骨折，双上肢有轻微擦伤。入院行开放复位内固定手术，术后恢复良好。但近期睡眠中总能梦见车祸现场、断肢和鲜血，噩梦连连，注意力不集中，记忆力差，学习成绩直线下降。经过心理评估及诊断确定为创伤后应激障碍。给予心理治疗合并药物治疗。

辅助检查　暂无。

入院诊断　创伤后应激障碍。

主要的护理问题　心理障碍。

目前主要的治疗措施　预防疾病，缓解症状。

 护士长提问

● **什么是创伤后应激障碍？**

答：创伤后应激障碍（post traumatic stress disorder，简称PTSD），是指个体对异乎寻常灾难事件或遭遇事件后恐怖情绪延迟或延续的心理障碍，这种状态可以引起机体神经、内分泌和免疫系统功能失调损害身心健康。

● **如何界定诱发 PTSD 的创伤性事件？**

答：创伤性事件是指威胁性、灾难性事件，包括自然灾害和人为灾害（战争、严重事故、目睹他人惨死、身受酷刑等），不包括一般性应激事件，如失恋或被解雇等。

● **创伤性事件后可能发生 PTSD 的有关危险因素有哪些？**

答：许多变量因素影响到 PTSD 的发生，有关危险因素包括存在精神障碍的家族史与既往史、童年时代的心理创伤、性格内向及有神经质倾向、创伤事件前后有其他负性生活事件、家境不好、躯体健康状态欠佳等。

● **预示发生 PTSD 的因素有哪些？PTSD 的临床表现有哪些？**

答：（1）发生 PTSD 的因素

① 临近于死亡。

② 对创伤情境的深刻体验。

③ 对创伤情境的恐惧。

（2）临床表现

① 闯入性症状：驱之不去的闯入性回忆，频频出现的痛苦梦境。有时患者仿佛又完全身临创伤性事件发生时的情境。

② 回避症状：在创伤性事件后患者对创伤相关的刺激存在持续的回避，回避的对象包括各种形式。

③ 激惹性增高症状：持续性的焦虑和警觉水平增高，如难以入睡或不能安眠。警觉性过高、容易受惊吓，做事无从专心等。

● **PTSD 的诊断标准是什么？**

答：《精神障碍诊断与统计手册》（DSM-Ⅳ）美国精神病学会（American Psychi-atric Association，1994；SteinMB，1997）诊断系统对 PTSD 的界定全面、具体。诊断标准包括从 A 到 F 六个大项，A 为事件标准，B、C、D 为标准症状，E 是病程标准，F 为严重标准。

A. 患者曾暴露于某一创伤事件。

B. 持续性的重新体验创伤。

C. 持续性的回避与整体情感反应淡然、木然。

D. 持续性的警觉性增高。

E. 病期（B、C 和 D 的症状）超过 1 个月。

F. 此障碍产生临床上明显的痛苦烦恼，或在社交、工作或其他重要方面的功能受损。

PTSD 的治疗措施有哪些？

答：（1）心理治疗 急性 PTSD 主要采取危机干预的原则与技术，侧重于提供支持，帮助患者接受所面临的不幸与自身反应。治疗中要注意 PTSD 的症状，识别和处理好其他并存的情绪。

（2）药物治疗 根据患者症状的特点，可以考虑选用的药物包括抗焦虑药、抗痉挛药物、钾盐等。比较肯定的是心理治疗与药物治疗合并效果更佳。另外，稳定的治疗关系在 PTSD 治疗中十分重要，最好在治疗的计划阶段就与患者讨论有关问题。

PTSD 患者的护理要点有哪些？

答：（1）现场救护的护理 参加现场救护的护士要及时进行现场咨询，及早进行心理护理干预，给予伤员生理和心理两方面的帮助，使其找到适宜的应对方法或获得相应的有效支持，提高伤员对应激的适应能力，可防止或减少 PTSD 的发生。

（2）治疗阶段的护理

① 护士应了解患者治疗的方法并观察评价治疗的效果。

② 护士应鼓励并倾听患者面对事件，表达、宣泄与创伤性事件相伴随的情感。

③ 给予患者生活中的支持。

④ 建立创伤后应激状态的护理支持系统，包括：

a. 及早对患者进行全面评估：创伤程度评估、应激水平心理评估、患者对护理支持的需求等。

b. 从心理、生理和社会各方面给予患者具体的支持与辅导，对创伤后应激反应高危人群进行认知训练、应对防护训练等，提高患者适应和应对能力。

c. 采用放松训练、认知疗法和暴露疗法等对创伤后应激障碍患者实施护理干预。

d. 完善综合护理方案，给予患者基础护理方面的保障，专科护理方面的支持，协助患者尽快建立社会支持系统。

🍀【护理查房总结】

与一般身心疾病不一样的是，创伤应激状态常渗透于患者的认知和行为模式，并产生长远的负面影响。是否对其进行早期和持久的干预，其疗效和结局是不一样的。PTSD 患者有较强烈的心理呵护和情感交流需求，因此要积极采用护理干预措施缓解患者的紧张情绪，满足患者的护理需求。进行积极有效的应激干预对提高创伤事件后患者的应对能力和减少应激性疾病的发生有着重大意义。

（刘颖青　孙卫楠）

查房笔记

参 考 文 献

[1] 于学忠. 协和急诊医学. 北京：科学出版社，2011.

[2] 张静. 高热患者物理降温的护理进展. 中华护理教育，2010，7（10）：473-474.

[3] 张波，桂莉. 急危重症护理学. 第4版. 北京：人民卫生出版社，2017.

[4] Polly E. Parsons, Jeanine P. Wiener-Kronish. 危重症临床问答. 北京：北京科学技术出版社，2011.

[5] 李欣，魏红艳，蔺际龑. 急诊症状诊断学. 北京：人民军医出版社，2012.

[6] 黄从新. 内科学. 北京：高等教育出版社，2011.

[7] Vincent J. Markovchick MD. 急诊临床问答. 北京：北京科学技术出版社，2010.

[8] 王振杰，石建华，方先业. 急诊实用医学. 北京：人民军医出版社，2012.

[9] 左拥军. 临床常见危急重症的救治. 长春：吉林大学出版社，2011.

[10] 陶红. 急危重症护理查房. 上海：上海科学技术出版社，2010.

[11] 周立，席淑华主编. 危重症急救护理程序. 北京：人民军医出版社，2011.

[12] 孟庆义. 急诊内科诊疗精要. 北京：军事医学科学出版社，2012.

[13] 刘志勇，车志宏，赵进明等. 急重症诊疗学. 北京：中医药出版社，2012.

[14] 孟亚伟，秦凤娟. 大咯血患者100例的临床护理. 现代中西医结合杂志，2012，21（13）：1461.

[15] 刘志勇. 急重症诊疗学. 中国中医药出版社，2010.

[16] 汪成君. 癫痫持续状态的护理体会. 中国实用医药，2011，7,6（20）：183-184.

[17] 王振杰，石建华，方先业. 实用急诊医学. 北京：人民军医出版社，2012.

[18] 崔琴娥. 浅谈晕厥的急诊护理. 医学理论与实践，2011，24（12）：1456-1457.

[19] 林仲秋，谢志泉. 老年体位性低血压. 中国临床医学，2011，18（1）：51-52.

[20] 马遂，于学忠，王仲. 急诊科诊疗常规. 北京：人民卫生出版社，2012.

[21] 曹伟新，李乐之. 外科护理学. 第4版. 北京：人民卫生出版社，2012.

[22] 王丽华，李庆印. ICU专科护士资格认证培训教程［M］. 北京：人民军医出版社，2011.

[23] 王曙红，吴庆娟. 重症监护. 北京：高等教育出版社，2011.

[24] 王丽华，李庆印. ICU专科护士资格认证培训教程. 北京：人民军医出版社，2011.

[25] 中华医学会心血管病学分会肺血管病学组，中国医师协会心血管内科医师分会. 急性肺血栓栓塞症诊断治疗中国专家共识. 中华内科杂志，2010，49：74-81.

[26] 李乐之. 重症监护专科护理. 长沙：湖南科学技术出版社，2010.

[27] 傅志仁，施晓敏. 肝移植术后免疫抑制剂的选择与注意事项［J］. 肝胆外科杂志，2010，18（3）：167-171.

[28] 陈颢珠，陆再英，钟南山. 内科学. 第八版. 北京：人民卫生出版社，2013.

[29] 桑文风，汪国珍. 急救护理学. 郑州：郑州大学出版社，2011.

［30］ 朱大乔，丁小萍. 内科护理查房. 上海：上海科学技术出版社，2011.

［31］ 刘佩文，喻维. ICU 疑难问题解析. 南京：江苏科学技术出版社，2010.

［32］ 郑修霞. 妇产科护理学. 北京：人民卫生出版社，2012.

［33］ 崔焱. 儿科护理学. 北京：人民卫生出版社，2012.

［34］ 李春盛. 急诊医学. 北京：高等教育出版社，2011.

［35］ 李春盛. 急诊医学高级教程. 北京：人民军医出版社，2010.

［36］ 陈孝平，汪建平. 外科学（第 8 版）(M). 北京：人民卫生出版社，2014.

［37］ 李映兰，李丽. 急诊护理学 ［M］. 长沙：中南大学出版社，2018.

［38］ 李小刚. 急诊医学 ［M］. 北京：高等教育出版社，2016.